U0391394

山东省"十二五"规划护理专业创新特色系列教材
专 家 委 员
（以姓氏笔画为序）

老年护理学

主编 李 玲 朱 艳

山东人民出版社

编委会成员名单

主　编　李　玲　朱　艳

副主编　王　静　王亚娟　龙　纳　陈　榕

编　者　（以姓氏笔画为序）

王　静　淄博职业学院

朱　艳　枣庄职业学院

龙　纳　潍坊护理职业学院

李　玲　淄博职业学院

李　虎　枣庄职业学院

黄　伟　枣庄职业学院

杨光远　淄博市中心医院

王亚娟　枣庄职业学院

陈　榕　枣庄职业学院

前言

　　"健康老龄化"是社会应对日趋严重的人口老龄化的一项发展战略，高素质的老年护理专业人才培养是实现社会"健康老龄化"的重要人才保障。在这样的背景下，老年护理学教学在护理专业教学中的地位日益突出。本次编写专科层次的《老年护理学》教材主要适合高职高专护理专业教学，亦可用于临床护理人员的自学参考。本教材旨在帮助学生和临床护理人员增强对老年护理学的认识，明确老年护理的原则和要点，增进对老年护理领域中常见问题的理解和学会对有效护理方法的选择，为老年护理专业人才的培养提供支持。

　　本教材根据高职高专技能型护理人才培养目标，以"精理论强实践，精基础强临床"为指导思想，结合高职高专护理专业特点和护士执业资格考试大纲要求，在理论知识方面，本着"必需"和"够用"的原则，体现"整体护理"的理念，按照从正常到衰老、从衰老到疾病、从疾病到临终的顺序设置章节；在内容编写方面，以老年人的健康为中心，以满足老年人的健康需求、解决老年人的常见健康问题为重点，以提高老年人的生命质量为目标，增加可操作性内容，如老年人健康评估中简单易用的方法、老年人的日常生活护理及常见疾病的护理措施，融知识传授、能力培养、素质提升为一体，培养学生胜任老年护理工作岗位的综合能力。

　　本书共分八章，内容包括绪论、正常老化特点与老年保健、老年人健康评估、老年人心理与精神健康护理、老年人日常生活护理、老年人用药护理、老年人常见疾病护理、临终老年人的护理。编写内容时尽可能避免与其他教材内容产生不必要的重复，增加对近年来老年护理的新概念等前沿知识及其应用的介绍。在编写形式上坚持简洁明了、深入浅出、形式活泼，在每章开篇设置学习目标。每节内容有典型案例情景导入，穿插"课堂讨论"，引导学生通过发散性思维实现知识拓展；通过"护考模拟"提示重点及考点内容，帮助学生理解知识、应用技能。

　　本书在编写过程中，得到了山东人民出版社、山东省各医学专科学校的专家和参编院校的大力支持和帮助，在此表示诚挚的谢意！由于编者的水平有限，书中难免有疏误，恳请专家、使用本教材的师生和同行给予指正。

编　者

2013 年 12 月

目 录 MU LU

1. 解释老化、人口老龄化、老年护理学等概念。
2. 说出老年人的年龄划分标准，国内外人口老化的特征、现状及发展趋势。
3. 知道主要与衰老相关的理论及内容、老年护理学的相关学科等。

第一节　衰老与衰老理论

一、衰老与衰老的特点

衰老是机体发育的正常过程，目前的科学还不能完全解释衰老现象。一般来讲，衰老（senescence，senility）是指生物体在成熟期后一个随时间进展而表现出来的形态和功能不断衰退、恶化直至死亡的过程。衰老具有如下特征：

（一）累积性（cumulative）

衰老不是一朝一夕形成的，是一个漫长的过程，是机体一些轻度或微量变化长期逐步积累的结果。这些变化一旦表现出来，则不可逆转。

（二）渐进性（progressive）

衰老是一个持续渐进的演变过程且逐步加重。生物往往是在不知不觉中出现了老化的现象，而且同一种物种所表现出来的老化征象相同。

（三）普遍性（universal）

衰老是多细胞生物普遍存在的，是同种生物在大致相同的时间范围内都可表现出来的现象。

（四）内在性（intrinsic）

衰老源于生物本身固有的特性（如遗传）。环境因素只能影响老化的进度，或加速老化，或延缓老化，但不能阻止老化。

（五）危害性（deleterious）

衰老过程往往对生存不利，使机体功能下降乃至丧失，使机体越来越容易感染疾病，最终导致死亡。

二、衰老的理论

（一）老化的生物学理论（biological theories of aging）

老年学家 Leonard Hayflick 在 1988 年首次提出该理论。这一理论主要研究年龄增长与重要生命器官功能水平变化之间的关系。其代表理论有基因理论、自由基理论及免疫理论等。

1. 基因学说

基因学说是生物学观点的主要理论。其中，程序衰老学说认为衰老如同生长、发育、成熟一样，都是由某种遗传程序决定、按时表达出来的生命现象，即这种遗传程序像一个"生物钟"，支配着这些生命现象循序展开。

2. 自由基理论

哈曼在 1956 年提出了自由基学说。该学说认为老化和死亡主要由机体的自由基所致。性质高度不稳定的自由基与蛋白质、脂类、DNA 和 RNA 等分子相互作用，可通过氧化还原过程损伤这些分子的结构。虽然抗氧化剂可对抗自由基的氧化作用，但当我们身体中的自由基积聚过多时便会对细胞产生损伤。

抗氧化剂是机体的一种保护酶，可以防止自由基对细胞的损伤而延长生命。水果和蔬菜中的维生素 C、E、A、β-胡萝卜素及茄红素是抗氧化剂的主要来源。

3. 免疫理论

免疫理论由 Walford 于 1961 年提出。该理论认为随着年龄的增长，机体免疫系统功能下降，对疾病的抵抗力降低，同时老化会使机体免疫系统功能减退，对外来异物的辨认与反应能力降低，因此对感染性疾病的抵抗力降低，预防癌症的能力也随之降低。因此，老年人容易发生感染性疾病和癌症，从而导致死亡。

（二）老化的心理学理论（psychological theories of aging）

衰老的心理学理论主要研究老年人的心理行为变化、角色发展、行为控制和自我调节适应能力。这一理论认为老化过程是人随环境需要而改变的适应性反应。其代表理论有人格发展理论，选择、资源利用和补偿模式，弹性认知理论等。

1. 人格发展理论

爱瑞克·艾瑞克森在1950年提出人格发展理论。该理论将人格发展过程分为八个阶段；认为只有解决前一个阶段的心理冲突、顺利完成该阶段的发展任务，才能解决现阶段所表现的危机。如果顺利完成人格发展各个阶段的任务，个体就会在下一阶段体验到幸福和成就感；如果未完成某阶段的任务，则会导致个体的不幸福感，并会出现不被社会认同的行为和心理体验，造成下一阶段人格发展的障碍。

人格发展的最后一个阶段是指65岁以后的老年期。在这一阶段，老年人的人格发展任务包括适应身体功能的衰退和健康问题，适应退休以及收入减少的生活，应对丧偶，面对死亡。艾瑞克森将这一阶段的人格发展冲突描述为自我完整与失望。人格发展最后阶段的特征是回顾及评价个人的经历和成就。

2. SOC——选择、资源利用和补偿模式

贝茨提出了一个成功衰老的模式。该理论认为在成年早期，个体通常将成就和成长作为人生的主要目标。随着年龄的增加，人生目标转向减慢身体功能衰退；重新分配可利用的有限资源，去做对老年人来说相对重要且力所能及的事情；恰当利用各种资源以补偿身体功能的衰退，达到目标或维持现有的状态。该理论提出了应对老化过程中的改变与衰退的三种策略，即选择、资源利用和补偿。

3. 弹性认知理论

弹性认知理论认为每个人都有适应环境改变的认知潜力，人在维持基本认知能力的基础上不断学习新的认知技能。老化即个体通过生活条件和经验调整或发展个人认知能力的过程。拥有健康的生活方式、接受教育、体验新经历和参加认知功能锻炼可维持认知功能，减缓衰老所致的认知衰退。

（三）老化的社会学理论（social theories of aging）

这一理论主要研究老年人的角色发展、群体行为、社会制度和社会价值对老化适应的影响。其中，隐退、活跃、角色、次文化和连贯性理论均属于这一领域。从20世纪70年代起，老化的社会学理论得以扩展，将重点研究转向更广泛的社会和结构因素以及这些因素如何影响老年人的生活质量，从而产生年龄阶层和社会环境适应等各种理论。

1. 隐退理论

该理论认为老年人从社会角色与社会系统中隐退，是成功老化必须经历的过程，也是促进社会进步、安定、祥和与人类生命代代相传的完善途径。社会平衡状态的维持，决定于社会与老年人退出互相作用所形成的彼此有益的过程。

2. 活跃理论

该理论认为老年人因年龄大而失去原有角色功能，会使老年人失去生活的信心与意义；如果能让老年人有机会参与社会活动，贡献自己的所能，他们对晚年生活的满意度就会增加，而不会觉得自己是没有用的人，从而能正向协助老年人适应老年生活。

3. 角色理论

该理论主张老年人如能对角色理论有所认识，并对角色改变的自然过程有所认知并接受，将有助于对老年生活的适应。

4. 次文化理论

该理论提出老年人在社会团体中是一群非主流人群。他们有自己特有的文化特质，自成一个次文化团体。

5. 连贯理论

该理论认为一个人的人格及行为特征是由环境影响与社会增强结果所塑造出来的。人的人格会随着年龄的增加而持续地动态改变。

6. 年龄阶层理论

该理论把人群按一定的年龄间隔分成不同的年龄阶层，老年人的人格与行为特点是一种群体相互影响的社会化结果。

7. 社会环境适应理论

该理论认为不同的环境背景会塑造出具有不同人格行为特点的老年人群。老年人为适应生理、心理及社会改变，而产生出老年团体特有的行为特点。由于不同老年人团体所处的环境有所不同，因而不同的老年人团体会表现出自己特有的行为模式。

第二节　老年人与人口老龄化

案　例

在某位于城郊结合部的新建社区，楼房刚刚交付使用，生活配套设施尚不完善。据物业部门统计，目前已入住1200户。其中，18岁以下居民1400人，18~60岁以下居民3600人，60岁以上居民600人，80岁以上的高龄人口占60岁以上人口的20%。

1. 请计算出：

（1）该社区的老年人口系数。

（2）80岁以上的高龄人口有多少人？

2. 请分析：

（1）该社区是否进入老龄化社会？

（2）为保障老年人安心在此居住，解除老年人家庭成员的后顾之忧，在未来的生活配套设施建设中，作为老年护理人员，请你献计献策。

一、老龄化的相关概念

（一）人的寿命

寿命是指生物的生命活动存在于自然界全过程的时间概念。实际上，人的寿命即指人活了多少年。衡量人类寿命的指标有三种：人类自然寿命、最高寿命、平均预期寿命。

1. 人类自然寿命（naturallife – span of human）

不受外界因素影响的条件下遗传学意义上人类生存的最高年限。科学家按照人性成熟期的 8~10 倍、生长期的 5~7 倍、人类二倍体细胞平均每次分裂周期为 2.4 年等方法计算，得出人的自然寿命应该是 110~175 岁。

2. 最高寿命（maximumlife – span）

同种生物的一个群体中最后一个或最后一批死亡的生存时间。由于受到环境、疾病等因素的影响，人类不能尽终天年者大量存在。

3. 平均期望寿命（averagelife espectancy）

简称平均寿命，指某一地区或国家总人口的平均生存年限。平均期望寿命和死亡率是同一件事情的两个相反方面。死亡率降低，平均寿命便提高，所以平均寿命也是一个综合反映人口死亡率水平的指标。

表 1–1　中国不同年代部分地区平均预期寿命

年份	地区	平均预期寿命（岁）
1949 前	全国	35 左右
1957	11 省市	57.00
1963	21 省市	61.70
1975	26 省市	68.20
1981	全国	68.00
1985	全国	68.92
1991	全国	69.00
1999	全国	71.00
2010	全国	74.83

（二）老年人的年龄划分标准

1955 年，WHO 规定：发达国家中≥65 岁为老年人，发展中国家中≥60 岁为老年人。另外规定：44 岁以下为青年人（the young people），45～59 岁为中年人（middle - aged），60～74 岁为年轻老年人（the yong old），75～89 岁为老老年人（the old old），90 岁以上为非常老的老年人或长寿老年人（the very old）。

我国关于年龄的划分界限自古说法不一。民间多用"三十而立，四十而不惑，五十而知天命，六十花甲，七十古稀，八十为耄，九十为耋"。2013 年我国颁布的《中华人民共和国老年人权益保障法》第二条规定：老年人的年龄起点标准是 60 周岁。现阶段，我国老年人按时序年龄的划分标准为 45～59 岁为老年前期，即中年人；60～89 岁为老年期，即老年人；90～99 岁为长寿期，100 岁以上为寿星，即长寿老年人。

（三）人口老龄化

人口老龄化（aging of population），简称人口老化，是指社会人口年龄结构中老年人口占总人口的比例不断上升的发展趋势。影响人口年龄结构变化的两个因素是出生率与死亡率。人口老龄化是人类生命科学的一种发展和进步，意味着出生率和死亡率的下降、平均寿命的延长。

1. 人口老龄化的常用指数

（1）老年人口系数又称老年人口比例（proportionof aged population），即在某国家或地区的总人口构成中老年人口数占总人口数的比例，是反映人口老龄化的主要指标。计算公式为老年人口系数（%）＝（60 或 65 岁以上人口数/总人口数）×100%。

（2）老少比（aged - childratio）又称老龄化指数（index of aging），即老年人口数与少年儿童人口数之比，亦可反映人口老龄化程度。计算公式为老龄化指数（%）＝（60 或 65 岁以上人口数/0～14 人口数）×100%。

（3）长寿水平（longevity level）又称高龄老年人比，即 80 岁以上人口数与 60 岁以上人口数之比。长寿水平的高低，直接反映一个国家（或地区）医疗卫生保健的水平，特别是反映老年保健服务水平的高低。该指数 <5% 时属于较低水平，5%～9.9%属于中等水平，≥10% 时即属于高水平。目前，发达国家的长寿水平平均已达 20%～25%。计算公式为长寿水平（%）＝（80 岁以上人口数/60 岁以上人口数）×100%

（4）性别比（sexratio）即女性人口数为 100，与相应男性人口数之比。计算公式为性别比（%）＝（男性人口数/女性人口数）×100%

（5）年龄中位数（median of age）是指按年龄自然顺序所排列的总人口构成一个连续的变量数列，而年龄变量数列的中间值即年龄中位数。如某地区的总人口数为 40 万人。其中，30 岁以上的为 20 万，30 岁以下的亦为 20 万人，则 30 岁即该地区的年龄中位数。年龄中位数愈大，则愈趋向老年人口类型。目前，多数发达国家的年龄中位数已达 40 岁。计算公式为年龄中位数 = 中位数组的年龄下限值 +（人口总数/2 − 中位数组之前各组人数累计）× 组距。

2. 老龄化社会的划分标准

发达国家中，65 岁及以上人口达到或超过总人口的 7%；发展中国家中，60 岁及以上人口达到或超过总人口的 10% 时，该国家（或地区）即称为老龄化国家（或地区），达到这个标准的社会即称为老龄化社会。

二、人口老龄化的现状和特征

（一）人口老龄化的特点和发展趋势

1. 世界人口老龄化的特点和发展趋势

按 WHO 规定的标准，20 世纪 70～80 年代，西方发达国家进入老龄化社会；2000 年，全球进入老龄化社会；预测到 2025 年，发展中国家进入老龄化社会。目前，从世界范围来看，人口老龄化表现出速度加快、老年人口重心从发达国家向发展中国家转移、人口平均期望寿命不断延长、高龄老年人（80 岁以上老年人）的数量增长速度快、女性老年人口比例增大等特点。

2. 中国人口老龄化的特点和发展趋势

中国已于 1999 年进入老龄社会，是较早进入老龄社会的发展中国家之一。中国是世界上老年人口最多的国家。中国的人口老龄化不仅是中国自身的问题，而且关系到全球人口老龄化的进程，备受世界关注。

2012 年底，中国 60 岁以上人口达到 1.94 亿，老年人口系数达 14.3%。据预测，2015 年底，60 岁以上人口将达到 2.21 亿，老年人口系数将超过 16%；到 2050 年，60 岁以上人口将达到 4.3 亿以上，老年人口系数将达到 31%。中国人口老龄化呈现出老龄人口规模大、人口老龄化发展速度快、老龄人口高龄化显著、人口"未富先老"、地区之间的人口老龄化程度发展很不平衡等特点。

（二）积极老龄化

1990 年，世界卫生组织在哥本哈根世界老龄大会上把"健康老龄化"作为应对人口老龄化的一项发展战略，旨在通过一系列积极措施来推迟人类的生物性老化和社会性老化；1999 年，世界卫生组织提出了"积极老龄化"的口号。"积极老龄化"指老年人不仅保持身体的活动能力或参加体力活动，而且不断参与社会、经济、文化、精神和公民事务，尽可能获得最佳健康、获得参与和保障的机会的过程。

第三节　老年护理学概述

一、老年护理学及相关概念

（一）老年学（gerontology）

老年学是一门研究老年及相关问题的学科，是包括自然科学和社会科学的新兴综合性交叉学科，是老年生物学、老年医学、老年社会学、老年心理学、老年护理学的总称。

（二）老年医学（geriatrics）

老年医学是研究人类衰老的机理、人体老年性变化、老年人卫生保健和老年病防治的科学，是医学中的一个分支，也是老年学的主要组成部分。它包括老年基础医学、老年临床医学、老年康复医学、老年流行病学、老年预防保健医学、老年社会医学等内容。

（三）老年护理学（gerontological nursing）

老年护理学是研究、诊断和处理老年人对自身现存的和潜在的健康问题的反应的学科。它是护理学的一个分支，与社会科学、自然科学相互渗透。

老年护理学是把关于老化和专门的老年护理知识和临床普通科护理学知识综合运用于老年护理的专业领域，进而研究老年人群健康问题特殊性的学科。

老年护理学起源于现有的护理理论和社会学、生物学、心理学、健康政策等学科理论。美国护士协会（American Nurses Association，ANA）1987 年提出用"老年护理学（gerontological nursing）"概念代替"老年病护理（geriatric nursing）"概念，因为老年护理学涉及的护理范畴更广泛。它包括评估老年人的健康和功能状态，制定护理计划，提供有效护理和其他卫生保健服务，并评价照顾效果。老年护理学强调保持和恢复、促进健康，预防和控制由急、慢性疾病引起的残疾，发挥老年人的日常生活能力，实现老年机体的最佳功能，使老年人保持人生的尊严和舒适生活直至死亡。

二、老年护理学的研究内容和护理目标

老年护理学研究的重点在于从老年人的生理、心理、社会文化以及发展的角度出发，研究自然、社会、文化教育和生理、心理因素对老年人健康的影响，探讨用护理手段或措施解决老年人的健康问题。老年护理工作可在老年院、医院、家庭、门诊和

社区等机构开展。

（一）老年护理学的研究内容

衰老机制和抗衰老研究，自然、社会、文化教育和生理、心理因素对老年人健康影响的研究，老年人的康复护理研究，老年人的社区护理、家庭护理和临终关怀研究，老年人健康教育的研究。

（二）老年护理的目标

增强老年人的自我照顾能力，延缓老年恶化与衰退，提高老年人的生活质量，做好对老年人的临终关怀。

三、从事老年护理工作的护士应具备的素质

（一）职业素质

责任心、爱心、细心、耐心及良好的沟通能力是老年护理人员的基本职业素质。老年人及老年患者具有对护理人员的依赖性较强、病程长、病情重而复杂的特点，加上老年人的心理、生理复杂多变，增加了老年护理的难度。所以，要求护理人员要以老年人为本，尊重老年人的人格和尊严；要有足够的责任心、爱心、细心和耐心对待老年人，促进专业人员、老年人及其照顾者之间的沟通与配合，在各种不同情况下给予老年人照顾和护理服务。

（二）业务素质

多数老年人身患多种疾病，有多器官功能受损，故要求护理人员应全面掌握专业知识以及相关学科的知识，并将其融会贯通，熟练地应用到实践当中；同时还要精通专科领域的知识和技能。只有这样，才能做到全面考虑、处理问题，有重点地解决问题，帮助老年人实现健康方面的需求。

（三）能力素质

老年人的机体代偿功能相对较差，健康状况复杂多变。因此，护理人员只有具有准确、敏锐的观察力和正确的判断力、良好的沟通能力，才能及时发现老年人的健康问题与各种细微的变化，对老年人的健康状况及时作出准确的判断，以便及早采取相应的护理措施，保证护理质量。

第四节　老年护理的现状及发展

一、国外老年护理的现状及发展

世界各国的老年护理发展状况各有特点。1870年，荷兰成立了第一支家居护理组织。以后，家居护理在荷兰各地相继建立起来。德国的老年护理始于18世纪。英国于1859年开始地段访问护理，19世纪末创建教区护理和家庭护理。日本于1963年成立了老年人养护院。老年护理作为一门学科最早出现于美国，美国老年护理的发展对世界各国老年护理的发展起到了积极的推动作用。故以美国为例，作简要介绍如下：

1900年，老年护理作为一个独立的专业在美国被确定下来。至20世纪60年代，美国已经形成了较为成熟的老年护理专业。1961年，美国护理协会设立老年护理专科小组。1966年，该小组晋升为"老年病护理分会"，确立了老年护理专科委员会。1970年，正式公布老年病护理职业标准；1975年，开始颁发老年护理专科证书；同年，《老年护理杂志》诞生，"老年病护理分会"更名为"老年护理分会"，服务范围也由老年患者扩大至老年人群。1976年，美国护理学会提出发展老年护理学，关注老年人对现存的和潜在的健康问题的反应，从护理的角度和范畴实施健康服务。至此，老年护理显示出其完整的专业化特征。美国老年护理的模式有社区诊所、附属医院、健康维持教育机构的社区护理中心等，政府提倡集体照顾生活型即老年公寓型模式。政府为照顾老年人的生活、医疗、护理而建立或改建了一些公共设施，如老年人院、老年人收容所、老年人护理之家等各类老年人机构。此外，美国的长期护理保险始于20世纪70年代。长期护理保险又称为看护护理保险，是对被保险人因为身体上的某些功能丧失，生活无法自理，需要入住护理机构或在家中接受他人护理时支付的费用给予补偿的一种健康保险。根据实施主体不同，老年护理保险制度可分为社会保险制和商业保险制两大类。前者由政府强制实施，后者由商业保险公司自愿开办。美国的商业性老年护理保险由投保人通过购买护理保险合同的方式自愿参加。

二、国内老年护理的现状及发展

我国老年护理在20世纪70年代末开始缓慢发展。到了80年代，我国政府开始对老龄事业有了一定关注。随之，老年护理也受到了一定重视。20世纪90年代，随着我国人口老龄化的发展，我国老年护理教育也迅速发展，《老年护理学》陆续被全国多所护理高等院校列为必修课，各种杂志开始陆续发布关于老年护理的论著。有关老年护理的研究开始起步。2000年，国内部分院校开始和国外联合开展老年护理专科护士的培训工作。目前，全国各高等医药院校的硕士、学士及专科护理教育中均设立了老年护理研究方向。

我国老年护理体系的雏形是老年病护理，如综合医院设立的老年门诊与老年病房、很多大城市开设的老年病专科医院等。《中国护理事业发展"十二五"发展规划纲要》明确提出"到2015年，通过开展试点，探索建立针对老年、慢性病、临终关怀患者的长期医疗护理服务模式，大力发展老年护理、临终关怀等服务，扩大护理服务领域，加快护理产业发展，提高医疗护理服务的连续性、协调性、整体性，面向社会提供高质量的护理服务"。

思考与练习题

一、名词解释

1. 衰老

2. 人口老龄化

3. 老年病护理

二、填空题

1. 衰老又称_____，是指生物体在成熟期后一个随时间进展而表现出来的形态和功能_____直至_____的过程。衰老具有_____、_____、_____、_____、_____等方面的特征。

2. 世界卫生组织（WHO）规定：发达国家中，_____岁为老年人；发展中国家中，_____岁为老年人。_____岁为年轻老年人，_____岁为老老年人，_____岁以上为非常老的老年人或长寿老年人。

3. 1961年，美国护理协会设立老年护理专科小组；1966年，晋升为"老年病护理分会"；1975年更名为"老年护理分会"，服务范围也由_____扩大至_____老年人群。

三、选择题

A1型题

1. 下列哪项属于老化的特征？（   ）

    A. 累积性、渐进性、普遍性、危害性

    B. 累积性、渐进性、普遍性、规律性

    C. 规律性、渐进性、普遍性、危害性

    D. 规律性、累积性、渐进性、普遍性

    E. 偶然性、普遍性、危害性、规律性

2. 应对社会老龄化，世界卫生组织提出的行动纲领是（   ）。

A. 加强老年保健　　　　　　　　B. 开展老年健康教育

C. 健康老龄化、积极老龄化　　　D. 加强老年人自我保健

E. 健康促进

3. 老年护理的主要目标是(　　)。

　　A. 延缓衰老、增强自我照顾能力、提高生活质量、做好临终关怀

　　B. 延缓衰老、治疗疾病、提高生活质量、做好临终关怀

　　C. 延缓衰老、增强自我照顾能力、治疗疾病、预防并发症

　　D. 增强自我照顾能力、治疗疾病、预防并发症、延长寿命

　　E. 增强自我照顾能力、治疗疾病、提高生活质量、延长寿命

4. 下列哪项属于老年专科护理人员的角色?(　　)

　　A. 沟通者、协调者、研究者、教育者、替代者

　　B. 协调者、研究者、教育者、替代者、照顾者

　　C. 沟通者、协调者、研究者、教育者、照顾者

　　D. 研究者、沟通者、协调者、照顾者、替代者

　　E. 教育者、替代者、照顾者、沟通者、协调者

5. 老年护理作为一个独立的专业被确定下来，是在哪一年?(　　)

　　A. 1890 年　　　　B. 1900 年　　　　C. 1920 年　　　　D. 1961 年

　　E. 1970 年

6. 世界上哪个国家的老年护理事业起步最早?(　　)

　　A. 美国　　　　　B. 英国　　　　　C. 法国　　　　　D. 德国

　　E. 日本

7. 老年护理在我国得到重视和发展是始于哪个时期?(　　)

　　A. 20 世纪 50 年代　　　　　　B. 20 世纪 60 年代

　　C. 20 世纪 70 年代　　　　　　D. 20 世纪 80 年代

　　E. 20 世纪 90 年代

A2 型题

8. 1963 年，Havighurst 及其同事认为，老年人的生理、心理及社会的需求不会因为生理、心理及身体健康状况的改变而改变。一个人到年老时仍然期望积极参与社会活动，保持中年生活型态，维持原有角色功能，以证明自己仍未衰老。据此，他们提出了下列哪项老化理论?(　　)

　　A. 隐退理论　　　B. 活跃理论　　　C. 角色理论　　　D. 次文化理论

　　E. 连贯理论

A3/A4 型题

(9～11 题共用题干)

中国 1953 年、1964 年、1982 年、1990 年、2000 年五次人口普查的老年人口系数 ≥60 岁分别为 7.15%、6.08%、7.63%、8.58%、10.46%。

9. 按照世界卫生组织建议老年人口型国家的评价标准，中国是哪一年成为老年人口型国家的？（　　）

    A. 1953 年　　　　　B. 1964 年　　　　　C. 1982 年　　　　D. 1990 年

    E. 2000 年

10. 中国从青年人口型国家过渡到老年人口型国家用了多少年？（　　）

    A. 47 年　　　　　B. 36 年　　　　　C. 37 年　　　　D. 26 年

    E. 18 年

11. 从中国人口老龄化的进程看，中国老龄化的特点是（　　）。

    A. 老龄化速度发展平稳　　　　　B. 老龄化速度发展缓慢

    C. 老龄化速度与西方国家一致　　D. 老龄化速度发展快

    E. 老龄化速度发展适中

思考与练习题答案

一、名词解释

1. 衰老又称老化，是指生物体在成熟期后一个随时间进展而表现出来的形态和功能不断衰退、恶化直至死亡的过程。衰老具有累积性、渐进性、普遍性、内在性、危害性等方面的特征。

2. 人口老龄化简称人口老化，是指社会人口年龄结构中老年人口占总人口的比例不断上升的发展趋势。

3. 老年护理学是研究、诊断和处理老年患者对自身现存的和潜在的健康问题的反应的学科。

二、填空题

1. 老化　衰退　死亡　累积性　渐进性　普遍性　内在性　危害性

2. ≥65　≥60　60~74　75~89　90

3. 老年患者　老年人群

三、选择题

A1 型题　1. A　2. C　3. A　4. C　5. B　6. A　7. D

A2 型题　8. B

A3/A4 型题　9. E　10. E　11. D

（李玲）

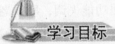

第二章

正常老化特点与老年保健

DI ER ZHANG

学习目标

1. 能用解剖生理的知识解释老年人各系统的老化现象。
2. 能说出老年人的心理特点及社会角色的变更。
3. 认识老年人健康促进的必要性及健康促进开展的障碍。
4. 能正确运用健康促进的具体措施。

第一节　老年人的生理变化

案　例

王某，男，60岁，近2年自觉视物模糊，尤其视近物不清，未到医院眼科做过相关检查，自认为是老花眼，到眼镜店询问配老花镜的问题。

请思考：

王某的视觉为什么会发生以上变化？

人的老化首先是从生理方面开始的。这种生理特征的变化不仅体现在老年人的外观形态上，还反映在机体的细胞、组织和器官以及身体各功能系统的变化上。这些变化在老年性疾病的发生和发展中起重要作用。下面按照人体的功能系统，简单介绍老年人的主要器官功能的衰退性变化。

一、呼吸系统的老化改变

大约从40岁开始，呼吸系统的构造及功能就会有一些变化。当然，长期抽烟、疾病和持续地暴露在空气污染中等因素也会改变呼吸的功能。

（一）鼻

老年人鼻黏膜变薄，嗅神经数量减少，嗅觉减退；腺体萎缩，分泌功能减退；鼻道变宽，鼻黏膜对吸入气体的过滤、加温和湿化功能减退或丧失，加重下位气道的负担，使气道防御能力整体下降。

（二）咽、喉

老年人的咽黏膜和淋巴组织萎缩，其中以腭扁桃体萎缩最明显，易患下呼吸道感染；咽喉黏膜、肌肉退行性变或神经通路障碍时，可出现吞咽功能失调，所以老年人进流质饮食时易出现呛咳；喉黏膜变薄，上皮角化，甲状软骨钙化，防御反射迟钝，易发生吸入性肺炎。

（三）气管、支气管

老年人气管和支气管黏膜萎缩，黏膜下腺体和平滑肌萎缩，纤毛倒伏，防御清除能力下降；管壁弹性组织减少，纤维组织增生，常使细支气管腔狭窄或阻塞；加上气道黏膜杯状细胞数量增多，分泌亢进，黏液潴留，使气流阻力增加，易发生呼气性呼吸困难，残气量增多，也可使管腔内分泌物引流不畅，发生感染的机会增多。

（四）胸廓和呼吸肌

老年人椎骨发生退行性变化，椎体下陷，脊柱后凸，胸骨前突，使胸廓前后径变大，呈桶状。胸廓因肋软骨钙化而变硬，活动幅度变小，导致呼吸费力。呼吸肌萎缩，吸气动力明显不足，进一步影响肺功能。

（五）肺

老年人肺组织萎缩，体积变小，重量约减少原来的1/5；终末细支气管和肺泡管塌陷，使气道阻力增加，肺通气不足；肺泡壁及周围弹性组织减少，纤维组织增生，扩张能力降低，回缩能力也降低，导致残气量增加，肺活量减少。老年人的残气量和年轻时比，约增加了50%。

老年人肺毛细血管黏膜表面积减少，肺灌注流量减少，通气血流比例增加。肺泡弥散能力下降，换气功能下降，表现为动脉血氧分压随年龄降低 [$PaO_2 = (100 - 岁数/3)$ mmHg]，且肺泡动脉氧梯度增大。第一秒用力呼气量（FEV_1）在30岁以后每年递减10ml，而在吸烟者中每年递减20ml以上。老年人化学感受器的反应性降低，对低氧、高碳酸血症的通气反应减退。

二、 循环系统的老化改变

（一）心肌

心肌纤维随着年龄的增加逐渐发生脂褐质沉积，使心肌呈褐色萎缩。同时，心肌 ATP 酶活性下降，钙离子扩散率减少，导致心肌收缩力每年以平均 1% 的速度直线下降，由此造成老年人的心收缩期延长，特别是等长收缩期延长和血流速度减慢，心输出量下降。

心室顺应性随着年龄的增加而降低。从 20 岁至 80 岁，舒张早期的充盈率可下降达 50%；心室舒张末期的压力明显高于青年人，心输出量减少。

（二）心瓣膜

随着年龄的增长，心内膜、瓣膜、瓣环逐渐发生淀粉样变性和脂肪沉积，以及纤维化、钙化，使瓣膜增厚或变硬，致瓣膜变形，特别是二尖瓣和主动脉瓣变形，导致瓣膜狭窄和/或关闭不全，影响血流动力学变化，造成心功能不全。

（三）心脏的传导系统

窦房结 P 细胞减少，纤维增多，房室结、房室束和束支都有不同程度的纤维化，导致心脏传导障碍。心肌的兴奋性、自律性、传导性均不稳定，容易出现心律失常。

窦房结功能随着年龄的增加逐渐减退。随着最大心率对张力反应的减弱，窦房结的自主性也减弱。老年人休息时心率下降。40 岁时，平均心率为 72 次/分；50 岁时为 68 次/分；60 岁时为 66 次/分；70 岁时为 62 次/分；80 岁时则为 59 次/分。老年人运动时，最大心率也随着年龄而下降；运动后恢复到静息心率的时间延长。

（四）血管

随着年龄的增长，血管壁弹性纤维减少，胶原纤维增多，管壁中层常钙化，血管内膜增厚，血管变硬、弹性减弱。静脉血管由于以上变化，血管床扩大，再加上静脉瓣萎缩或增厚，易发生静脉曲张。动脉血管逐渐发生粥样硬化，小动脉管腔狭窄，外周阻力增加，导致收缩压升高，而舒张压没有明显改变，脉压增大。此外，由于血管硬化，老年人的自主神经对血压的调节功能减弱，易发生体位性低血压。

三、 消化系统的老化改变

老年人消化系统的退行性改变与营养的关系最为密切。

（一）口腔

老年人牙龈萎缩，齿根外露；牙槽骨萎缩，牙齿松动；牙釉质磨损变薄，使釉质下牙本质神经末梢外露，对冷、热、酸、甜等刺激过敏。

唾液腺萎缩，唾液（包括黏液和浆液）分泌减少，常感口干和说话不畅；唾液减少使黏膜角化加重，吞咽困难；唾液中，唾液淀粉酶等蛋白质含量降低，对淀粉的消化作用减弱。

舌和咬肌萎缩，运动功能减退，咀嚼无力，再加牙齿的衰老变化，使食物不能与消化液充分拌和与完善加工，加重下消化道负担。舌的味蕾减少，味觉减退，影响食欲。

（二）食管

老年人食管黏膜和平滑肌萎缩，食管下段括约肌可因老年人食管结构退化而松弛，活动减慢，蠕动性收缩减少，食物排空延迟。同时，老年人食管可发生不协调节段性无推动力的痉挛性收缩。再者，主动脉弓对食管的压迫较青年人重，这些都可导致吞咽机能障碍。

青年人的食管下段在膈肌下方。50 岁以上者很容易因食管周围韧带松弛，腹腔压力增加，使食管下段通过食管裂孔而脱入胸腔，形成食管裂孔疝。

（三）胃

胃黏膜萎缩变薄，分泌黏液减少，"黏液——碳酸氢盐屏障"作用减弱，致使胃黏膜表面不能维持中性或偏碱性环境，易被胃酸和胃蛋白酶破坏，诱发消化性溃疡。胃腺体萎缩，胃酸分泌减少，胃蛋白酶原分泌减少，消化功能减退，影响蛋白质、铁等营养物质的吸收，可出现营养不良、缺铁性贫血。加上内因子分泌功能部分或全部丧失，失去吸收 vitB12 的能力，导致巨幼红细胞性贫血和造血障碍。胃平滑肌层随着年龄的增加而变薄或萎缩，收缩力降低，使胃蠕动减弱，胃排空延迟，故老年人不仅消化不良，而且常伴有便秘。

（四）肠

小肠黏膜和平滑肌层萎缩变薄，收缩蠕动无力；小肠绒毛增宽而短，活动减弱，吸收能力差；小肠液分泌减少，各种消化酶水平下降，致使小肠的消化功能大大减退。结肠黏膜和平滑肌萎缩，蠕动缓慢无力，延长粪便滞留的时间，对水分的重吸收增加，使粪便干硬；加上老年人活动减少，直肠对扩张的敏感性降低，加重了便秘的状况。结肠壁肌肉或结缔组织变薄，加上接触内压的升高，易产生憩室。

（五）肝胆

老年人在 70 岁以后，肝脏萎缩，体积变小，重量减轻。肝功能减退，解毒功能下降，药物代谢速度减慢，影响药物的灭活与排出，易引起药物性肝损伤；蛋白合成能力下降，血清白蛋白可减少；肝代偿功能差，肝细胞损伤后恢复较慢；结缔组织增生等因素易造成肝纤维化和肝硬化。胆囊及胆管变厚、弹性减低，胆汁中的胆固醇含量增加，易发生胆囊炎、胆石症。

（六）胰脏

老年人胰腺萎缩，胰液分泌减少，严重影响淀粉、蛋白质、脂肪等的消化和吸收。胰岛功能减退，胰岛素分泌减少。老年人肝细胞膜的胰岛素受体与胰岛素的结合力比年轻时显著下降，对释放的胰岛素敏感性下降，对胰岛素的反应能力减低，因而老年人的葡萄糖耐量减低，糖尿病发生率增高。

四、泌尿系统的老化改变

（一）肾

正常成人肾的重量每个约 125～150g，老年人肾实质逐渐萎缩，肾重量和体积减小，其重量至 80 岁约减轻 30%。肾皮质退化变薄，肾单位逐步萎缩、退化。肾单位的数目从 50 岁起逐渐减少，70 岁以后可减少 1/2～1/3。肾小球随着年龄增长而数量减少，从 40 至 60 岁约减少 1/2。增龄使肾小球逐渐纤维化、玻璃样变性和基底膜增厚，约 30% 的老年人可见肾小球硬化。肾小管的上皮细胞萎缩，脂肪变性，弹性纤维增多，内膜增厚，可发展为肾小管完全堵塞，部分萎缩或扩张。肾远端小管憩室数随年龄增长而增加，可扩大成肾囊肿。肾血管硬化，弹性下降；肾脏血流量减少。

肾功能衰减。肾小球滤过率逐步下降，40 岁以后大约每 10 年下降 10%，70 岁以后下降更快。正常老年人的血尿素氮略高，内生肌酐清除率下降，但血清肌酐常在正常范围。可能与老年人肌肉萎缩、运动量小，肌酐生成减少有关。一般不以肌酐清除率正常值来估计肾小球滤过功能。由于老年人的肾小球滤过率下降及肾血流减少，如果老年人发生任何加重肾功能负担的情况，如休克、低血压、失水、感染、呕吐、腹泻和过量应用降压药、利尿剂或安眠药、心功能失常及任何食物、药物引起的中毒、过敏等，都可使肾功能进一步减退，而发生急性肾功能衰竭。此外，老年人应用有肾毒性或主要由肾脏排泄的药物及化学物品更容易引起肾损害和积蓄中毒，故用药及其剂量和疗程应谨慎。

老年人的肾小管排泄酸性物质的功能下降，易引起代谢性酸中毒。肾小管维持电解质平衡的功能下降，老年人易患低钠血症或低钾血症，故除患肾炎外，限钠应慎重。

肾血流减少，导致血浆肾素活性降低或肾脏分泌肾素减少、醛固酮减少，可表现为高钾血症、酸中毒等；促红细胞生成素减少，红细胞生成成熟障碍，可引起贫血。

（二）输尿管

50 岁以后，输尿管肌层变薄，输尿管收缩力降低，送尿入膀胱的速度减慢且容易反流。

（三）膀胱

膀胱的容积随着年龄的增加会减小，为 250ml ~ 300ml（一般人为 300 ~ 500ml）。75 岁以上老年人的残余尿量可达 100ml。膀胱括约肌也有不同程度的萎缩，排尿反射减弱，缺乏随意控制能力，常出现尿频或尿意延迟，甚至尿失禁。膀胱肌肉萎缩，纤维组织增生，易发生憩室。

五、 内分泌系统的老化改变

（一）垂体

老化以后，垂体稍有萎缩的现象，但其所分泌的促肾上腺皮质激素（ACTH）、抗利尿激素（ADH）、生长激素（GH）、促甲状腺激素（TSH）、促滤泡激素（FSH）、黄体生成素（LH）并不受老化的影响而有什么明显变化。

（二）甲状腺

老年人甲状腺发生纤维化和萎缩，体积变小，重量减轻，滤泡变小，合成激素功能明显下降。甲状腺合成的甲状腺素减少，以 T_3 更为明显，表现为基础代谢率低下、产热量减少、间接影响体温调节，使老年人在寒流中难以耐受；此外，还表现为心率减慢、皮肤干燥、便秘、思维反应迟缓、高胆固醇血症等。

（三）甲状旁腺

老年人的甲状旁腺释放的甲状旁腺激素明显减少，对低血钙的反应也下降，提示老年时甲状旁腺的功能下降。老年人，尤其是老年女性在绝经期后易患骨质疏松症。其主要原因是雌激素分泌减少，不能对抗甲状旁腺的作用，使钙从骨丢失。

（四）肾上腺

老年人的肾上腺重量减轻，皮质变薄，皮质细胞数目减少，出现多灶性增生。当老年人遭遇特殊的应激时，包括在畏惧、剧痛、失血、暴冷暴热、缺氧、外伤及感染等情况下，不能够快速调动机体的反应系统使应激能力降低。

（五）性腺

男性 50 岁以后，睾丸间质细胞分泌的睾酮下降，血中游离的睾酮水平降低，受体数目减少或其敏感性降低，致使性功能逐渐减退。睾丸曲细精管的生精能力在50岁后逐渐降低，但高龄者仍可有生精和生育能力。女性35~40岁雌激素（特别是雌二醇）急剧减少，60岁降到最低水平，60岁以后稳定于低水平。女性到中年以后，基于卵巢滤泡丧失和雌激素以及孕酮分泌显著减少，导致性功能与生殖能力减退。

六、运动系统的老化改变

正常老化对骨骼肌肉系统的影响包括身体肌肉及皮下脂肪重新分布、肌肉萎缩、肌力减小、骨骼变疏松等，骨骼、肌肉及关节的改变会使老年人变矮及行动变缓慢。

（一）骨骼

骨老化的总特征是骨质吸收超过骨质形成。骨骼的组成包括有机物质和无机物质两部分。有机物包括骨胶原、骨粘蛋白质，使骨柔软而富有弹性；无机物包括碳酸钙、磷酸钙，使骨坚硬。老年人骨骼中的有机物逐渐减少或消失，骨骼韧性降低，脆性增加。骨骼中的无机物不断减少，骨基质变薄，骨小梁减少变细，骨密度减低而导致骨质疏松。由于以上原因，老年人骨骼容易发生变形和骨折。随着年龄的增加，椎间盘变薄，韧带关节粘连或钙化，使弹性减少，脊柱变短变弯，因此产生头部前倾和驼背的姿势。老年人的膝盖、髋部也显得稍微弯曲。在70岁左右，身高约会减少5cm。

（二）关节

老年人关节软骨、滑膜萎缩变薄，发生纤维变性等退行性变化；关节面逐渐粗糙变形，使关节软骨变薄或消失；关节软骨附近常出现不同程度的骨质增生或肌肉附着部分出现骨化以及关节囊僵硬、韧带弹性减弱等原因，造成老年性骨关节退行性变化或出现畸形，如驼背、脊柱侧弯，因而限制了活动；由于刺激神经末梢而引起疼痛，关节活动幅度相对变小。

（三）肌肉

随着年龄的增长，肌细胞水分逐渐减少，肌纤维逐渐萎缩变细，肌纤维的伸展性、弹性、兴奋性和传导性皆减弱。由于老年人蛋白分解大于合成，呈负氮平衡，肌肉部重量随增龄而减少。成人的肌肉总重量约为体重的50%，而老年人的肌肉总重量可减少至其体重的25%。肌肉和其韧带萎缩，耗氧量减少，肌力减退，且易疲劳；再加上老年人脊髓和大脑功能衰退，活动减少，肌肉动作反应迟钝笨拙，行动迟缓。

七、神经系统的老化改变

（一）脑和神经元

中枢神经系统与其他器官的不同之处在于它的细胞不能再生。老年人的神经细胞随着年龄的增长逐渐萎缩和死亡（70~90岁老年人的大脑神经细胞较年轻时减少20%~45%）。不仅神经细胞数目减少，而且细胞中的核糖核酸的含量也减少。神经纤维出现退行性改变，大脑的重量在30~70岁时减少约10%，大脑皮层的表面积比年轻时减少了10%左右。脑萎缩主要见于大脑皮质，可引起蛛网膜下腔扩大、脑室扩大、脑沟增宽、脑回变平，以额、颞叶最明显。轴突和树突减少，神经纤维的传导速度减慢。老年人可出现反应迟钝、动作协调性差的情况，容易发生跌倒。神经细胞的工作耐力差，容易疲劳，且消除疲劳或恢复体力均较慢。

老年人的神经细胞中可见脂褐质的沉积、血管和细胞中淀粉样物质的沉积、老年斑和少量神经纤维缠结的出现。神经纤维缠结最早发现于阿尔茨海默病病人的脑内，是指神经纤维发生融合、增粗、扭曲、断裂或形成特征性的缠结。老年斑和神经纤维缠结是老年性痴呆的特征性标记，但它也可见于没有痴呆临床表现的老年人脑中。糖利用率降低，能量代谢减少，容易导致脑软化。此外，细胞膜的组成成分磷脂合成降低，影响膜的通透性，进而影响神经的传导和受体的结合能力。因此，老年人对内外环境的适应能力降低，记忆力下降，注意力不易集中，易疲劳，睡眠质量下降。

（二）神经递质

老年人脑合成多种神经递质的能力有所下降。乙酰胆碱减少，导致意识不清及突触后膜对 Na^+、K^+ 的通透性降低，易患健忘症。纹状体和黑质中的多巴胺减少，导致肌肉运动障碍、动作缓慢、运动震颤麻痹等。蓝斑核合成和释放的去甲肾上腺素量减少，导致睡眠不佳，情绪抑郁、淡漠。5-羟色胺（5-HT）减少，导致失眠、痛阈降低、智力衰退、震颤、情绪和精神抑郁或狂躁等。

（三）脑动脉

老年人动脉逐渐硬化，脑血液循环的阻力增大，脑血流量减少（脑血流量较年轻时约减少17%），血流速度减慢，血供减少，葡萄糖利用率降低，能量代谢减少，容易导致脑软化。以上这些变化，使老年人大脑皮层神经过程的兴奋和抑制转换速度减慢，神经过程的灵活性降低，对各器官、系统活动的调节功能减弱，建立新条件反射更为复杂、困难，记忆和分析综合能力减退，睡眠欠佳，对刺激的反应由于潜伏期延长而变得迟钝（痛觉、触觉、冷热感觉等）。

（四）睡眠

睡眠形态的改变亦是与年龄有关的神经系统变化。睡眠可以分为非快速眼动睡眠（NREM）和快速眼动睡眠（REM），其周期受脑干控制。NREM期睡眠也称慢波或安静的睡眠，包括四个时相，由第一时相的浅睡至第四时相的熟睡。处于这些时相的人逐渐难以唤醒。随着年龄的增长，睡眠的总时间减少，首先是 NREM 第四时相减少；被唤醒的阈值降低；NREM 第一、二时相增加。

第二节　老年人心理社会变化

案　例

　　李女士，60 岁，丧偶多年。其一子一女，都在外地工作。半年前退休，近两个月感觉身体不适，胸闷，食欲不振，失眠。李女士认为自己生了重病，因此情绪低落，经常伤心流泪。去医院检查后没发现明显异常。

　　请思考：

　　李女士的身体变化可能是由什么原因引起的？

　　老年期是人生过程的最后阶段。特点是身体各器官组织出现明显的退行性变化，心理方面也发生相应改变，衰老现象逐渐明显。老年人的心理状况对其老化过程、健康有着较大的影响。因此，掌握老年人的心理特点，对维护和促进老年人的身心健康有着重要的作用。此外，老年人有社会角色、家庭等的改变，所以还应了解老年人的家庭关系、社会支持系统的情况，以帮助老年人适应社会环境，更好地提高晚年生活质量。

一、感知觉的变化

　　感知觉是论述所有心理活动的出发点，老年期的心理变化也是从感知觉的渐变开始的。老年期感知觉变化的一般特征是各感觉系统出现普遍的退行性变化，对外界刺激的反应的敏锐度下降，感知时间延长。

（一）视觉

　　老年人由于眼眶脂肪被吸收，眼压降低，眼球缩小和内陷，且随年龄增长而日趋明显。老年人眼睑皮肤松弛，弹性减弱，皱纹增多，眼轮匝肌和睑提肌萎缩，易形成眼睑内翻或外翻。少数老年人因上眼睑下垂，眼球的大部分被遮盖，严重影响视野。

　　年龄愈大，角膜的表面细胞数愈少。细胞变得扁平以维持其覆盖面。50 岁后，常在近角膜缘的基质层出现脂肪沉着，而形成一个白色的"老年环"。其发生率在 50 岁为 25%，60~69 岁为 54%，70 岁以上为 75%。随着年龄的增长，角膜缘毛细血管硬化、闭塞，使角膜营养缺乏；同时，鳞状细胞微绒毛减少，泪液和杯状细胞的黏液分泌均减少，因而角膜透明度降低，使视力减退。

随着年龄的增长，玻璃体的液化范围不断扩大，玻璃体易从视网膜上分离，因而增加了视网膜剥脱的可能性。视网膜细胞也和脑细胞一样随年龄增长而减少。光线对视网膜损伤的日积月累，使视杆细胞和视锥细胞随年龄增长而减少。老年人的视网膜血管变窄与硬化，甚至闭塞；色素上皮层细胞及其胞内的黑色素减少，老年性黄斑变性。视网膜变薄，使视力显著衰退。视神经的老化受血管硬化等老年性改变的影响较为明显，主要表现在视神经纤维束间结缔组织常随年龄增长而逐渐增生，视神经的传导功能减弱。视野随年龄增长而逐渐缩小。视野的缩小与视网膜周边变性、变薄及色素沉着、脉络膜萎缩、瞳孔缩小、上睑下垂和眼球内陷等紧密相关。老年人晶状体逐渐变黄，吸收短波长的光较多，吸收波长（红、绿）的光较少。因而，红、绿光易到达视网膜。红、绿混合成为黄色。又因老年人瞳孔变小，光线只能通过厚度最大、黄色最深的晶状体中心部位，故使老年视物发黄。60岁以上老年人，由于视网膜上的细胞减少，对红、绿颜色的分辨力减弱，暗适应时间延长，对比敏感度降低。

（二）听觉

老年人由于组成耳蜗的毛细胞随年龄增长而减少，鼓膜变薄，听神经功能减弱，听力逐渐减退。在60岁以上老年人中，听力减退者占27.4%，男性的发生率高于女性。大多数60岁以上老年人均丧失了频率为4000Hz（指音叉振动次数）以上的高频音的有效听力。而对于频率为250～1000Hz的声音，通常到90岁尚可听到。老年人鉴别语音的能力降低，听觉反应时间延长，因而容易产生耳鸣、幻听、听力下降，常需使用助听器。

（三）味觉、嗅觉

老年人舌黏膜上的舌乳头逐渐消失，舌表面光滑，味蕾明显减少。60岁以上老年人约有一半味蕾萎缩。故老年人味阈升高，味觉障碍，对咸、甜、苦、酸的敏感程度减退，影响胃口。饮食习惯有改变。

人类能辨别2000～4000种不同物质的气味，人的嗅觉十分敏感。人的嗅觉在20～50岁时最敏感。50岁以后，嗅黏膜逐渐萎缩，嗅觉较迟钝。60岁以后，约20%的老年人失去嗅觉。70岁以后，嗅觉急剧衰退。80岁以后，仅22%的老年人有正常嗅觉。造成老年人嗅觉能力下降的原因是多方面的，可能与嗅觉中枢神经的变化有关。

（四）皮肤感觉

皮肤是保持身体正常生理活动的第一道防线。从面积和含量而论，皮肤是人体最大的器官。老年人皮肤因皮脂腺分泌减少而无泽易裂、瘙痒；因表面粗糙、松弛、弹性降低而出现皱纹、下眼睑肿胀，形成眼袋。皮肤毛细血管减少、变性、脆性增加、易出血（老年性紫癜）。随着年龄的增长，皮肤神经末梢的密度显著减少，致皮肤的调温功能下降，感觉迟钝。脂褐素沉积，形成老年斑。

二、记忆的变化

记忆是指人们将感知过、思考过、体验过、操作过的事物的印象保持在头脑中，以后又在一定的条件下以再认、再现的方式表现出来或者回忆起来的心理过程。老年人的记忆力随年龄的增大而减退。老年人的记忆主要有以下几个特点：

第一，随着年龄的增长，记忆能力下降，记忆速度变慢；瞬时记忆（即保持 1~2 秒的记忆）随年老而减退，短时记忆（即保持 1 分钟以内的记忆）变化较小，老年人的记忆衰退主要是长时记忆（即所记内容在头脑中保持超过 1 分钟直至终生的记忆）。

第二，老年人的意义识记（即在理解基础上的记忆）保持较好，而机械识记（即靠死记硬背的记忆）减退较快。例如，老年人对于地名、人名、数字等属于机械识记的内容的记忆效果就不佳。

第三，老年人的再认活动（即当所记对象再次出现时能够认出来的记忆）保持较好，而再现活动（即让所记对象在头脑中呈现出来的记忆）则明显减退。

第四，远事记忆（即对数年前或数十年前发生事物的记忆）良好，近事记忆（即对最近几年或几个月发生事物的记忆）的保持效果较差，表现为丢三落四。

第五，有意记忆（即事先有明确识记目的并经过努力、运用一定的方法进行的记忆）处于主导地位，无意记忆（即对需要记忆的事没有明确的识记目的）能力下降。

记忆与人的生理因素、健康状况、精神状况、记忆的训练、社会环境都有关系。因而，老年人的记忆减退存在个体差异，出现有早有晚，速度有快有慢，程度有轻有重。为延缓记忆衰退，老年人可注意自我保健，坚持适当的脑力锻炼和记忆训练。这样可提高记忆能力。

三、智力的变化

智力是大脑的功能，由人们认识和改造客观事物的各种能力有机组合而成，主要包括注意、观察、想象、思维、实际操作和环境适应等能力。

人出生时的大脑细胞有 140 亿个左右。随着年龄的增长，人的脑细胞不断死亡。进入老年期后，脑功能逐渐衰退，但由于生存着的其他脑细胞的代偿作用，大脑的活动功能仍能维持，保持正常的智力。

老年人的智力并非人们所以为的那样会全面退化，只是在某些方面有所衰减。霍恩（Horn）和卡特尔（Cattell）将智力分为为晶态智力（fluid intelligence）和液态智力（crystallized intelligence）两种。晶态智力主要是后天获得的它与知识、文化、经验的积累和领悟能力有关，例如知识、理解力等。由于老年人阅历广，经验多，这种智力易保持，有的甚至还有所提高，只在 80 岁以后才有明显减退。液态智力主要与大脑、神经系统、感觉和运动器官的生理结构和功能有关，例如记忆、注意、思维敏捷性和反应速度等。这种智力减退得较早，下降更为明显，一般在 50 岁以后就开始下降，60 岁以后减退明显。以上两种智力的变化并不是平行的，也就不能笼统地说智力随年龄增长而减退。此外，老年人在分析、综合、归纳、概括、判断及推理方面的能力，会因多年生活的磨炼和经验而显得比青年人运用得更好。老年期智力与多方面因素相关，包括生理健康、文化和社会等方面的因素，因而老年人的智力还具有很大的可塑性。因此，坚持用脑有利于在老年期保持较好的智力水平和社会功能，而且活动锻炼对智力也有明显的促进作用。通过持之不懈的学习、锻炼和积累，老年人的智力水平往往可以发挥得更好、更充分。

四、思维的变化

思维是人的中枢神经系统在对感知觉的信息进行分析、综合、比较、抽象、概括以后，对客观事物所进行的间接、概括的反映过程。老年人的思维衰退出现得较晚，尤其是与自己熟悉的专业相关的思维能力在年老时仍能保持。但是，老年人由于在感知和记忆方面能力减退，在概念、逻辑推理和解决问题方面的能力有所衰退，尤其是思维的敏捷度、灵活性、流畅性、变通性及创造性比中青年期差。思维的衰退对老年人的表达能力影响很大，如对语言的理解速度减慢，讲话逐渐变缓、不流畅，常词不达意。

五、其他心理社会变化

（一）人格

人格是指个体在适应社会生活的成长过程中，经遗传与环境交互作用形成的稳定而独特的身心结构，即人的特性或个性；包括性格、兴趣、爱好、倾向性、价值观、才能和特长等。老年人的人格是他中年人格的连续。由于时代不同，生活的环境不同，人格不同，变化的速度也不同。年老过程中，绝大多数的人格特征是稳定的。即使有变化，也是缓慢的和微弱的。人到了老年期，人格也相应有些变化，如对健康和经济的过分关注与担心所产生的不安与焦虑，保守、孤独、任性，把握不住现状而产生的怀旧和发牢骚等。

老年人的价值、信念较少改变，因而常给人一种保守的印象；老年人由于脑生理功能衰退，表现出心理能量的减少，在生活中给人一种被动、退缩和迟缓的印象。这不是消极的，而是一种主动的自我保护。老年人学会了将有限的生活能量用在最有效的生存活动上，是一种适应性变化。老年人由于生理功能减退和慢性疾病的发病率高而常常体验到躯体不适，因而容易产生抑郁感和孤独感。

（二）情绪情感

情绪情感是个体对客观事物的主观体验。情感是一种复杂的心理机能，与人的需要密切相关。一般来说，能满足人的需求或符合人的愿望的事物，会引起高兴、愉快、喜欢、热爱等正性情绪，对人的健康是有利的；反之则易引起抑郁、焦虑、厌恶、愤怒、悲哀等负性情绪，易促发疾病或导致病情恶化。人到老年，情绪往往变得不太稳定，比较容易动感情；在感情上容易被人同化，以致伤心落泪；遇到困难或挫折时，不容易镇静，常会产生莫名其妙的焦虑、恐惧。老年人情绪情感的变化主要取决于他所处的生活环境状况、需要满足的情况以及本人的文化素养。与青年人相比，老年人的情绪情感有以下特点：

1. 老年人更善于控制自己的情绪

老年人比青年人和中年人更遵循某些规范以控制自己的情绪，尤其表现在控制自己的喜悦、悲伤、愤怒和厌恶情绪方面。

2. 老年人的情绪体验比较强烈而持久

就情绪体验而言，由于老年期中枢神经系统有过度活动的倾向和较高的唤醒水平，老年人的情绪呈现出内在、强烈而持久的特点，尤其是对消极情绪的体验强度并不随年龄的增长而减弱。老年人由于比较理性，往往通过认知调节来减弱自己的情绪反应，但老年人对于负性应激事件所引发的情绪体验要比青年人和中年人持久得多。

3. 有些老年人容易产生消极情绪

由于个性、环境条件等多种因素的影响，有些老年人容易产生消极情绪。如有的老年人由于职务地位变化产生失落感和疑虑感，有的因为健康问题等引起的焦虑、抑郁和孤独感，还有的容易产生不满情绪。

4. 绝大多数老年人有积极的情绪体验

对老年人生活满意度的调查表明：从总体看，各年龄阶段的老年人对生活很满意或满意的占绝大多数。老年人的积极情绪体验表现为轻松感、自由感、满足感和成功感。

5. 老年人关切自身健康状况的情绪活动增强

随着年龄的增长，健康状况日益下降，老年人变得更加关注自己的身体，对疾病较为重视。尤其是老年女性，怀疑自己患病和有失眠现象的显著多于男性。

（三）角色

角色指社会对处于某种特定社会位置的个体所规定的行为模式和行为期待。老年人随着年龄的增长，一生中经历了多重角色的变化。其对角色的适应存在着角色的变更问题。老年期角色变更的特点主要表现为以下三个方面：

1. 社会角色的变更

老年人的社会角色变更主要指社会政治、经济地位的变化所带来的角色改变。退休给老年人带来的工作角色丧失是一项极大的改变。因工作一直是其活动及社交的主要来源，离开原来的工作岗位会使老年人感觉空闲时间增多，生活单调乏味，内心空虚等。此外，退休可能使老年人的收入减少，在家庭中的地位改变；使其从原来的生产者或决策者，变成退休后的依赖者，造成自尊下降，从而更易表现出沮丧、抑郁。

2. 家庭角色的变更

家庭是社会的基本构成单位，是建立在婚姻、血缘、收养关系基础上的社会共同体。老年人作为社会生活中的特殊人群，离开劳动工作岗位后，家庭成了主要活动场所，家庭生活中的各种因素均对老年人有着影响。家庭是老年人获得生活满足的重要来源，也是其情绪支持的基本来源。老年人面临子女各自长大独立，为人祖父母，与配偶有更多时间相伴或住所改变等家庭的变化；常常担当起照料第三代的任务。老年阶段又是丧偶的主要阶段。若老伴去世，则要失去一些角色。老年人需要家庭和睦与温馨，家庭成员的理解、支持和照料。良好的家庭气氛能够促进老年人的身心健康，使老年人精神放松、身体健康。

3. 角色期望的变更

角色期望指一个人对自己的角色所规定的行为和性质的认识、理解和希望。现代社会的老年人与以往不同。他们不仅要承认角色变更的事实，还要改变对老年角色的看法。他们应承认放弃一些老年期的角色，更重要的是接受和理解当代社会对老年人角色的要求和期望，同时还应准备去创造和建立当代老年人的典型角色。如现代老年人的一种倾向于独立，能发挥作用，可以为老年人的社会和家庭角色变更后的角色替代，找到更符合人类要求的条件。这种角色期望的变更具有重要的行为医学和社会医学的意义。

（四）文化

文化是指一个社会及其成员所特有的物质和精神财富的总和，即特定人群为适应社会环境和物质环境而具有的共同的行为和价值模式。一般所说的文化则为精神文化，包括思想意识、宗教信仰、文字艺术、道德规范、习俗、知识等。文化是在一定的社会背景下产生和发展的，并被人们自觉地、广泛地接受，在某一领域，大多数社会成员所必须遵循的社会规范。任何个体都可能在发展和演变的过程中形成各自不同的文化。这些文化对个体的健康也会产生积极或消极的影响。所以，了解老年人的文化对指导其健康生活有重要的意义。

（五）环境

环境是指人类生存的环绕区域，是人类赖以生存、发展的社会与物质条件的综合体。人类的健康离不开生存的环境，环境对健康产生直接的影响。居住环境是老年人的生活场所，是老人学习、社交、娱乐、购物、休息的地方。其居住地及周围的空气、水、食物、气候和卫生设施等及社区配套建设的完善和邻里关系影响着老年人的健康。

健康老龄化是 21 世纪老年人保健的重点内容。它是指进入老龄化社会时，大多数老年人都能保持较好的身心健康，并拥有较好的智力、心理、社会和经济的功能与状态。正确认识老年人的心理社会变化，可有效地保持和促进老年人的身心健康水平，是应对人口老龄化问题的重要途径之一。

第三节　老年人的健康保健

一、老年保健的概念及特点

（一）老年保健的概念

老年保健是指在平等享用卫生资源的基础上，充分利用现有的人力、物力，使老年人得到基本的医疗、护理、康复、保健等服务。

老年保健事业是指以维持和促进老年人的健康为目的，为老年人提供疾病的预防、防治、功能训练等综合性服务，同时促进老年保健和老年福利发展。例如，建立健康档案，开展健康咨询、健康教育、健康体检、功能训练，建设社区健康设施等都属于老年保健范畴。老年保健主要在医院、中间机构、社区及临终关怀等老年医疗保健福利体系中进行。须重视社会资源的充分利用，重视长期保健护理体系的建立，把"老有所养，老有所医"的要求落在实处。

知识链接

"积极老龄化"是世界卫生组织于 1999 年在健康老龄化基础上提出的一个新观点、新理论，2002 年在联合国第二届世界老龄大会上被接受，并被定义为人到老年时，为了提高生活质量，使健康、参与和保障的机会尽可能发挥最大效益的过程。积极老龄化的目的在于使所有年龄组的人，包括那些体弱者、残疾和需要照料者，延长健康期望寿命和提高生活质量。

（二）老年保健的特点

1. 老年保健的人群

（1）高龄老年人。高龄老年人是身心脆弱的人群，高龄老年人约占老年人口总数的三分之一。他们的生理功能随年龄的不断增长而不断退化。退行性疾病导致活动受限，甚至残疾率升高、精神障碍疾病发病率增加、老年痴呆发病率增加，对老年人的健康危害较大，使老年保健护理的难度增加。

（2）独居老年人。社会文明程度的提高使得家庭已趋向小型化，再加上我国推行计划生育政策的影响，使老年空巢家庭越来越多。独居老年人外出困难，使得对社区的医疗保健服务需求增加。因此，帮助他们购置必要的生活用品，定期巡诊，送医送药上门，提供健康咨询或开展社区服务保健尤为重要。

（3）丧偶老年人。丧偶老年人随年龄的增长而增加，他们的孤独感和心理问题发生率均高于有配偶者。丧偶使多年的夫妻生活所形成的互相关爱、互相支持的平衡状态突然被打破，原来的某些生活方式和规律被破坏。他们常感到生活无望、乏味，甚至积郁成疾。尤其是近期丧偶者，常可出现原有疾病的复发或患病率增加。对丧偶老年人进行心理保健显得尤为重要。

（4）新近出院的老年人。近期出院的老年人因疾病未完全恢复，身体状况差，常需要继续治疗和及时调整治疗方案。如遇到经济困难等不利因素，疾病极易复发甚至导致死亡。因此，社区医疗保健人员应掌握本区域内近期出院老年人的病情，定期随访。

（5）精神障碍的老年人。老年人中的精神障碍者主要是痴呆患者，痴呆使老年人生活失去规律、不能自理，常伴有营养障碍，从而加重原有的躯体疾病。尤其是重度痴呆老年人，因生活不能自理，应引起重视，妥善安置。

2. 老年保健对象的特点

（1）老年人对医疗服务需求的特点。老年人往往患有多种慢性疾病，就诊率和住院率高，住院时间长，医疗费用高。美国的一项调查表明：住院患者中，31%为老年人，占住院总天数的42%；老年人医疗费用是一般人群的三倍，高昂的治疗费成为老年人医疗费上涨的主要因素。因此，随着老龄化的加剧，对医疗保险的需求会进一步增加，医疗费用成本也会随之进一步扩大。

（2）老年人对保健服务需求的特点。社区和家庭是实施老年保健最主要的场所。由于老年人常患有不同的疾病，需要长期的医疗、预防、保健、康复等照顾，且多数老年人愿意留在家中，不愿意住进老年保健机构。所以，以社区为依托的家庭保健的社区和家庭保健成为老年保健的重要形式。

（3）老年人对福利服务需求的特点。随着社会交往的减少、活动能力的下降、收人的减少、社会地位的降低、情感的孤独与空虚以及身体状况的变化、对住房和环境新的需求的产生等老年人都希望通过社会福利尽可能地填补，让自己在改进的家庭、社团或其他环境中有所作为、自我实现，解脱身体和精神上的困境。

二、 老年保健的原则、 任务及策略

（一）老年保健的原则

1. 全面性原则

老年保健是多维度、多层次的工作。全面性原则包括以下两点：（1）涵盖老年人的躯体、心理及社会适应能力和生活质量等方面的问题；（2）疾病和功能障碍的治疗、预防、康复、护理及健康促进等各方面工作。因此，建立一个统一的、全面的老年保健计划是非常有益的。近20年来，各发达国家更加重视以支持家庭护理为特色的家庭保健计划。这一计划中的医护人员或其他服务人员可以为居家的老年人提供从医疗咨询、诊疗服务、功能锻炼、心理咨询一直到社会服务的一系列支持性服务，受到老年人的欢迎。

2. 区域化原则

以一定区域为单位的保健，也就是以社区为基础提供的老年保健，具有方便、快捷、易于组织的特点。社区老年保健的工作重点是针对老年人独特的需要，确保在要求的时间、地点，为真正需要服务的老年人提供社会援助。为此，受过专门训练的人员是非常重要的。疾病的早期预防、早期发现和早期治疗，营养、意外事故、安全和环境问题及精神障碍的识别，全部有赖于医生、护士、社会工作者、健康教育工作者、保健计划设计者所受到的老年学和老年医学方面的训练。另外，还需要有老年病学和精神病学专家在制订必要的老年人保健计划和服务方面给予全面指导。

3. 费用分担原则

由于日益增长的老年保健需求和紧缺的财政支持，老年保健的费用应采取多渠道筹集社会保障基金的办法，即政府承担一部分，保险公司的保险金补偿一部分，老年人自付一部分。这种风险共担的原则越来越为大多数人所接受。

4. 功能分化原则

老年保健的功能分化是指随着老年保健的需求增加，在对老年保健的多层次性有充分认识的基础上，对老年保健的各个层面有足够的重视，在老年保健的计划、组织和实施及评价方面有所体现。例如，由于老年人的疾病有其特征和特殊的发展规律，老年护理院和老年医院的建立就成了功能的最初分化。再如，老年人可能会存在特殊的生理、心理和社会问题，因此不仅要有从事老年医学研究的医护人员，还应当有精神病学家、心理学家和社会工作者参与老年保健。在老年保健的人力配备上也显示明确的功能分化。

5. 联合国老年政策原则

（1）独立性原则。老年人应当借助收入、家庭和社区支持及自我储备去获得足够的食物、住宅及庇护场所，老年人应当有机会继续参加工作或其他有收入的事业，老年人应当能够参与决定何时及采取何种方式从劳动力队伍中退休，老年人应当有机会获得适宜的教育和培训，老年人应当能够生活在安全和与个人爱好和能力变化相适应的以及丰富多彩的环境中；老年人应当能够尽可能长地生活在家中。

（2）参与性原则。老年人应当保持融入社会，积极参与制定和实施与其健康直接相关的政策，并与年轻人分享他们的知识和技能；老年人应当能够寻找和创造为社区服务的机会，在适合他们兴趣和能力的位置上做志愿者服务；老年人应当能够形成自己的协会或组织。

（3）照顾原则。老年人应得到家庭和社区给予的照顾和保证；应该得到各种社会和法律服务，以提高其自主能力，并使他们得到更好的保护和照顾；在住宿、疗养或治疗时，应享有人权和基本自由，包括充分尊重他们的尊严、信仰、需要和隐私，并尊重他们对得到照顾的方式和生活质量做出决定的权利。

（4）自我实现。老年人应寻求机会来充分发挥自己的潜力，应能获得社会所提供的教育、文化、精神和文娱资源。

（5）尊严性原则。老年人应享有尊严和有保障的生活，不受剥削和虐待；应受到公正对待，而不以其经济上的贡献来加以评价。

（二）老年保健的任务

开展老年保健工作的目的，就是要运用老年医学知识开展老年病的防治工作，加强老年病的监测，控制慢性病和伤残的发生；开展老年人群健康教育，指导老年人的日常生活和健身锻炼，提高健康意识和自我保健能力，延长老年人的健康期望寿命；提高老年人的生活质量，为老年人提供满意的医疗保健服务。因此，需要在老年人医院或老年病房、中间机构、社区及临终关怀设施内，充分利用社会资源，做好老年保健工作。

1. 老年医院或老年病房的保健护理

医院内的医护人员应掌握老年病人的临床特征，运用老年医学和护理知识配合医生有针对性地做好住院老年患者的治疗、护理和健康教育工作。

2. 中间服务机构中的保健护理

介于医院和社区家庭的中间老年服务保健机构，如老年人护理院、老年人疗养院、日间老年护理站、养（敬）老院、老年公寓等，可指导老年人每日按时服药、康复训练，帮助老年人满足生活需要，增进老年人对所面临的健康问题的了解和调节能力。

3. 社区家庭中的医疗保健护理

社区家庭医疗保健服务是老年保健的重要内容工作之一，是方便老年人的主要医疗服务形式，可以减低社会对医疗的负担，有利于满足老年人不脱离社区、家庭环境的心理需求，并能解决老年人基本的医疗、护理、健康保健、康复服务等需求。

（三）老年保健的策略

由于文化背景和各国社会经济条件的差异，不同国家的老年保健制度和体系也不尽相同。我国在现有的经济和法律基础上，建立符合我国国情的老年保健制度和体系是老年保健事业的关键。我国老年保健的总体战略部署是贯彻全国老龄工作会议精神；构建更加完善的多渠道、多层次、全方位的，即包括政府、社区、家庭和个人共同参与的老年保障体系；进一步形成老年人口寿命延长、生活质量提高、代际关系和谐、社会保障有力的健康老龄化社会的老年服务保健网络。根据老年保健目标，针对老年人的特点和权益，可将我国的老年保健策略归纳为"老有所医"、"老有所养"、"老有所乐"、"老有所学"、"老有所为"、和"老有所教"。

三、老年人的自我保健和行为促进

（一）自我保健的概念和内涵

1. 自我保健的概念

老年自我保健（self - healthcare in elderly）是指健康或罹患某些疾病的老年人，利用自己所掌握的医学知识和科学的养生保健方法、简单易行的康复治疗手段，依靠自己和家庭或周围的力量对身体进行自我观察、诊断、预防、治疗和护理等活动。通过不断地调适、恢复生理和心理的平衡，逐步养成良好的生活习惯，建立起一套适合自身健康状况的养身方法，达到增进健康、防病治病、提高生活质量、推迟衰老和延年益寿的目标。

自我保健活动应包括两部分：一是个体不断地获得自我保健知识，并形成某种机体内在的自我保健机制。这是人们自我防卫的本能之一。二是利用学习和掌握的保健知识，根据自己的健康保健需求自觉地、主动地进行自我保健活动。

2. 自我保健的内涵

（1）对环境的适应。环境包括自然环境和社会环境。老年人不但要适应自然环境，也必须适应社会环境。自我保健强调老年人在健康维护中的主导作用。在不断变化的环境中，老年人应发挥能动作用，采取积极措施，保护有利于健康的环境因素，改造不利于健康的环境因素，使自我与环境相适应。

（2）健康知识学习是自我保健的重要环节。老年人对疾病的认识存在着差异，不良的卫生习惯、行为和卫生知识水平都阻碍着自我保健的实施。

（3）保持和增进健康的行为。习惯的健康行为是指个体和群体表现出的在客观上有利于自身和他人健康的行为。主要表现在日常的行为规范上，如情绪乐观、不吸烟、平衡膳食、合理营养、坚持锻炼、生活有规律等。健康的行为习惯能使老年人在身体、心理和社会交往诸方面均处于良好的状态。

（4）提高自我预防、诊断、治疗的能力。老年人应在疾病发生前，能运用各种措施增强自身体质，保持和改善健康状况，对自身疾病有一定的判断能力；能做定期健康检查以便早期发现疾病。疾病发生后，能运用各种有效的措施来配合医生治疗，提高疗效，以阻止疾病发展，促进康复；能掌握常用药的使用方法，对常见病、多发病、小病小伤能自行用药与治疗。

（5）参与社区保健活动。每个老年人都应积极参加社区的各种预防保健活动，如健康教育、健康检查、预防接种、改善环境卫生等活动，从而不断提高自我保健意识和能力，增进机体健康。

（二）促进老年人的健康行为

1. 健康行为的具体措施

（1）自我观察。自我观察就是自觉症状和自己所能看到的体征。自我观察就是通过看、听、嗅、摸的方法观察自己的健康状况。目的在于了解自己的身体健康状况，及时发现异常或危险信号，以早期发现疾病，及时治疗。同时，每天观察自己的健康状况，就能掌握自己身体的薄弱环节，多加注意，以便进行有针对性的自我调理。

（2）自我判断。根据自我观察所记录的症状和体征，并结合化验单等资料，对自己的疾病能够做出初步的判断，以利于及早就医，不要耽误诊断和治疗。

（3）自我治疗。自我治疗主要是指治疗小病小伤。有时，对于病情比较单纯、症状轻微或小的外伤，如果能够自行处理，就不需要到医院就诊，可以利用家庭中所能提供的药品、器械以及采用饮食、运动锻炼或生活调理等手段自我治疗。

（4）自我护理。自我护理是增强自理能力，进行自我保护的一种方法。根据自己的病情，运用护理知识，做到自我保护、自我照顾、自我调节和自我参与。

（5）自我预防。自我预防是要求老年人建立健康的生活方式，养成良好的卫生习惯，保持最佳的心理状态，建立合理的膳食结构，保持全面均衡的营养。另外，还应适度运动、锻炼，持之以恒。其中，保持最佳的心理状态是延缓衰老的重要精神支柱。

（6）自我急救。在某些危急的情况下，老年患者及周围的人应具有一定的急救常识。这样才能最大限度地提高治疗效果，挽救老年患者的生命。

（7）自我监护及自我检测。自我监护及自我检测应从以下几方面入手：将过去看病的病历、各种摄片报告、生化检验报告等医疗文件保存好，建立一个家庭病历档案，有助于动态观察各项身体功能指标的变化，了解疾病的发展程度，以便早期诊断和治疗；做好包括体重、血压、尿、心电图、眼底、胸部 X 线片、甲胎蛋白检测、粪便隐血试验、肛门指检、血液生化检查、腹腔和盆腔器官的 B 超检查等在内的健康记录；

定期体检，对已患疾病的老年人进行随访，以预防复发，预防新疾病的发生。

2. 促进健康行为中应注意的问题

(1) 老年人要根据自我保健的目的、身体情况来选用适当的自我保健的方法。常用的自我保健方法有精神心理卫生保健、膳食营养保健、运动保健、生活调理保健、传统医学保健、物理疗法保健、药物疗法保健等。

(2) 自我保健中，应采用非药物疗法和药物疗法相结合的方法。老年人如患有急性传染病、处于发病期的慢性病或感染性疾病等，应以药物疗法为主；而对于老年人的一些慢性病，应以生活调理、营养、运动、物理、心理等非药物治疗为主，效果不明显时再采用药物疗法进行治疗。

(3) 体弱多病的老年人在自我保健时常采用上述综合性保健措施。要分清主次，合理调配，起到协同作用，提高自我保健效果。

(4) 慎重使用药物。应根据自身的健康状况、个体的耐受性及肝肾功能情况合理使用药物，以非处方药为主。如需用药物治疗，应根据医嘱用药并注意掌握适应证、禁忌证、剂量、用法和疗程，以免产生不良反应。

思考与练习题

一、名词解释

1. 老年保健

2. 自我保健

二、填空题

1. 老年保健的人群：_____、_____、_____、_____、_____。

2. 老年保健的原则：_____、_____、_____、_____、_____。

3. 联合国老年政策原则：_____、_____、_____、_____、_____。

三、选择题

A1 型题

1. 下列有关老年人呼吸系统老化的描述，哪项正确？(   )

  A. 肺泡数量减少而肺泡腔变大，肺泡面积减少，易发生吸气性呼吸困难

  B. 肺泡数量减少而肺泡腔变大，肺泡面积增加，易发生吸气性呼吸困难

  C. 肺泡数量减少而肺泡腔变大，肺泡面积减少，易发生呼气性呼吸困难

  D. 肺泡数量减少而肺泡腔变大，肺泡面积增加，易发生呼气性呼吸困难

  E. 肺泡数量减少而肺泡腔变大，肺泡面积减少，不易发生呼吸困难

2. 下列有关老年人呼吸系统生理变化的描述正确的是(   )。

   A. 残气量增多   B. 肺活量增加

   C. 肺总量增加   D. 最大呼吸量增加

   E. 潮气量增加

3. 下列有关老年人循环系统老化的描述，正确的是（   ）。

   A. 心率加快，心肌收缩力减弱，心输出量减少，血压升高

   B. 心率减慢，心肌收缩力减弱，心输出量减少，血压升高

   C. 心率减慢，心肌收缩力减弱，心输出量减少，血压降低

   D. 心率加快，心肌收缩力减弱，心输出量减少，血压降低

   E. 心率加快，心肌收缩力减弱，心输出量减少，血压不变

4. 下列有关老年期口腔变化的描述，正确的是（   ）。

   A. 牙釉质和牙本质磨损，牙髓腔缩小，牙龈萎缩；唾液分泌量减少；味蕾逐步萎缩

   B. 牙釉质和牙本质磨损，牙髓腔扩大，牙髓钙化；唾液分泌量减少；味蕾逐步萎缩

   C. 牙髓腔缩小，牙髓钙化，牙龈萎缩，牙根外露；唾液分泌量增加；味蕾逐步萎缩

   D. 牙髓腔扩大，牙髓钙化，牙龈萎缩，牙根外露；唾液分泌量减少；味蕾逐步萎缩

   E. 牙釉质和牙本质磨损，牙髓腔扩大，牙髓软化，牙根外露；唾液分泌量减少

5. 下列有关老年期的食管变化的描述，正确的是（   ）。

   A. 上段食管括约肌的压力随年龄增长而增加

   B. 食管下端括约肌松弛不完全和食管扩张能力增强

   C. 上段食管括约肌的压力随年龄增长而降低

   D. 食管体部蠕动反应变快

   E. 食管肌肉收缩力增强

6. 下列有关小肠的变化的描述，正确的是（   ）。

   A. 小肠黏膜萎缩，小肠液分泌减少，肠蠕动减慢，易发生便秘

   B. 小肠黏膜萎缩，小肠液分泌减少，肠蠕动加快，易发生腹泻

   C. 小肠黏膜萎缩，小肠液分泌增加，肠蠕动加快，易发生腹痛

   D. 小肠黏膜萎缩，小肠液分泌增加，肠蠕动减慢，易发生腹胀

   E. 小肠黏膜萎缩，小肠液分泌减少，肠蠕动加快，易发生吸收不良

7. 下列有关老年期肝脏变化的描述，正确的是（   ）。

   A. 肝细胞数量减少、变性，纤维组织减少，合成蛋白功能下降

   B. 肝细胞数量减少、变性，纤维组织增生，合成蛋白功能增强

C. 肝细胞数量减少、变性，纤维组织增生，合成蛋白功能下降

D. 肝细胞变性，再生能力增强；纤维组织减少，解毒功能减弱

E. 肝细胞变性，再生能力增强；纤维组织增生，解毒功能减弱

8. 属于老年人神经系统生理性老化的是(　　)。

    A. 脑萎缩　　　　　　　　　　B. 脑血栓

    C. 神经递质增加　　　　　　　D. 脑神经细胞数量增加

E. 以上全是

9. 老年人对下列哪种情况记忆力较好？(　　)

    A. 听过或看过一段时间的事情

    B. 曾感知过而不在眼前的事物

    C. 生疏事物的内容

    D. 与过去有关的事物

    E. 刚发生的事情

10. 应对社会老龄化，世界卫生组织提出的行动纲领是(　　)。

    A. 加强老年保健　　　　　　　B. 开展老年健康教育

    C. 健康老龄化、积极老龄化　　D. 加强老年人自我保健

    E. 健康促进

11. 下列有关老年自我保健的内涵的说法，正确的是(　　)。

    A. 自我单指老年人个体

    B. 自我保健活动包括学习知识和形成行为机制

    C. 健康的自我负责，与别人无关

    D. 健康以保健为主，与康复、护理、治疗无关

    E. 根据自己的意愿决定开展什么样的保健活动

12. 老年保健中要形成老年保健的专业化特色，是哪项老年保健原则的含义？
(　　)

    A. 区域化原则　　　　　　　　B. 费用分担原则

    C. 功能分化原则　　　　　　　D. 联合国老年政策原则

    E. 独立性原则

13. 下列有关老年保健的重点人群的描述，正确的是(　　)。

    A. 高龄、独居、精神障碍、丧偶、新近出院的老年人

    B. 高龄、住院、精神障碍、残疾、痴呆的老年人

    C. 高龄、住院、精神障碍、丧偶、新近出院的老年人

    D. 高龄、独居、精神障碍、残疾、痴呆的老年人

    E. 高龄、独居、精神障碍、残疾、新近出院的老年人

A2 型题

14. 田太太，68 岁，两年前丧偶，膝下有一女儿在国外定居。因无人照顾，入住养老院。目前，田太太主要的心理需求是(   )。

    A. 苦闷与自卑   B. 渴望亲情

    C. 自尊心强   D. 好胜心强

    E. 渴望自由

15. 李老太太，65 岁，丧偶，儿女均在国外，现独居于家，近日因跌倒致股骨颈骨折卧床，有孤独感，特别思念儿女，有自怜和无助的表述。不正确的护理方法是(   )。

    A. 主动关心老年人，满足其需要

    B. 鼓励老年人利用现代沟通工具与子女沟通

    C. 左邻右舍、亲朋好友多探视

    D. 志愿者提供及时、个性化服务

    E. 送老年人至清净处疗养

思考与练习题答案

一、名词解释

1. 老年保健是指在平等享用卫生资源的基础上，充分利用现有的人力、物力，使老年人得到基本的医疗、护理、康复、保健等服务。

2. 是指健康或罹患某些疾病的老年人，利用自己所掌握的医学知识和科学的养生保健方法、简单易行的康复治疗手段，依靠自己和家庭或周围的力量对身体进行自我观察、诊断、预防、治疗和护理等活动。

二、填空题

1. 高龄老年人 独居老年人 丧偶老年人 新近出院的老年人 精神障碍的老年人

2. 全面性原则 区域化原则 费用分担原则 功能分化原则 联合国老年政策原则

3. 独立性原则 参与性原则 照顾原则 自我实现 尊严性原则

三、选择题

A1 型题 1. C 2. A 3. B 4. A 5. C 6. A 7. C 8. A 9. D 10. C

11. B 12. C 13. A

A2 型题 14. B 15. E

（朱艳 李虎 黄伟）

第三章

老年人的健康综合评估

DI SAN ZHANG

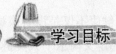学习目标

1. 了解老年人健康综合评估的内容和方法、老年人生活质量的含义和评估的内容。

2. 熟悉老年人健康综合评估的原则、注意事项，老年人健康综合评估常用的辅助检查。

3. 掌握老年人健康史、躯体健康评估的内容，老年人功能状态评估的内容和常用的评估工具。

第一节　概述

案　例

患者女性，72岁，有高血压、糖尿病史。3年前出现左侧肢体活动无力症状，做颅CT检查后以脑梗死住院治疗。好转出院后未有明显活动障碍症状，但1个月前再次出现左侧肢体活动失灵，做MRI检查提示急性脑梗死并住院治疗。现左手持物仍不稳，借助支撑物可勉强行走。另外，病人2周来情绪低落，少动懒言，夜间睡眠差。

请思考：

1. 患者的健康状态如何，判断依据是什么？

2. 如何全面评估该患者的健康状况，存在哪些护理诊断问题？

由于自身增龄性改变等原因，老年人患病后往往呈现症状不典型，多病共存，病情复杂多变、易反复，并发症多等特征。因此，老年人的健康评估方法具有特殊性，他们的健康状况往往不是用一个或几个指标可以表示清楚的。在此背景下，老年人健康综合评估应运而生。它起于 20 世纪 60 年代，近些年在我国得以较快发展。老年人健康综合评估又称老年人综合评估，指医疗保健机构对老年人的健康进行全面、综合的评价，借助多学科团队合作，确定老年人有无功能受损以及医疗、心理和（或）社会问题，以建立适当的治疗、护理和保健计划，帮助改善老年人的整体功能和生活质量。

一、 老年人健康综合评估的内容

1990 年，联合国世界卫生组织提出了 21 世纪健康新概念："健康不仅是没有疾病，而且包括躯体健康、心理健康、社会适应良好和道德健康。"这一定义揭示了人类健康的本质，指出了健康所涉及的若干方面。护理人员对老年人进行健康评估时，应该全面考虑，但是道德健康评估尚没有一个统一的标准，缺乏可操作性。通常情况下，老年人健康评估的主要内容包括躯体健康评估、心理健康评估、社会功能评估，以及综合反映这三方面功能的生活质量评估。通过全面系统的评估，可以提高诊断的正确性，帮助选择恰当的处置方式，检测临床变化并预测其预后。

二、 老年人健康综合评估的原则

（一）以老年人为中心，尊重老年人

老年人健康综合评估就是为老年人提供服务的，因此在整个评估过程中，护理人员应该尊重老年人的权利，在老年人知情、自愿的前提下，切实贯彻服务理念，结合老年人自身的特点，采取合适的评估方法。注意保护病人的隐私，这对于老年病人可能有更重要的意义，符合老年人极端地渴望得到尊重的一般心理的特点。这就要求评估者严格遵守职业操守，承诺不会泄露任何资料。部分老年人的身体或心理比较脆弱。评估者应注意自己的言行方式和内容，以保护老年人，避免造成不必要的伤害。

（二）评估应客观、准确

健康综合评估的前提是客观、准确。不能因为时间仓促，评估内容较多而草率记录评估结果。整个评估过程中，在遵循老年人主诉的基础上，尚需认真观察其真实性。对评估者而言，应该避免因个人喜好影响评估结果，力求实现真实、客观、有价值的评估。

（三）选择适当的评估工具

针对不同认知、自理能力的老年患者，应该选择适宜的评估工具。例如，自评的

评估工具不适用于有认知障碍的老年人。

（四）考虑评估的时间和地点

1. 选择重要的时间进行评估

（1）老年人出现危及健康或功能状态的衰退时；（2）老年人遭遇生活重大事件或发生应急事件后；（3）老年人的生活环境发生重大改变时。

2. 选择合适的地点进行评估

例如医疗保健服务机构、康复机构、社区卫生服务机构、养老护理中心、老年人自己的家中，以使老年人达到舒适、放心的状态。

（五）注重老年人的个体差异特点

评估时应该注重不同老年人因年龄、疾病、认知不同等带来的差异，了解老年人身心变化的特点，明确老年人与其他人群实验结果的差异，重视老年人疾病的非典型性表现。

三、老年人健康综合评估的注意事项

结合老年人身心变化的特点，在对其进行健康评估时，护理人员应注意以下事项：

（一）提供适宜的环境

老年人因感觉功能减退，机体的代谢率明显下降，体温调节功能降低，对温度变化的耐受性差，容易受凉感冒。评估时应注意调节室内温度，以冬天不低于22℃，夏天不高于25℃左右为宜。由于老年人视力和听力下降，评估时应有适度的光线，最好是柔和的自然光线，避免对老年人的直接光线照射。同时，环境安静、无干扰，现场人员不宜太多，但应留1~2位了解老年人病情的陪护人员。

（二）安排充分的时间

由于机体功能的退化，老年人常常反应迟钝、行动迟缓、语速较慢、思维能力下降，而且病程较长、数病共存、病情复杂。评估时需要较长的时间。加之老年人体力下降，很容易感到疲劳。护理人员应根据老年人的具体情况，灵活地掌握评估的进度，也可以分次进行评估，让其有充足的时间回忆既往发生的健康事件。这样既可以避免老年人过于疲惫，又能获得详尽的健康资料。

（三）选择得当的方法

对老年人进行躯体评估时，应根据评估的目的和要求，选择合适的方法和体位，查体要全面而有重点。排除影响检查结果的一些因素。比如，检查口腔和耳部时，要取下义牙和助听器。尽可能不改变病人的体位，尽量避免应用引起病人不适或痛苦的操作。比如，有些老年人骨质脆弱，关节活动受限或肌肉松弛。检查关节被动运动时不要用力过大，避免造成损伤或关节脱位。

（四）运用沟通技巧

老年人听、视觉功能逐渐衰退，交谈时会产生不同程度的沟通障碍。为进行有效沟通，评估人员应掌握一定的沟通技巧，包括语言性和非语言性沟通。护理人员应尊重老年人，采用关心、体贴的语气提出问题。问题应简单、清楚、有重点，语意通俗易懂，语音清晰，语速减慢，适时注意停顿和重复。在评估的过程中，与老年人面对面，视线在同一水平并保持适当的距离，让其能够看清自己。适当运用耐心倾听、触摸、拉近空间距离等技巧，并使用必要的手势和良好的肢体语言等。触摸可表达触摸者对老年人的关爱，肯定其存在价值，但在使用时注意文化的差异并观察患者的反应。注意观察非语言性信息，增进与老年人的情感交流，以便收集到完整而准确的资料。为认知功能障碍的老年人收集资料时，询问要简洁得体，必要时可由其家属或照顾者协助提供资料。

第二节　老年人躯体健康的评估

老年人躯体健康评估的内容包括健康史、身体评估、实验室检查和功能状态的评估四个方面。在这里，除了关注病人的生理功能和疾病本身外，还要对其日常生活能力即自理程度进行评估。

一、健康史

除了询问老年人的既往及现在的急、慢性病患病情况和目前的健康状况，包括疾病发生的时间、主要症状有无加重、治疗情况及恢复程度、目前疾病的严重程度、对日常生活活动能力和社会活动的影响等外，还要注意以下几项内容：一是收集老年人日常生活活动资料，因其可能会影响健康。二是描述老年人在家中和户外的活动，包括活动、睡眠情况及饮食习惯等。三是收集老年人吸烟、饮酒及服药的资料。四是了解老年人的生活行为习惯，特别是服药情况。五是询问老年人的排泄情况是否有改变。

由于老年人常有认知功能的改变，且老年病病程长、病情复杂、临床表现不典型等特点，与成年人相比较，老年人的健康史对评估的价值相对小，而且采集困难。这就要求评估人员以更多耐心和技巧进行仔细地询问，必要时向病人家属核实和补充询问。

二、身体评估

身体评估的内容和方法同成年人，但在评估时要注意老年人特有的体征并分析其意义。

（一）一般状态评估

包括体温、脉搏、呼吸、血压。老年人的基础体温较成年人低，特别是 70 岁以上的患者感染时常无发热的表现。一般认为，如果午后体温比清晨高 1℃ 以上，应视为发热。测脉搏的时间不应少于 30 秒，注意脉搏的频率和节律有无异常。评估呼吸时注意呼吸方式与节律、有无呼吸困难及呼吸困难的类型。老年人的正常呼吸频率为 16～25 次/分。如果老年人的呼吸频率 >25 次/分，即使没有其他的临床症状和体征，应想到下呼吸道感染、充血性心力衰竭或其他病变的可能。高血压和体位性低血压在老年人中均较常见，因而测血压时不但测平卧位血压，还应测直立位血压。平卧 10 分钟后测定血压，然后直立后 1、3、5 分钟各测定血压一次。如直立时任何一次收缩压较卧位时降低≥20mmHg 或舒张压降低≥10mmHg，称为体位性低血压。老年人餐后 2 小时内易发生餐后低血压，特别是早餐后更多见。如餐后出现头昏、乏力等缺血症状，应于餐前和餐后分别测血压。如餐后收缩压较餐前降低≥20mmHg 或舒张压降低≥10mmHg 可诊断。

（二）营养状态评估

营养不良是老年人常见的问题。在美国，约 15% 的老年人有营养不良。住院或是在赡养机构的老年人的比例高达 50%。评估营养状况主要通过体格检查（如体重与体重指数、上臂皮皱厚度等）、生化检查（如低白蛋白、低胆固醇、贫血及淋巴球数目降低）及营养评估表。

1. 体重与体重指数（body mass index，BMI）

体重是反映老年人营养变化最简单、最直接的方法。若老年人一个月内体重减轻 5% 或 6 个月内体重减轻 10% 有意义。而体重指数（BMI）是另外一种非侵入性的、容易获得的反映老年人营养状况的有效方法。体重指数等于体重除以身高的平方（kg/m^2）。WHO 规定，亚太地区 BMI 的正常值在 18.5～22.99 kg/m^2，23.00～24.99 kg/m^2 为超重，>25kg/m^2 为肥胖。

2. 简易营养评价法、简易营养评价精法

简易营养评价法（mini nutrition assessment，MNA）包括人体测量、总体评价、膳食评价、主观评价四部分，共 18 条，总分 30 分。敏感性 96%，特异性 98%，常用于老年人营养风险的评估。简易营养评价精法（short – form mini nutrition assessment, MNA – SF）是由 Rubenstein 等人将 MNA 量表中的 18 个条目与 MNA 结果进行相关分析后得到的 6 条高度相关性的条目，即 BMI、近 3 个月体重丢失、急性疾病或应激、活动能力、神经精神疾病、食欲下降或进食困难；总分 14 分。因其简单有效，目前被广泛用来评估老年人的营养状态。

（三）体位、步态平衡评估

平衡指当人体处于某种姿势或稳定状态下以及不论处于何种位置，运动或受到外力作用时，能自动地调整并维持姿势的能力。平衡感主要来自前庭、视觉和躯体感觉。若老年人"在过去一年内，曾跌倒在地或是跌倒撞到其他物品（如椅子）"时，就必须评估步态及平衡性，因为步态稳定与否是预测其是否容易再次跌倒的良好指标。体位和步态对老年人躯体健康状态的评估有一定帮助。一些疾病使病人呈现出特殊的体位和步态，从而对某些疾病的诊断提供重要的信息。例如，心、肺功能不全的病人可出现强迫座位，慌张步态常见于帕金森病，醉酒步态常见于小脑病变等。

（四）上肢功能评估

上肢及手部功能是老年人能够独立维持生活的重要部分。目前，临床上有两种检查上肢功能的方法：一是握力测试。老年人用拇指和食指夹住一张纸或评估者的两根手指；然后，评估者施力，将其抽出，以此了解老年人的握力强度。二是肩部功能测试。嘱老年人将双手相扣置于头后或下背部，以检查老年人能否顺利完成，有无疼痛、无力等症状。

（五）感官功能评估

主要包括视力和听力两方面。临床上评估视力最常用的方法是要求受评估的老年人阅读报纸或书籍的标题及内容。如果有任何关于眼部不适或视物不清的主诉，则需要进一步请眼科专业医生评估并佩戴合适的眼镜，也可以使用 Snellen 视力量表进行评估。评估听力常用的方法有纯音测听、自我听力评估（问卷形式）、言语测听等。例如，检查者在被检者后方 15cm 处轻声说几个字。如果被检者不能正确重复一半以上，则表示存在听力问题。此时应该请耳鼻喉科医师进一步检查并决定是否需要佩戴助听器。

（六）尿失禁评估

尿失禁又称为"社交癌"，严重影响老年人的生活质量。对于老年人是否患有真性尿失禁，临床上通常通过询问"在过去一年中是否有过尿裤子"，"过去一年中尿裤子的时间累计有 6 天以上吗"等问题进行筛查。如果回答"是",则应该继续评估并进行相应干预。

三、 实验室检查

实验室检查是评估老年人躯体健康状态的重要方法,但是目前的检验参考值主要来源于成人,不能完全反映老年人的健康状况,所以老年人检验结果异常可能是病理状态,也可能是正常的老年期变化,或者是由其他原因引起的。目前,关于老年人的检验参考值尚无统一的标准。这就要求评估者结合每一个老年人的具体情况综合分析,必要时进行长期观察和反复检查,以确定检验结果异常的意义,从而准确判断老年人的健康状态。

四、 功能状态的评估

功能状态的评估是指对老年人日常生活能力的综合评估。增龄性改变、躯体疾病等因素影响老年人的功能状态,同时在很大程度上影响着老年人的生活质量,因而功能状态评估是老年人躯体健康评估的一项重要内容。

（一） 评估的目的和方法

对老年人进行功能状态的评估有助于护理人员了解老年人的生活起居状况、判断功能的缺失,以制订有效的治疗、康复护理方案;帮助完善功能,以满足老年人独立生活的需要,最大限度地提高老年人的生活质量和独立性。

常用的评估方法有观察法和自述法。在评估时,老年人往往高估自己的能力,而其家属则往往低估老年人的能力。所以,护理人员必须进行客观地评估。同时,还要注意周围环境对评估过程和对老年人的影响。通过直接观察老年人的日常活动进行评估,避免主观判断的偏差。

（二） 评估的内容

功能状态评估包括日常生活能力、功能性日常生活能力、高级日常生活能力三个层次。

1. 日常生活能力（activities of daily living, ADL）

指老年人自我照顾、从事每天必需的日常生活的能力。包括衣（穿脱衣、鞋、帽,修饰打扮）、食（进餐）、行（行走、变换体位、上下楼）、个人卫生（洗漱、沐浴、上厕、控制大小便）等功能,是老年人最基本的自理能力。这一层次的功能受限,将严重影响老年人基本生活需要的满足。ADL 不仅是评估老年人功能状态的指标,也是评估老年人是否需要补偿服务或评估老年人死亡率的指标。

2. 功能性日常生活能力（instrumental activities of daily living，IADL）

指老年人在家中或寓所内进行自我护理活动的能力，包括购物、家庭清洁和整理、使用电话、付账单、做饭、洗衣、旅游等能力。这一层次的功能要求高于日常生活能力，可用来评估老年人是否能够独立生活并且具备良好的日常生活功能。

3. 高级日常生活能力（advanced activities of daily living，AADL）

指与生活质量相关的一些活动，如娱乐、职业工作、社交活动等，不包括仅满足个体保持独立生活的活动，反映老年人的智能能动性和社会角色功能。由于老年期增龄性变化和疾病的影响，这种能力可能会逐渐丧失。例如，一次骨折或脑血管意外可能不足以影响老年人的基本日常生活，但却可使其失去参加本来经常参加的某种社交和娱乐活动的能力。这将使老年人的生活质量和整体健康受到明显影响。高级日常生活能力的缺失，要比基本日常生活能力和功能性日常生活能力的缺失出现得早。它的出现预示着将有更严重的功能下降。所以，一旦发现老年人有高级日常生活能力的下降，就需要进一步做日常生活能力和功能性日常生活能力的评估。

（三）评估工具

在医院、社区、康复中心等开展老年护理时，为便于量化，通常应用各种标准化的评估量表来进行评估。量表的种类很多，本文重点介绍日常生活能力量表、Barthel指数评定和功能活动调查表三种。

1. Lawton 日常生活能力量表

日常生活能力量表（activityof daily living scale，ADL）由美国的 Lawton 和 Brody 于 1969 年制定，主要用于评定被试者的日常生活能力。ADL 共有 14 项，包括两部分内容（见附录一的量表 1）：前 6 项是基本生活自理量表，后 8 项是功能性日常生活能力量表。量表内容细致精确，简明易懂，便于询问。评定采用计分法，易于记录和统计。非专业人员也容易掌握和使用。评定时按表格逐项询问。如被试者不能回答或不能正确回答（痴呆或失语），则可根据家属、护理人员等知情人的观察评定。ADL 受多种因素影响。年龄、视力、听力或运动功能障碍、躯体疾病、情绪低落等，均影响日常生活功能，所以对 ADL 结果的解释应谨慎。

2. Barthel 指数评定

Barthel 指数评定（the Barthel index of ADL）由美国的 Florence Mahoney 和 Dorothy Barthel 设计并应用于临床，是国际康复医学界常用的评定方法。Barthel 指数评定量表包括 10 项内容（见附录一的量表 2），评定时间为 5~10 分钟。评定时，操作简单，可信度高，灵敏度也高，使用广泛，而且可用于预测治疗效果、住院时间和预后。

3. 功能活动调查表

Pfeffer 的功能活动调查表（functional activites questionnaire，FAQ）编制于 1982 年。

目的是更好地发现和评价功能障碍不太严重的老年患者，即早期或轻度痴呆患者。该调查表常在社区调查或门诊工作中应用。FAQ 的内容虽然也包括了部分生活自理能力，但更偏重于社会适应能力（见附录一的量表 3）。后者对于老年人能否在社会上独立生活至关重要。本量表是按西方国家的社会标准设计的，经修改后也适用于我国。内容具体，评分标准明确，操作也较简单。一次评定仅需 5 分钟。量表信度和效度良好，是一个简便且有可能早期发现较轻病例的工具。

第三节　老年人心理健康的评估

心理健康指人们的心理行为能够适应社会环境的变化，能够按照社会要求的标准来实现个人的意念，获得生活的满足。进入老年期后，老年人常常会面临诸如丧偶、亲友去世、疾病困扰、功能缺损、社会地位改变及经济收入减少等人生的重大问题。这些足以对他们的心理健康构成威胁。如果老年人不能很好地面对和适应这样的改变，就容易出现对生活和自我不满、焦虑、抑郁等心理问题。老年人的心理状态对其正常老化、躯体健康、疾病的治疗及预后均有较大的影响，所以正确评估老年人的心理状态，掌握老年人的心理活动特点，不但可以有的放矢地对其进行心理健康指导，而且对维护和促进老年人的身体健康有重要的意义。老年人的心理健康常从情绪和情感、压力与应对、认知等方面进行评估。

一、情绪与情感的评估

情绪和情感是人们对客观事物的态度体验及相应的行为反应，包括独特的主观体验、外部表现和生理唤醒三种成分。因而，情感与情绪的正常与否不但反映老年人的心理状态，而且直接影响躯体的功能状态。老年人的情绪相对复杂。其中，焦虑和抑郁是最常见且需要干预的情绪状态。

（一）焦虑的评估

焦虑是由紧张、焦急、忧虑、担心和恐惧等感受交织而成的一种复杂的情绪反应。它总是与精神打击以及即将来临的、可能造成的威胁或危险相联系。主观上感到紧张、不愉快，甚至痛苦和难以自制，并伴有植物性神经系统功能的变化或失调。但是，在缺乏相应的客观因素的情况下，出现此种过度的情绪反应则为病理状态。焦虑的评估通常用焦虑量表进行，常用的焦虑量表有汉密顿焦虑量表、Zung 焦虑自评量表、贝克焦虑量表及焦虑状态特质问卷等。这里重点介绍前两种。

1. 汉密顿焦虑量表

汉密顿焦虑量表（Hamilton anxiety scale，HAMA）由 Hamilton 于 1959 年编制，是一个使用较广泛地用于评定焦虑严重程度的他评量表。该量表包括 14 个条目（见附录一的量表 4），分为精神性和躯体性两大类，每类各由 7 个条目组成。前者为 1~6 项和第 14 项，后者为 7~13 项。该量表除可计算总分来评定老年人的焦虑程度外，还可进行因子分析，判断被测评人焦虑的特点。信度和效度均较好，适合经过训练的专业人士使用。

（1）评定方法。评估时，由经过训练的两名专业人员对病人进行联合检查，然后分别进行评定。一次评定大约需 10~15 分钟。用 0~4 分的 5 级评分法评分。各级评分标准如下：0 = 无症状；1 = 轻度；2 = 中等，有肯定的症状，但不影响生活与劳动；3 = 重度，症状重，需进行处理或已影响生活和劳动；4 = 极重，症状极重，严重影响生活。本量表除第 14 项需结合观察外，所有项目都根据病人的口头叙述进行评分；同时特别强调受检者的主观体验。

（2）结果解释。各项目得分相加即为总分，总分能较好地反映病情严重程度。病情越重，总分越高；病情越轻，总分越低。分界值如下：总分 >29 分，提示严重焦虑；>21 分，提示有明显焦虑；>14 分，提示有肯定的焦虑；>7 分，提示可能有焦虑；<7 分则提示无焦虑。因子分析如下：将第 1~6 项以及第 14 项的分数相加，除以 7，得到精神性焦虑因子分；将第 7~13 项的分数相加，除以 7，得到躯体性焦虑因子分。

2. Zung 焦虑自评量表

Zung 焦虑自评量表（self - rating anxiety scale，SAS）由华裔教授 Zung 于 1971 年编制。量表构造的形式（见表 3 - 1）与评定方法与抑郁自评量表十分相似，是一种分析病人主观症状的相当简便的临床工具。SAS 能够较好地反映有焦虑倾向的精神病求助者的主观感受，适用于具有焦虑症状的成年人，具有广泛的应用性。有严重器质性病变且病情不稳定或严重智力缺陷不配合检查者不适用。由于焦虑是神经症的共同症状，故 SAS 在各类神经症鉴别中作用不大。

（1）评定方法。评定时让被测评者根据一周来的实际感觉在适当的数字上划上"√"表示。不要漏评任何一个项目，也不要在相同的一个项目上重复地评定。一次评定大约需要 10 分钟。SAS 采用 4 级评分，主要评定症状出现的频度。其标准如下：1 表示没有或很少时间有，2 表示有时有，3 表示大部分时间有，4 表示绝大部分或全部时间都有。20 个条目中有 15 项是用负性词陈述的，按上述 1~4 顺序评分。其余 5 项（第 5、9、13、17、19）注 * 号者，是用正性词陈述的，按 4~1 顺序反向计分。

表 3-1　Zung 焦虑自评量表

序号	题目	1	2	3	4	评分
1	我感到情绪沮丧。					
*2	我感到早晨心情最好。					
3	我要哭或想哭。					
4	我夜间睡眠不好。					
*5	我吃饭像平时一样多。					
6	我的性功能正常。					
7	我感到体重减轻。					
8	我为便秘烦恼。					
9	我的心跳比平时快。					
10	我无故感到疲劳。					
*11	我的头脑像往常一样清楚。					
*12	我做事情像平时一样不感到困难。					
13	我坐卧不安，难以保持平静。					
*14	我对未来感到有希望。					
15	我比平时更容易激怒。					
*16	我觉得决定什么事很容易。					
*17	我感到自己是有用的和不可缺少的人。					
*18	我的生活很有意义。					
19	假若我死了，别人会过得更好。					
*20	我仍旧喜爱自己平时喜爱的东西。					
总分统计						

（2）结果解释。SAS 的主要统计指标为总分。将 20 个项目的各个得分相加，即得粗分；用粗分乘以 1.25 以后取整数部分，就得到标准分。按照中国常模结果，SAS 粗分 >41 分提示异常；标准分的分界值为 50 分。其中，50~59 分为轻度焦虑，60~69 分为中度焦虑，70 分以上为重度焦虑。但是，量表总分值只能作为一项参考指标而非绝对标准；焦虑症状的临床分级也主要根据临床症状，特别是要害症状的程度来划分。

（二）抑郁的评估

抑郁是个体失去某种他重视或追求的东西时产生的情绪体验。抑郁是一种常见的心境障碍，可由各种原因引起，以显著而持久的心境低落为主要临床特征，且心境低落与其处境不相称，严重者可出现自杀念头和行为。由于中国文化的特点，一些患者的情感症状可能并不明显。突出的会表现为各种身体的不适，如食欲减退、腹胀、便秘、头痛、胸闷等症状。处于抑郁状态的患者承受着精神甚至躯体的极大痛苦，健康状况和生活质量将受到严重影响。因为老年人常受到退休、孤寂、慢性疾病等的影响，抑郁发生率和程度高于成人。因而对抑郁的评估是老年人健康综合评估的重要内容之一。常用抑郁评估量表有汉密顿抑郁量表、Zung 抑郁自评量表、老年人抑郁量表、流调中心用抑郁量表、贝克抑郁量表等，本文重点介绍老年人抑郁量表（geriatric depression scale，GDS）（表 3-2）。

老年人抑郁量表有 30 题、15 题、10 题、4 题等版本。其中，30 题的量表为最初版本，但因其题目过多，Yesavage 等学者又设计出 15 题的简式版本。15 题版本是目前临床上最常用的抑郁评估量表，即 GDS-15。该量表的敏感性为 72%，特异性为 57%。满分 15 分，0~4 分为正常，5~8 分为轻度抑郁，9~11 分为中度抑郁，12~15 分为重度抑郁。但是，该量表不适合有认知功能障碍的老年人。

表 3-2 老年人抑郁量表

项　　　目	是	否
1. 您是否基本上满意您的生活？		
2. 您是否放弃了许多活动和兴趣爱好？		
3. 您是否感到生活空虚？		
4. 您是否常常感到厌烦？		
5. 大多数时间里，您是否精神好？		
6. 您是否害怕将有对您不利的事情发生？		
7. 大多数时间里，您是否感到快乐？		
8. 您是否常常有无助的感觉？		
9. 您是否宁愿待在家里而不愿外出干些新鲜事？		
10. 您是否觉得您的记忆比大多数人差？		
11. 您是否认为现在还活着真是太奇妙了？		
12. 您是否觉得您现在一无用处？		
13. 您是否感到精力充沛？		
14. 您是否觉得您的处境没有希望？		
15. 您是否人认为大多数人处境比您好？		

*表中，"是" 1 分，"否" 0 分，问题编号 1、5、7、11、13 为反方向计分。

二、 认知功能的评估

认知功能是人们认识、理解、判断、推理事物的过程，反映个体的思维能力并可通过个体的行为和语言表达出来。它是人们成功地完成活动最重要的心理条件。知觉、记忆、注意、思维和想象的能力都隶属于认知功能。认知功能是否正常严重影响着老年人的生活质量，因而对认知功能的评估是老年人健康综合评估的一个非常重要的内容。

（一）评估内容

主要包括以下几个方面：外观与行为，如意识状态、姿势、穿着、打扮等；语言功能，像语言的音量、速度、流畅性、理解力和复述能力等；思考和知觉，包括判断力、思考内容、知觉等；记忆力和注意力，包括短期记忆、长期记忆、学习新事物的能力和定向力等；高等认知的功能，如知识、计算、抽象思考和结构能力等。

（二）评估方法

老年人认知功能异常的评估主要是以量表或问卷的方式进行的，最常用的是简易智力状态检查和简易操作智力状态问卷两种。这里重点介绍前者。

1. 简易智力状态检查

简易智力状态检查（mini-mental state examination, MMSE）是由 Folsten 于 1975 年编制的最具影响的认知缺损筛选工具之一。评定方法简便，评定员只要经过适当训练便可操作，适合用于社区和基层卫生服务机构，主要用途是筛选出需进一步诊断的对象。MMSE 共 19 项（见附录一的量表 6）。项目 1~5 是时间定向，6~10 为地点定向。项目 11 为语言即刻记忆，分 3 小项；项目 12 检查注意力和计算能力，共 5 小项；项目 13 检查短期记忆，分 3 小项；项目 14 为物品命名，分 2 小项；项目 15 为语言复述；项目 16 为阅读理解；项目 17 为语言理解，分 3 小项；项目 18 检测语言表达；项目 19 为描图，共 30 个小项。进行测试之前，需对受检者解释此项测试的目的及内容，避免受检者产生焦虑、害怕或自觉受侮辱感。

（1）评定方法。评定时，要向被试者直接询问。被试者回答或操作正确记"1"，错误记"5"，拒绝或说"不会做"记"9"和"7"。全部答对时，总分为 30 分。如在社区中调查，注意避免其他人干扰检查。老年人容易灰心或放弃，需注意鼓励。一次检查需 5~10 分钟。

（2）结果解释。简易智力状态检查的主要统计量是所有记"1"的项目（和小项）的总和，即回答或操作准确的项目和小项数；称为该检查的总分，范围是 0~30 分。分界值与受教育程度有关。未受教育的文盲组 17 分，教育年限≤6 年组 20 分，教育年限 >6 年组 24 分。对于低于分界值的，认为其有认知功能缺损。

2. 画时钟

画时钟方法也是评估认知功能的有效方法，特别是在视觉空间及建构性方面。要求受检者在纸上画一圆形时钟并填上阿拉伯数字 1~12，指定某一时间点（如 1 点 20

分）后请受检者画上时针与分针。认知障碍的老年人所画的时钟会出现多种错误（图3-1）。如果受检者"三名词复述及记忆"有问题并且画时钟有误，即可怀疑有认知障碍。

画时钟测试法若加上三个名词复述及记忆的测试即成为迷你认知评估（mini-cog assessment），美国老年医学会所出版的手册 Geriatrics At Your Fingertips 建议使用。

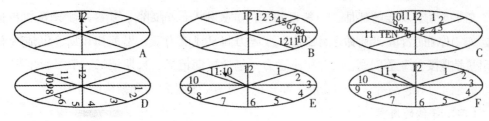

图3-1　认知障碍老年人所画的时钟

第四节　老年人社会健康的评估

社会健康也称社会适应性，指个体与他人及社会环境相互作用并具有良好的人际关系和实现社会角色的能力。由于老年人生理功能、心理状态的变化和疾病的影响，其社会适应能力降低，社会健康状况也发生相应改变。护理人员在进行健康评估时，重视老年人社会健康的评估，了解老年人的家庭关系、社会支持系统的情况，有助于帮助老年人适应社会环境，提高老年人的整体健康水平。社会健康评估的具体内容包括角色功能、家庭、环境和文化等方面。

一、角色功能的评估

角色（role）一词源于戏剧。自1934年米德（G. H. Mead）首先运用角色的概念说明个体在社会舞台上的身份及其行为以后，它被广泛应用于社会学与心理学的研究。角色也称社会角色，指个体在特定的社会关系中的身份及由此而规定的行为规范和行为模式的总和。具体地说，就是个人在特定的社会环境中相应的社会身份和社会地位，并按照一定的社会期望，运用一定权力来履行相应社会职责的行为。它规定一个人活动的特定范围和与人的地位相适应的权利、义务与行为规范，是社会对一个处于特定地位的人的行为期待。角色不能单独存在，需要存在于与他人的相互关系中。角色功能指从事正常角色活动的能力，包括正式的工作、社会活动、家务活动等。老年人一生中经历了多重角色的转变，但是由于老化及某些功能的退化使其角色功能下降，所以适应对其角色功能起着相对更重要的作用。个体对老年角色的适应与性别、个性、文化背景、家庭背景、社会地位、经济状况等因素有关。

（一）评估的目的和方法

老年人角色功能的评估目的是明确被评估者对角色的感知、对承担的角色是否满意、有无角色适应不良，以便及时采取干预措施，避免角色功能障碍给老年人带来的生理和心理两方面的不良影响。

老年人角色功能的评估，一般以问询的方式进行。问询时，用开放式问题进行评估，如"你在这个星期内做了什么事"、"什么事占去了你大部分时间"、"对你而言什么事情是重要的"等问题。

（二）评估的内容

1. 角色的承担

（1）一般角色。包括老年人过去的职业、离退休年份、现在有无工作及情况等。评估一般角色的承担情况，有助于防范由退休所带来的不良影响，也可以确定目前的角色是否适应。

（2）家庭角色。随着增龄、子女的逐渐独立等，老年人在家庭中养育子女的角色逐渐淡化，老年人在家庭中的权威受到挑战。有的老年人角色功能转向另一方面，常常担当起照料第三代的角色。老年期又是容易丧偶的阶段。若老伴去世，则要失去一些角色。对老年人进行性生活的评估有助于评估老年人的夫妇角色功能，判断老年人的社会角色及家庭角色型态。在对老年人进行性生活评估时，要注意用客观的态度询问老年人过去和现在的性生活状况。

（3）社会角色。收集老年人每日活动的资料，对其社会关系型态进行评估，可提供有关自我概念和社会支持资源的信息。如果被评估者对每日活动不能明确表述，可提示社会角色的缺失或是不能融合到社会活动中去，当然也可能是有认知或其他精神障碍。

2. 角色的认知和适应

让老年人描述对自己角色的感知和别人对其所承担的角色的期望，增龄对自己生活方式、人际关系方面的影响等。让老年人描述对自己承担的角色是否满意以及与自己的角色期望是否相符，观察有无角色适应不良的身心行为反应。同时还应询问别人对他的角色期望是否认同。

二、 环境评估

环境是人类生存的环绕区域，是人类赖以生存、发展的社会与物质条件的综合体。人的健康与生存的环境密切相关。老年人机体功能下降，调节范围和适应能力降低。如果环境变化过大或存在不利的因素，就容易使老年人产生健康问题。因此，对老年人进行环境评估，有更重要的意义。通过环境评估，及时发现和去除环境中的不利因素，创造有利因素，促进老年人的身体健康并提高生活质量。老年人环境评估的主要方法是自述和询问，必要时需要进行现场调查，内容包括物理环境和社会环境两部分。

（一）物理环境

物理环境是指一切存在于机体外环境的物理因素的总和，也就是指除人本身以外，影响健康及疾病过程的所有物质因素，如空气、光、湿度、温暖、被褥、食品、噪音、风等。居住环境是老年人生活的主要场所，是学习、社交、娱乐、休息的地方，因而是老年人物理环境评估的重点。评估时应了解老年人的生活环境及社区中的特殊资源和老年人对目前生活环境的特殊要求。其中，居家环境评估的重点见表3-3。

（二）社会环境

所谓社会环境，就是我们所处的社会政治环境、经济环境、法制环境、科技环境、文化环境等宏观因素。社会环境包括经济、文化、教育、法律、制度、生活方式、社会关系、社会支持等诸多方面。这些因素与老年人的健康有关，是老年人健康评估的内容之一，但作为医务人员，仅着重于对健康影响最大的经济、生活方式、社会关系和社会支持这几个方面进行评估。

表3-3 老年人居家环境安全评估要素

部位	评估要素
一般居室	
光线	光线是否充足？
温度	是否适宜？
地面	是否平整、干燥、无障碍物？
地毯	是否平整、不滑动？
家具	放置是否稳固、固定有序？有无阻碍通道？
床	高度是否在老年人膝盖下、与其小腿长基本相等？
电线	安置如何，是否远离火源、热源？
取暖设备	设置是否妥善？
电话	紧急电话号码是否放在易见、易取的地方？
厨房	
地板	有无防滑措施？
燃气	"开"、"关"的按钮标志是否醒目？
浴室	

（续表）

部位	评估要素
浴室门	门锁是否内外均可打开？
地板	有无防滑措施？
便器	高低是否合适？有无设扶手？
浴盆	高度是否合适？盆底是否垫防滑胶毡？
楼梯	
光线	光线是否充足？
台阶	是否平整无破损？高度是否合适？台阶之间色彩差异是否明显？
扶手	有无扶手？

1. 经济。在社会环境因素中，经济对老年人的健康以及病人角色适应的影响最大。由于退休、给予经济支持的配偶去世等原因使收入减少，而护理医疗等花费增加，老年人易出现不同程度的经济困难，进而失去家庭、社会地位或生活的独立性。护理人员可通过询问以下问题了解经济状况：（1）"您的经济来源有哪些？单位工资福利如何？"对于收入低的老年人，要询问这些收入是否足够支付食品、生活用品和部分医疗费用。（2）"家庭有无经济困难？是否有失业、待业人员？"（3）"医疗费用的支付形式是什么？"

2. 生活方式。生活方式是指人们在日常生活中所遵循的各种行为习惯，包括饮食习惯、起居习惯、日常生活安排、娱乐方式、和参与社会活动等。根据 WHO 的统计，大部分的疾病是由不良生活方式引起的，生活方式对老年人的健康有举足轻重的影响，因而生活方式是老年人评估的重要内容之一。通过与老年人交谈和直接观察，评估饮食、睡眠、活动、娱乐等方面的习惯以及有无吸烟、酗酒等不良嗜好。若有不良生活方式，应进一步了解对老年人带来的影响。

3. 社会关系和社会支持。社会支持是指一定社会网络运用一定的物质和精神手段对社会弱势群体进行无偿帮助的行为的总和。20 世纪 70 年代，Raschke 提出社会支持是指人们感受到的来自他人的关心和支持。社会支持与老年人的健康相关。评估老年人是否有支持性的社会关系网络，如家庭关系是否稳定，家庭成员是否相互尊重，与邻里、老同事的关系如何，家庭成员向老年人提供帮助的能力以及对老年人的态度如何，提供给老年人的护理人员和支持性服务如何。也可以通过社会支持量表（SSQ）进行评估。该量表为肖水源于 1986 年编制的；共有 10 个条目，包括客观支持（3 条）、主观支持（4 条）和对社会支持的利用度（3 条）三个维度；用于测量个体的社会支持度（见附录一的量表10）。问卷设计合理，条目易于理解、无歧义，具有较好的信度和效度。

三、 家庭评估

家庭是由婚姻、血缘或收养关系所组成的社会组织的基本单位。在退休及离开工作岗位后，家庭成为老年人主要甚至唯一的生活场所，是老年人经济和情感支持的主要来源，同时为老年人提供生活照顾，因而家庭生活环境状况的优劣影响老年人的身心健康和功能状态，严重影响老年人的生活质量。所以，家庭评估也是老年人评估的内容之一。通过家庭评估，及时发现家庭中影响健康的因素，有助于制定更有针对性的护理措施以促进老年人的健康。

家庭评估的内容包括家庭成员的基本资料、家庭类型与结构、家庭成员的关系、家庭功能与资源以及家庭压力等方面。可通过问询的方式了解家庭的基本信息，也可通过量表或问卷的方式评估家庭功能。常用的量表为 APGAR 家庭功能评估表（表 3 - 4），包括家庭功能的 5 个重要部分：适应度 A（adaptation）、合作度 P（partnership）、成长度 G（growth）、情感度 A（affection）、亲密度 R（resolve）。

表 3 - 4　APGAR 家庭功能评估表

项目	经常	有时	很少
1. 当我遇到困难时，可以从家人处得到满意的帮助。 补充说明			
2. 我很满意家人与我讨论各种事情以及分担问题的方式。 补充说明			
3. 当我希望从事新的活动或发展时，家人能接受并给予支持。 补充说明			
4. 我很满意家人对我表达情感时的方式以及对我愤怒、悲伤等情绪的反映。 补充说明			
5. 我很满意家人与我共度美好时光的方式。 补充说明			

注：1. "经常"得 2 分，"有时"得 1 分，"很少"得 0 分。

2. 总分在 7~10 分为家庭功能无障碍，4~6 分为家庭功能中度障碍，0~3 分为重度家庭功能不足。

四、 文化评估

文化与老年人的身心健康密切相关，决定着人们对健康、疾病、老化和死亡的看法及信念，是老年人健康评估的内容之一。老年人文化的评估同成年人。其中，价值观、信念和信仰、习俗是文化的核心要素，也是文化评估的主要内容。值得注意的是，老年人住院病人容易发生"文化休克"，即一个人进入不熟悉的文化环境时，因失去自己熟悉的所有社会交流的符号与手段而产生的一种迷失、疑惑、排斥甚至恐惧的感觉。所以，评估时应结合观察进行询问，必要时询问其家属、朋友及知情者。

第五节　老年人生活质量的评估

随着医学模式的转变，医学的目的与健康的概念不再单纯是生命的维持和延长，而同时要提高生活的质量，即继续促进和保持老年人在生理、心理、社会功能诸方面的完好状态。因而，作为生理、心理、社会功能的综合指标，生活质量可用来评估老年人群的健康水平、临床疗效以及疾病的预后，也是老年人健康评估的重要内容之一。

一、生活质量的概念

生活质量（quality of life，QOL）作为一个专门术语，于 20 世纪 30 年代被提出，兴起于 50~60 年代，70 年代末引起医学界的关注并在 80 年代后形成热潮。生活质量是在生物、心理、社会医学模式下产生的一种新的健康测量技术。由于不同的文化和价值观使得每个人对他们的生活目标、期望、标准等不同，人们对其构成有不同的看法，目前也没有公认的定义。世界卫生组织对其定义如下：生活质量是指不同文化和价值体系中的个体对于他们的生存目标、期望、标准以及所关心的事情相关的生存状况的感受。1994 年，中国老年医学会对其定义如下：老年人生活质量是指 60 岁或 65 岁以上的老年人群对身体、精神、家庭和社会生活满意的程度和老年人对生活的全面评价。

二、生活质量的构成及特点

对生活质量的不同定义导致生活质量的构成不同，但总的来说，已从单一的强调个体生活的客观状态发展到同时注意其主观感受。目前，公认的几个方面有躯体健康、心理健康、社会功能、角色功能和主观健康。生活质量是一个包含生理、心理、社会功能等的综合概念，具有文化依赖性。其评价是根植于个体所处的文化和社会环境中的；既测量个体健康的不良状态，又反映健康良好的方面；既可以反映人群的健康，也可以反映个体的健康；既反映连续性的健康变化过程，又注重多种疾病的多个观察终点。

三、生活质量的评估

生活质量评估主要是用量表测量。量表的种类很多，适用对象和范围不同。对于老年人，常用的有生活满意度量表、幸福度量表和生活质量综合问卷等几类。

（一）生活满意度的评估

生活满意度是指个人对生活总的观点以及现在实际情况与希望之间、与他人之间的差距。生活满意度指数是老年研究中的一个重要指标，用来测量老年人心情、兴趣、心理、生理主观完美状态评估的一致性。常用的量表是生活满意度指数（life satisfaction index，LSI）。它从对生活的兴趣、决心和毅力、知足感、自我概念、情绪等方面进行评估，通过 20 个问题反映生活的满意程度（见附录一的量表 11）。

（二）主观幸福感的评估

主观幸福感是反映某一社会中个体生活质量的重要心理学参数，包括认知和情感两个基本成分。Kozma 于 1980 年制定的纽芬兰纪念大学幸福度量表（Memorial University of New Found Land scale of happiness，MUNSH），作为老年人精神卫生状况的恒定的间接指标，已经成为老年人精神卫生测定和研究的有效工具之一（见附录一的量表 12）。

（三）生活质量的综合评估

生活质量是一个带有个性的和易变的概念，老年人的生活质量不能单纯从躯体、心理、社会功能等方面获得。评估时最好以老年人的体验为基础进行评价，即不仅要评定受试者生活的客观状态，同时还要注意其主观评价。常用的适合老年人群生活质量评估的量表有生活质量综合评定问卷（generic quality of life inventory－74）和老年人生活质量评定表（见附录一的量表 13）。其中，后者是我国于 1994 年制定的，内容包括健康状况、生活习惯、日常生活功能等 11 个方面，从主观和客观两个角度对老年人生活质量进行评定。

思考与练习题

一、名词解释

1. 日常生活能力

2. 功能性日常生活能力

3. 社会健康

4. "文化休克"

二、填空题

1. 老年人基础体温较成年人_____。一般认为，如果午后体温比清晨高_____以上，应视为发热。

2. 老年人脉率接近正常人，但脉搏有时不规则。所有测脉搏的时间不应少于_____，注意脉搏的频率和节律有无异常。

3. 老年人的正常呼吸频率为_____，较成人稍快。如果老年人的呼吸频率＞25

次/分，即使没有其他的临床症状和体征，应想到_____、_____或其他病变的可能。

4. 常用的 APGAR 家庭功能评估表，包括家庭功能的 5 个重要部分：适应度 A _____、_____、_____、_____。

5. 社会健康评估的具体内容包括_____、_____、_____和_____等方面。

6. 老年人环境评估的主要方法是_____和_____，必要时需要进行现场调查，内容包括物理环境和_____两部分。

三、选择题

A1 型题

1. 老年人与成年人无明显差异的检查结果是(   )。

    A. 血钾　　　　　　B. 血脂　　　　　　C. 血糖　　　　　　D. 血压

    E. 血沉

2. 评估老年人是否具备自理能力的评估内容是(   )。

    A. 日常生活活动能力　　　　　　　B. 认知能力

    C. 高级日常生活能力　　　　　　　D. 社会能力

    E. 功能性日程生活能力

3. 评估老年人智能能动性和社会角色功能的评估内容是(   )。

    A. 日常生活活动能力　　　　　　　B. 认知能力

    C. 高级日常生活能力　　　　　　　D. 社会能力

    E. 功能性日常生活能力

4. 下列哪一量表主要通过对 14 项日常生活状态来评定被试者的日常生活能力?
(   )

    A. 日常生活能力量表　　　　　　　B. 日常生活功能指数

    C. Pfeffer 功能活动调查表　　　　　D. 高级日常生活活动

    E. Lawton 功能性日常生活能力量表

5. 下列有关老年人感知觉变化的描述，正确的是(   )。

    A. 老年人经验丰富，知觉的正确性仍然较高

    B. 老年人经验丰富，定向力保持良好

    C. 老年人的感觉功能衰退晚

    D. 老年人的记忆衰退不明显

    E. 老年人的知觉反应性保持良好

6. 评估老年人日常生活自理能力的量表是(   )。

    A. SDS　　　　　　B. SAS　　　　　　C. ADL　　　　　　D. FAQ

E. HAND

7. 家庭评估不包括哪些方面？（   ）

　　A. 家庭类型　　　　B. 家庭关系　　　　C. 家庭背景　　D. 家庭压力

　　E. 家庭成员的基本资料

8. APGAR 家庭功能评估表包括家庭功能的哪些方面？（   ）

　　A. 适应度　　　　　B. 合作度　　　　　C. 成长度　　　D. 家庭背景

　　E. 以上均包括

9. 老年人面临的社会问题是（   ）。

　　A. 生活安排与闲暇时间　　　　　　B. 健康和疾病

　　C. 退休与经济状况改变　　　　　　D. 犯罪与法律

　　E. 以上全是

10. 对老年人进行角色功能评估的方法是（   ）。

　　A. 封闭式问题　　　　　　　　　　B. 开放式问题

　　C. 角色评估量表　　　　　　　　　D. 生活满意指数

　　E. 生存质量综合问卷

思考与练习题答案

一、名词解释

1. 即老年人自我照顾、从事每天必需的日常生活的能力。包括衣（穿脱衣、鞋、帽，修饰打扮）、食（进餐）、行（行走、变换体位、上下楼）、个人卫生（洗漱、沐浴、上厕、控制大小便）等功能，是老年人最基本的自理能力。

2. 是老年人在家中或寓所内进行自我护理活动的能力，包括购物、家庭清洁和整理、使用电话、付账单、做饭、洗衣、旅游等能力。这一层次的功能要求高于基本生活需要。

3. 也称社会适应性，指个体与他人及社会环境相互作用并具有良好的人际关系和实现社会角色的能力。

4. 即一个人进入不熟悉的文化环境时，因失去自己熟悉的所有社会交流的符号与手段而产生的一种迷失、疑惑、排斥甚至恐惧的感觉。

二、填空题

1. 低　1℃

2. 30 秒

3. 16～25 次/分　下呼吸道感染　充血性心力衰竭

4. 合作度P 长度G 感度A 密度R

5. 角色功能 家庭 环境 文化

6. 自述 询问 社会环境

三、选择题

A1 型题 1. A 2. A 3. C 4. A 5. A 6. C 7. E 8. D 9. E 10. B

（龙纳）

老年人的心理及精神健康护理

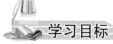学习目标

1. 能叙述老年人心理健康的影响因素。
2. 能正确实施促进与维护老年人心理健康的措施。
3. 正确运用老年人心理健康的判断标准。
4. 认识老年人常见的心理和精神问题的特点，并能进行正确的护理。

第一节　老年人心理健康的维护及促进

案例

　　3 年前，李阿姨被诊断患有冠心病。从那以后，她就特别怕吵闹。因为怕孙子吵，她让儿子一家搬出去单住；住在楼上的人稍微发出点响动，她就马上感到自己的心脏受不了了，于是坚持让家人换房，住到了顶层。这下可苦了老伴，每天在没有电梯的 6 层楼里爬上爬下。

　　请思考：

　　从李阿姨的情况看，她可能是因为受躯体疾病的影响，出现了心理障碍。我们应如何对李阿姨进行心理调适？

一、老年人心理健康

　　随着我国人口老龄化进程的加快，如何提高广大老年人的生活质量和生命质量的群体水平，已逐步引起了全社会的重视。老年人的心理健康水平，直接影响着其对自身健康和生活的感受质量。因此，促进老年人的心理健康，使亿万老年人在身心愉快

的状况下安度晚年，是老年期护理的重要内容。

（一）心理健康的定义

第三届国际心理卫生大会将心理健康定义如下："所谓心理健康，是指在身体、智能以及情感上与他人的心理健康不相矛盾的范围内，将个人心境发展成最佳状态。"

（二）影响老年人心理健康的因素

1. 生理因素

人到老年，机体各系统功能会明显减退。如视、听觉功能的衰退引起感知迟钝；神经系统功能的衰退、骨骼和肌肉系统功能的减退，导致反应迟钝、记忆力下降、学习能力下降、行动迟缓。这种正常的衰老现象使一部分老年人产生一种无能的心理，继而会引发悲观、抑郁等不良情绪。

2. 社会角色的转变

离退休后，老年人离开了工作岗位，由忙碌变为闲暇，容易使人萎靡不振、意志消沉和情绪低落。社会地位、社会角色、社会关系的改变，使一部分老年人难以适应，继而产生无力感、失落感、孤独感、无助感等情绪变化。

3. 家庭因素

家庭是离退休老年人的主要生活场所。家庭成员之间的关系，如子女和老年人的关系、两代人观念的不同、老年人夫妻感情等对老年人的心理健康影响很大；家庭状况的改变，如子女结婚、老年离异、丧偶等会对老年人的心理健康产生巨大的影响。尤其是丧偶，对老年人来说是一个重大的精神刺激。丧偶后的极度悲哀会使老年人感到生活无望、乏味，对身心健康造成严重的损害。

4. 疾病因素

身体的疾病会对心理状态产生直接或间接的影响。长期患某些慢性疾病可使老年人丧失基本的生活能力，继而引起悲观、孤独等心理状态。

5. 文化因素

文化程度不同，在社会、心理需求和价值观等方面会存在差异。一般情况下，具有较高的文化素养的老年人，会对人生有一个正确态度，能正确处理人生道路上遇到的一切挫折和不幸，不会因意外情况的产生而导致心理失常。

（三）老年人心理健康的标准

综合国内外心理学专家对老年人心理健康标准的研究，结合我国老年人的实际情况，老年人心理健康的标准基本可以从以下五个方面进行界定：

1. 有正常的感觉和知觉，有正常的思维，有良好的记忆在判断事物时，基本准确，不发生错觉；在回忆往事时，记忆清晰，不发生大的遗忘；在分析问题时，条理清楚，不出现逻辑混乱；在回答问题时，能对答自如，不答非所问；在平时生活中，有比较丰富的想象力，并善于用想象力为自己设计一个愉快的奋斗目标。

2. 有健全的人格，情绪稳定，意志坚强

积极的情绪多于消极的情绪。能够正确评价自己和外界的事物；能够控制自己的行为，办事较少盲目性和冲动性。意志力坚强，能经得起外界事物的强烈刺激。在悲痛时能找到发泄的方法，而不至于被悲痛所压倒；在欢乐时能有节制地欢欣鼓舞，而不是得意忘形和过分激动；遇到困难时，能沉着地运用自己的意志和经验去加以克服，而不是一味地唉声叹气或怨天尤人。

3. 有良好的人际关系

乐于帮助他人，也乐于接受他人的帮助。在家中与老伴、子女、儿媳等都能保持情感上的融洽，能得到家人发自内心的理解和尊重；在外面，与过去的朋友和现在结识的朋友都能保持良好的关系。对人不求全责备，不过分要求于人。对别人不是敌视态度，而从来都是以与人为善的态度出现。无论在正式群体内，还是在非正式群体内，都有集体荣誉感和社会责任感。

4. 能正确地认知社会，与大多数人的心理活动相一致

对社会的看法、对改革的态度、对国内外形势的分析、对社会道德伦理的认识等，都能与社会上大多数人的态度基本上保持一致。如果不是这样，那就是不接纳社会，与时代前进的步伐不能同向同步。

5. 能保持正常的行为

能坚持正常的生活、工作、学习、娱乐等活动，其一切行为符合自己在各种场合的身份和角色。

以上这五个方面只是界定老年人心理健康的基本标准。目前，许多国内外学者从自己研究的角度提出了许多具体标准。但无论多少标准，都不约而同地认为最重要的一条是"基本正常"，即说话办事、认识问题、逻辑思维、人际交往等都在正常状态之中。只要不偏离"正常"的轨道，其心理健康就是达标的。

二、 老年人心理健康的维护及促进

（一）维护和促进老年人心理健康的原则

1. 适应原则

心理健康强调人与环境能动地协调适应。环境包括自然环境和社会环境。环境中随时都有打破人与环境协调平衡的各种刺激，尤其是社会环境中的人际关系，对心理健康有重要意义。人对环境的适应、协调，不仅仅是简单的顺应、妥协，而更主要的

是积极、能动地对环境进行改造以适应个体的需要或改造自身以适应环境的需要。因而，需要积极主动地调节环境和自身，减少环境中的不良刺激，学会协调人际关系，发挥自己的潜能，以维护和促进心理健康。

2. 整体原则

每个个体都是一个身心统一的整体，身心相互影响。因此，通过积极的体育锻炼、卫生保健和培养良好的生活方式以增强体质和生理功能，将有助于促进心理健康。

3. 系统原则

人是一个开放系统，无时无刻不与自然、社会文化、人际关系之间相互影响、相互作用。如生活在家庭或群体之中的个体会影响家庭或群体，同时也受到家庭或群体的影响。个体心理健康的维护需要个体发挥积极的主观能动性去做出努力，也依赖于家庭或群体的心理健康水平。要促进个体的心理健康，创建良好的家庭或群体心理卫生氛围也很重要。所以，只有从自然、社会文化、人际关系等多方面，多角度、多层次地考虑和解决问题，才能达到系统内外环境的协调与平衡。

4. 发展原则

人和环境都在不断变化和发展。人在不同年龄阶段、不同时期、不同身心状况下和不同或变化的环境中，其心理健康状况不是静止不变的，而是动态发展的。所以，要以发展的观点动态地把握和促进心理健康。

(二) 维护和促进老年人心理健康的措施

1. 加强老年人自身的心理保健

(1) 指导老年人树立正确的健康观念。在老年人身心健康的实践指导和健康教育中，要指导老年人对健康保持积极乐观的态度，树立正确的健康观和生死观，正确对待生与死。对于因患病而行动不便的老年人，应照顾好他们的生活起居，经常了解他们的需求，帮助他们到户外活动，做好和他们的沟通，给予他们适当的心理疏导，增加他们战胜疾病的信心，调动其主观能动性。

指导老年人实事求是地评价自身健康状况，不要过度关注自己的疾病和躯体不适；否则会导致疑病症、焦虑、抑郁等心理问题，加重躯体疾病，加速衰老。如有疑病症，应向患者耐心解释，或做必要的检查，以科学的论证消除疑病心理。这些都有助于消除其郁闷心理，使老年人进入躯体心理康复的良性循环。

(2) 做好老年保健护理。为了减少和延缓疾病的发生，要对老年人进行健康教育。这对于提高老年人的卫生知识水平和防病治病的能力具有重要作用。如要注意饮食中摄入的盐的量；吸烟、饮酒、高血压是心脑血管疾病发生的危险因素，戒烟、戒酒是保护脑神经、长寿、益智的重要方面；定期为老年人检查身体，鼓励老年人积极参加健康普查，做到早发现、早治疗，防患于未然；认真耐心地倾听老年人对自己的心情和病情的叙述，使老年人有信赖感和安全感，消除抑郁、焦虑、恐惧、孤独情绪对老年人的影响；让老年人学会适应社会，提高自身心理抗病的能力，促进身心健康。

（3）教育老年人充分认识老有所学的必要性。丰富老年人的精神生活。学习不仅是老年人的精神需要，而且可以增长知识、活跃思维、开阔眼界、端正价值观等，同时也有益于身心健康。"勤用脑可以防止脑力衰退。"可指导老年人根据自身情况和兴趣学习和参加一些文化活动，如阅读、书法、音乐、舞蹈、园艺、棋类等。这既可开阔眼界，陶冶情操，丰富精神生活，又可减少孤独、空虚和消沉之感，有人称之为"文化保健"。因此，合理用脑既可促进大脑健康，提高人的智力，也是一种适合老年人的健身方法。

（4）教育老年人正确认识离退休问题。对于接近离退休年龄的老年人，首先要让他们认识到从原来的工作岗位退下来，是一个自然的、正常的、不可避免的过程；要让老年人充分理解新陈代谢、新老交替的规律；要让老年人有足够的思想准备，适应离退休后社会角色的转变。这样才能对离退休这一生活变动泰然处之。另外，帮助他们尽早适应新的社会角色，教会其寻找有效的情绪调节方法，如看书、读报、练拳、舞剑、养花、钓鱼或参加一些社会公益活动，还可以做一些力所能及的事情，以排遣内心的消极情绪，寻找新的生活乐趣。

（5）指导老年人安排好家庭生活。家庭是老年人晚年生活的主要场所。老年人需要家庭的和睦与温馨，家庭成员的理解、支持和照料。据研究，独居在不幸福老年人中分布较为突出，占31.78%。这一比例是具有幸福感老年人的3.5倍。家庭养老在目前乃至将来都是很重要的。晚辈有尊老、养老的公德与义务，应尽量减少老年人独居的比例，使老年人能在家庭的关照下享受天伦之乐。作为子女，在赡养老年人时，不但要让老年父母不愁吃穿，还要注意老年人的精神赡养问题。要常回家看望父母，多与他们交流沟通，尽量满足他们的需求，注意精神上的关怀和抚慰，使老年人生活在一个温馨的环境中。这对老年人心理健康的增进具有特殊的意义。

（6）培养良好生活习惯。良好生活习惯对老年人的心理健康至关重要。如良好的起居、饮食习惯，戒烟、戒酒。古人云："饮食有节，起居有常，不妄作劳。"这是很有道理的。适当的修饰外貌，改善形象，扩大社会交往，多交知心朋友；多接触大自然的美景，或欣赏优美的音乐艺术；搞好居室卫生，在室内做一些装饰和布置，赏玩一些花、草、工艺品或字画等，使生活环境幽雅宁静，心情舒畅。这些都有助于克服消极心理，振奋精神。所以，应培养老年人养成良好的生活习惯，科学安排，怡然自得。

2. 改善和加强社会对老年心理卫生的服务

（1）进一步树立和发扬尊老敬老的社会风气。我国是一个古老而文明的国家，早已形成了对老年人的赡养义务和尊敬老年人的社会美德。这种敬老、养老的社会风尚也形成我国老年人心理健康的社会心理环境。

（2）充分发挥社会支持系统的作用。老年是许多危机和应激因素集中在一起的时期。因此，各界都应对老年人给予关心、安慰、同情和支持，为老年人建立起广泛的社会支持系统网，形成尊老、敬老的社会风气，为老年人提供良好的社会环境和心理环境，为"健康老龄化"的实现奠定基础。

总之，健康老年人不但指个体身体状况的良好、日历年龄的延长，而且包括老年人心理年龄、社会年龄的延长。相信社区护理、家庭护理的逐步发展，将为我国老年人提供更为全面和完善的护理服务。

三、与老年人沟通时的常用技巧

老年人因生理上听力和视力的减退，接受信息的能力较差，对与护理人员之间的交流会产生影响。因此，应注意应用语言和非语言沟通技巧。

（一）语言沟通

语言沟通包括口头沟通及书信沟通。

1. 口头沟通

这是老年人抒发情感和维持社会互动的较好途径。为了增进沟通效果，应注意以下方面：（1）安排适宜的沟通环境，减少干扰。（2）有效控制自我情绪的反应，态度诚恳自然，以适宜的称谓称呼老年人。（3）提供充分的时间与耐心，老年人未完全表达时避免做片面的或仓促的回复。当老年人表达出不恰当或不正确的信息与意见时，千万不可辩白或当场使他困窘，不要坚持把沟通信息传达清楚方才罢休。（4）说话简短得体，多主动倾听并且鼓励老年人畅所欲言。注意说话的音调和速度。既要考虑到老年人听力下降、反应较慢等因素，又要避免因提高音量而被误认为生气或烦躁，诱发老年人不悦与反感。（5）沟通过程中，多运用非语言形式回答老年人，如以点头、微笑表示认同或支持。

2. 书信沟通

随着年龄的增长，老年人的性格会变得比较内向与退缩，加上听力减退、记忆力下降，会影响沟通的效果。结合书写方式进行沟通，能克服老年人记忆减退的问题，起到提醒的作用，也增加了老年人的安全感和对健康教育的遵从性。使用书写方式时要注意以下方面：（1）使用与背景色对比度大的大体字；（2）对重要名词，可以使用语言加以辅助说明；（3）尽可能使用非专业术语的一般用词；（4）可运用简明的图表、图片来解释必要的过程；（5）写明治疗护理后的注意事项或健康维持行为；（6）运用核对标签，如用小卡片列出每日健康流程，并且贴于常见的地方。

（二）非语言沟通

非语言沟通对于因逐渐认知障碍而越来越无法表达和理解谈话内容的老年人来说

非常重要。要想了解和分享老年人的感觉、需求与思想，就要加强非语言沟通。

1. 面部表情

面部表情是经常用来表达感受的一种非语言行为。护士可以从老年人的面部表情得到许多信息。如疼痛的老年人会愁眉苦脸，内心害怕的老年人看起来显得畏缩。同样，老人也可以通过观察护士脸上的表情而与自己的病情联系起来。因此，面对老年人时，必须控制有关惊慌、紧张、厌恶及害怕接触的表情，以避免老年人以为自己的病情恶化。要多展露微笑。护士的微笑是美的象征，是爱心的体现，对老年人的精神安慰可能胜过良药。要在微笑中为老年人营造一种愉悦的、安全的、可信赖的气氛。

2. 触摸

人在伤心、生病时特别需要关爱、温暖的触摸，尤其是老年人，更需要触摸。触摸寓意着护理人员对老年人的关爱，而被触摸的老年人可以感受到他自身存在的价值和被照顾的温暖。触摸要轻柔，体现出热情与关爱，但触摸时应尊重老年人的尊严与文化社会背景，注意观察老年人对触摸的反应。接触不当也可产生消极效应，因此要审时度势地进行。

3. 倾听

要善于听老年人讲话。在倾听过程中，要注意力集中，保持双方眼睛在同一水平线及眼神的接触，以利于平等的交流与沟通。要使用能表达信息的举动，如点头、微笑等。用心倾听，不仅表达了对老年人的关心，还表达了对话题的兴趣，以鼓励老年人继续说下去。

第二节 老年人常见心理问题和精神障碍的护理

案 例

76岁的张奶奶最近一年来好像变了个人。据儿女描述，她现在不爱运动，动作缓慢僵硬，很简单的家务劳动需很长时间才能完成，也不爱主动讲话，每次都以简短低弱的言语答复家人，并且面部表情变化少。有时双眼凝视，对外界动向常常无动于衷。只有在提及她故去的老伴时，她才眼含泪花。她讲起许多事情自己都做不了，想不起怎么做，头脑一片空白。

请思考：

1. 张奶奶出现了什么问题？

2. 如何对张奶奶进行评估和护理？

一、 老年人常见心理问题及护理

(一) 自卑 (inferiority)

即自我评价偏低, 就是自己瞧不起自己。它是一种消极的情感体验。当人的自尊需要得不到满足, 又不能恰如其分、实事求是地分析自己时, 就容易产生自卑心理。

1. 原因

老年人产生自卑的原因有以下几点: (1) 老化引起的生活能力下降; (2) 疾病引起的部分或全部生活自理能力和适应环境的能力的丧失; (3) 离退休后, 角色转换障碍; (4) 家庭矛盾。

2. 表现

一个人形成自卑心理后, 往往从怀疑自己的能力到不能表现自己的能力, 从而从怯于与人交往到孤独地自我封闭。本来经过努力可以达到的目标, 也会认为"我不行"而放弃追求。他们看不到人生的光华和希望, 领略不到生活的乐趣, 也不敢去憧憬那美好的明天。

3. 防护

应为老年人创造良好、健康的社会心理环境, 尊老、敬老; 鼓励老年人参与社会, 做力所能及的事情, 挖掘潜能, 得到一些自我实现, 增加生活的价值感和自尊。对于生活完全不能自理的老年人, 应注意保护。在不影响健康的前提下, 尊重他们原来的生活习惯, 使老年人尊重的需要得到满足。

(二) 孤独 (loneliness)

孤独是一种心灵的隔膜, 是一种被疏远、被抛弃和不被他人接纳的情绪体验。

孤独感在老年人中常见。通过我国上海的一项调查发现, 60~70 岁的人中有孤独感的占 1/3 左右, 80 岁以上者占 60% 左右。美国医学家詹姆斯等对老年人进行了长达 14 年的调查研究, 得出结论: 独隐居者得病的机会为正常人的 1.6 倍, 死亡的可能性是爱交往者的 2 倍。他对 7000 名美国居民做了长达 9 年的调查研究后发现, 在排除其他原因的情况下, 那些孤独老年人的死亡率和癌症发病率比正常人高出 2 倍。因此, 解除老年人的孤独感是个不容忽视的社会问题。

1. 原因

导致老年人孤独的可能原因如下: (1) 离退休后远离社会生活; (2) 无子女或因子女独立成家后成为空巢家庭; (3) 体弱多病, 行动不便, 降低了与亲朋来往的频率; (4) 性格孤僻; (5) 丧偶。

2. 表现

孤独寂寞、社会活动减少会使老年人产生伤感、抑郁情绪, 精神萎靡不振, 常偷偷哭泣、顾影自怜、如体弱多病，行动不便时，上述消极感会更加加重。久之，身体免疫功能降低，为疾病敞开大门。孤独也会使老年人选择更多的不良生活方式，如吸烟、酗酒、不爱活动等。不良的生活方式与心脑血管疾病、糖尿病等慢性疾病的发生和发展密切相关。有的老年人会因孤独而转化为抑郁症，有自杀倾向。

3. 防护

摆脱老年人孤独，一方面，需要子女和社会共同努力。家庭功能和社会支持是影响老年人孤独的重要因素。首先，做子女的必须从内心深处诚恳地关心父母，充分认识到空巢老年人在心理上可能遭遇的危机。和父母住同一城镇的子女，与父母房子的距离最好不要太远；身在异地、与父母天各一方的子女，除了托人照顾父母外，更要注重对父母的精神赡养，尽量常回家看看老年人，或经常与父母通过电话等进行感情和思想的交流。丧偶的老年人独自生活，感到寂寞。子女照顾也非长久，别人都代替不了老伴的照顾。子女应该支持老年人的求偶需求。其次，社会要多关注老年人。对离开工作岗位而尚有工作能力和学习要求的老年人，要为他们创造工作和学习的机会。当老年人住院时，医护人员要积极、热情、主动地进行接诊，同时向老年人详细地介绍医院内的环境及护理工作的详细情况。丰富患者的业余生活。如在住院部设有娱乐中心，开设象棋、跳棋、电视、报纸、扑克等娱乐项目。这样做的目的就是减轻患者因生病住院而产生的孤独感，使老年人能尽快消除陌生感，熟悉环境，感觉温馨、踏实。

另一方面，老年人也可以做出力所能及的努力。老年人应参与社会，积极而适量地参加各种力所能及的有益于社会和家人的活动，在活动中扩大社会交往，做到老有所为。这样既可消除孤独与寂寞，又从心理上获得生活价值感的满足，增添生活乐趣。也可以通过参加老年大学的学习以消除孤独感，培养广泛的兴趣爱好，挖掘潜力，增强幸福感和生存的价值。

（三）抑郁

抑郁是个体失去某种其重视或追求的东西时产生的态度体验，是一种常见的情绪反应。和焦虑一样，它是一种极其复杂的、正常人也经常以温和方式体验到的情绪状态。只是作为病理性情绪，抑郁症状持续的时间较长，并可使心理功能下降或社会功能受损。抑郁程度和持续时间不一。当抑郁持续 2 周以上，表现符合《心理疾病诊断统计手册》第四版（DSM－Ⅳ）的诊断标准时则为抑郁症。

抑郁症高发年龄大部分在 50～60 岁之间。抑郁症是老年期最常见的功能性精神障碍之一，抑郁情绪在老年人中更常见。老年人的自杀通常与抑郁有关。

1. 原因

导致老年人抑郁的可能原因主要有以下方面：（1）增龄引起的生理、心理功能退化；（2）慢性疾病如高血压病、冠心病、糖尿病及癌症等，以及躯体功能障碍和因病致残导致的自理能力下降或丧失；（3）较多的应激事件，如离退休、丧偶、经济窘迫、家庭关系不和等；（4）孤独；（5）消极的认知应对方式等。

2. 表现

抑郁症状主要包括情绪低落、思维迟缓和行为活动减少三个主要方面。老年人抑郁的特点为大多数以躯体症状为主要表现形式，心境低落表现不太明显，称为隐匿性抑郁，或以疑病症状较突出，可出现"假性痴呆"等。严重抑郁症老年人的自杀（suicide）行为很常见，也较坚决。如疏于防范，自杀成功率也较高。

3. 防护

老年抑郁的防护原则是减轻抑郁症状，减少复发，提高生活质量，促进健康状况，降低医疗费用和死亡率。具体措施如下：

（1）早发现、早诊断、早治疗。如果能及早地识别抑郁症的早期表现，对患者自身的病情特点、发病原因、促发因素、发病特征等加以综合考虑，就可制定出预防复发的有效方案，做到防患于未然。

（2）加强心理治疗与社会支持。对于病情趋于恢复者，应为其介绍卫生常识，进行多种形式的心理治疗。要求病人能正确对待自己，正确认识疾病，锻炼自己的性格，树立正确的人生观；面对现实生活，正确对待和处理各种不利因素，争取社会支持，避免不必要的精神刺激。

（3）危险因素及干预措施。老年期抑郁症与心理社会因素息息相关，因此预防危险因素并采取干预措施是十分必要的。预防的原则在于减少老年人的孤独及与社会的隔绝感，增强其自我价值观念。具体措施如下：鼓励子女与老年人同住，安排老年人互相之间的交往与集体活动，改善和协调好包括家庭成员在内的人际关系，争取社会、亲友、邻里对他们的支持和关怀。鼓励老年人参加有限度的一些力所能及的劳动，培养多种爱好等。此外，由于老年人不易适应陌生环境，应尽可能避免或减少住宅的搬迁。夫妻疗法是一种生物效应，是比任何药物都有疗效的好办法。故丧偶的老年人再婚，保持融洽的夫妻关系，包括和谐适度的性生活，均有助于预防老年期抑郁症的发生。

（4）社区干预及家庭干预。争取在社区康复服务中心对老年人进行社会技能训练和人际交流技能训练，提高其独立的生活能力；帮助其发展社会支持网络，使其重新获得人际交往的能力。家庭干预包括以心理教育与亲属相互支持为主的干预以及生存技能、行为技能训练为主的措施。

（四）焦虑

焦虑是指一种缺乏明显客观原因的内心不安或无根据的恐惧，是人们遇到某些事情如挑战、困难或危险时出现的一种正常的情绪反应。几乎人人都有过焦虑的体验。适度的焦虑有益于个体更好地适应变化，有利于个体通过自我调节保持身心平衡等，但持久过度的焦虑则会严重影响个体的身心健康。

1. 原因

造成老年人焦虑的可能原因如下：（1）体弱多病，行动不便，力不从心；（2）疑病性神经症；（3）各种应激事件，如离退休、丧偶、丧子、经济窘迫、家庭关系不和、搬迁、社会治安以及日常生活常规的打乱等；（4）某些疾病，如抑郁症、痴呆、甲状腺机能亢进、低血糖、体位性低血压等，以及某些药物副作用，如抗胆碱能药物、咖啡因、β-阻滞剂、皮质类固醇、麻黄素等。

2. 表现

焦虑包括指向未来的害怕不安和痛苦的内心体验、精神运动性不安以及伴有自主神经功能失调表现三方面症状，分为急性焦虑和慢性焦虑两类。

急性焦虑主要表现为急性惊恐发作（panic disorder）。老年人发作时突然感到不明原因的惊慌、紧张不安、心烦意乱、坐卧不安、失眠，或激动、哭泣，常伴有潮热、大汗、口渴、心悸、气促、脉搏加快、血压升高、尿频、尿急等躯体症状。严重时，可以出现阵发性气喘、胸闷，甚至有濒死感，并产生妄想和幻觉。急性焦虑发作一般持续几分钟到几小时。之后，症状缓解或消失。

慢性焦虑表现为持续性精神紧张。慢性焦虑在老年人身上表现为经常提心吊胆，有不安的预感；平时比较敏感，处于高度的警觉状态；容易激怒，生活中稍有不如意就心烦意乱，易与他人发生冲突；注意力不集中，健忘等。

持久过度的焦虑可严重损害老年人的身心健康，加速衰老，增加失控感，损害自信心，并可诱发高血压、冠心病；急性焦虑发作可导致脑卒中、心肌梗死、青光眼、高压性头痛、失明，以及跌伤等意外发生。

3. 防护

应积极防治、护理老年人的过度焦虑。可用汉密顿焦虑量表和焦虑状态特质问卷对老年人的焦虑程度进行评定；指导和帮助老年人及其家属认识分析焦虑的原因和表现，正确对待离退休问题，想法解决家庭经济困难，积极治疗原发疾病，尽量避免使用或慎用可引起焦虑症状的药物；指导老年人保持良好的心态，学会自我疏导和自我放松，建立规律的活动与睡眠习惯；帮助老年人的子女学会谦让和尊重老年人，理解老年人的焦虑心理，鼓励和倾听老年人的内心宣泄，真正从身心上去关心、体贴老年人。重度焦虑者应遵医嘱应用抗焦虑药物如地西泮、利眠宁等进行治疗。

（五）老年疑病症

老年疑病症就是以怀疑自己患病为主要特征的一种神经性的人格障碍。老年疑病症如果不能得到及时缓解和治疗，在心理上就有可能从怀疑自己有病发展为对疾病的恐惧甚至是对死亡的恐惧。这对老年人的身心健康将会产生更严重的不利后果。老年人对此要提高警惕，及时对自己心里做出正确的调整。

1. 原因

（1）认识能力下降。

（2）敏感多疑。

（3）环境的刺激。

2. 表现

老年疑病症的临床表现有如下几大特点：（1）患者长时间地相信自己体内某个部分或某几个部分有病；求医时对病情的诉说不厌其详，甚至喋喋不休，从病因、首发症状、部位到就医经过均一一介绍，生怕自己说漏一些信息，唯恐医生疏忽大意。（2）患者对自身变化特别敏感和警觉。哪怕是一些微不足道的细小变化，也显得特别关注，并且会不自觉地加以夸大和曲解，形成患有严重疾病的证据。（3）患者常常感到烦恼、忧虑甚至恐慌，其严重程度与实际情况极不相符。他们对自己的病症极为焦虑。别人劝得越多，疑病就越重。（4）即便客观的身体检查的结果证实患者没有病变，患者仍然不能相信。医生的再三解释和保证不能使其消除疑虑，甚至患者会认为医生有故意欺骗和隐瞒的行为。

3. 防护

（1）老年人首先要正确认识自身的健康问题。老年人对自我健康的评价普遍欠佳。老年人对健康状况消极评价，对疾病过分忧虑，更感衰老而无用，对自身的心理健康十分不利。因此，在老年人身心健康的实践指导和健康教育中，应指导老年人实事求是地正确评价自身健康状况，对健康保持积极乐观的态度。

（2）老年人应正确看待退休、离职等问题。随着老年人年龄的增加，老年人由原来的职业功能上退下来，是一个自然的、正常的、不可避免的过程。只有充分理解新陈代谢、新老交替的规律，才能对离退休的生活变动泰然处之。

（3）老年人要丰富自己的晚年生活。勤用脑可以防止脑力衰退，因此老年人应根据自身的具体条件和兴趣，学习和参加一些文化活动，如阅读、写作、绘画、书法、音乐、舞蹈、园艺、棋类等，不但可以开阔视野、陶冶情操，丰富精神生活，减少孤独、空虚和消沉之感，而且是一种健脑、健身的手段。有人称之为"文化保健"。

（4）维持家庭的和睦与互相理解。老年人需要家庭和睦与家庭成员的理解、支持和照料。在中国传统文化的作用下，老年人在家庭中一般起着主导作用，维系亲子、婆媳、翁婿等家庭生活气氛。但老年人与子女之间在思想感情和生活习惯等方面有时因看法和处理方法不同，而有所谓的"代沟"。作为子女，应尽孝道，赡养与尊重老年人；作为老年人，不可固执己见、独断专行或大摆长辈尊严，应理解子女、以理服人；

遇事多和老伴、子女协商，切不可自寻烦恼和伤感。

对老年人来说，身体的病痛往往并不可怕，可怕的是对疾病的恐惧。疑病症的产生究其根源便是对疾病的恐惧，所以应加强对老年人的心理疏导，防止他们产生疑病情绪。

二、 老年人常见精神障碍及护理

近年来，老年性精神障碍的发病率有所提升，这与老年人口的增加有着直接的关系。随着人口的老龄化，老年精神障碍已经成为不容忽视的问题。因此，了解一些老年性精神障碍的护理方法，显得尤为重要。

（一）老年期焦虑症

1. 临床表现

焦虑和烦恼，自主神经功能兴奋，运动性不安，过分警觉和惊恐发作。

2. 护理措施

（1）就医环境。应设施安全，采光明亮，空气流通，整洁舒适，激发患者对生活的热爱。

（2）生活护理。帮助患者处理日常卫生，包括洗脸、刷牙、漱口、梳头、整理床铺、更衣、大小便等。由焦躁不安引起的食欲不振是焦虑症患者常出现的胃肠道方面的问题。应向患者宣传摄取营养的重要意义，并给予营养丰富的饮食。可以组织患者集体进食，也可采取少量多餐的方法。如果患者坚持不进食或者进食少，或者体重持续减轻，就必须采取必要的措施。

（3）安全护理。老年焦虑症患者常会因情绪极度偏激而出现自杀，因此安全防护对保护患者生命十分必要。密切观察患者的情绪变化及异常言行，关注患者有无流露厌世的想法和收藏危险物品。在夜间、凌晨、午休、饭前和交接班等病房护理人员较少时，在走廊尽头、厕所、洗漱室、暗角处等地方，都应定时巡视和仔细观察。由于患者夜间入睡难，易早醒，不能让患者蒙头睡觉。要采取措施保证患者有足够的睡眠并及时记录睡眠时数。发特殊药品时，对于情绪有问题的患者，应仔细检查口腔，严防藏药或者蓄积后吞服；测体温时，严防咬吞体温计。

（4）心理护理。密切观察病情，主动找其谈心，取得信任，从而劝导患者面对现实，激发患者对生活的向往，学习新的适应方法。另一方面，充分调动患者家庭的积极性，使患者在生活中得到关心、体贴，解决患者的实际问题，使其从心理上树立信心，感到自己在社会中的地位、在家庭中及家人心目中的地位。根据患者的临床表现，协助医生给予患者个别心理治疗，以使患者早日康复。

（二）老年期抑郁症

1. 临床表现

情绪低落、兴趣缺乏；自责、自罪、自我评价低；思维迟缓和有妄想症状，甚至产生厌世想法和自杀观念；意志消沉，严重者可表现为不语不动、不吃不喝；入睡困难、早醒或睡眠不深和噩梦；食欲减退，多伴有体重下降；记忆减退，存在比较明显的认知障碍；重度抑郁发作者，常自感极度忧伤、悲观、绝望，内心十分痛苦。

2. 护理措施

（1）心理护理。①减轻心理压力。帮助老年人正确认识生存的价值；阻断老年人的负性思考，提高其自身的心理素质，增强其应对心理压力的能力。②建立有效的护患沟通。鼓励其抒发内心感受，并耐心倾听，注意运用非语言沟通。

（2）日常生活护理。改善睡眠状态；加强营养，增进食欲；督促、协助老年人完成自理。

（3）安全护理。严格执行护理巡视制度，尤其对于有自杀企图者；评估自杀原因和可能的自杀方式；提供安全的环境；成立自杀者监护小组，给予企图自杀者重新生活下去的动力。

（4）注意观察药效和不良反应。使用抗抑郁症的药物时，要严格掌握适应证和禁忌证。

（5）健康指导。介绍有关抑郁症的知识，指导家庭应对技巧，进行日常生活指导。

思考与练习题

一、名词解释

1. 离退休综合征

2. 脑衰弱综合征

3. 老年期抑郁症

二、填空题

1. 老年人心理健康的标准为 _____、_____、_____、_____、_____、_____。

2. 维护与促进心理健康的原则包括_____、_____、_____、_____。

3. 临床上老年期焦虑症分为_____和_____。

三、选择题

A1 型题

1. 下列关于离退休综合征的表现描述错误的是（　　）。

A. 焦虑 　　　　　　　　　　　　 B. 情绪低落

C. 躯体不适而又无法解释 　　　　 D. 性格变化，易急躁和发脾气

E. 性情急躁的老年人基本在半年之内可恢复

2. 下列哪项不是引起空巢综合征的原因？（　　　）

　　A. 老年人独立意识增强

　　B. 子女追求自由，不与老年人居住在一起

　　C. 社区养老保障机制不健全

　　D. 子女繁忙，顾不上照顾老年人

　　E. 子女长时间不探望老年人

3. 隐匿性抑郁症是以哪项为主要的临床特点？（　　　）

　　A. 心境低落 　　B. 思维迟缓 　　C. 活动减少 　　D. 记忆减退

　　E. 躯体症状为主

4. 下列有关老年抑郁症的护理措施描述不正确的是（　　　）。

　　A. 指导少看情节过于激烈的电视

　　B. 子女应多与老年人交流

　　C. 家庭环境以明快色彩为主

　　D. 尽量增加白天睡眠的时间以防自杀行为

　　E. 60 岁以上的老年人，第一次发作后至少维持治疗一年

5. 老年抑郁症发作最危险的病理意向活动是（　　　）。

　　A. 自杀企图和行为 　　　　　　 B. 情感低落

　　C. 思维障碍 　　　　　　　　　 D. 意志活动减退

　　E. 躯体或生物学症状

6. 抑郁症病人自杀发生的最危险时期是（　　　）。

　　A. 饭后 　　　　 B. 中午 　　　　 C. 晚上 　　　　 D. 凌晨

　　E. 傍晚

7. 有关老年人抑郁心境的特点描述不正确的是（　　　）。

　　A. 不能体验乐趣 　　　　　　　 B. 自责、自罪、自我评价低

　　C. 重者黄昏时低落情绪明显 　　 D. 感到绝望

　　E. 寡言少语

8. 对于有认知和思维障碍的老年人的护理，有关措施描述不正确的是（　　　）。

　　A. 对于老年人的常用物品，用明显的标记标识

　　B. 房间内的布置应经常变换，以锻炼记忆能力

　　C. 让老年人进行拼图游戏

　　D. 试着让老年人计算日常生活开支

E. 尽可能随时提醒老年人正确的时间和地点

A2 型题

9. 孙某，68 岁，与女儿生活在一起。半个月前，邻居家一位老奶奶的女儿因车祸身亡。自从该事情发生以来，只要女儿一出去，就总是坐卧不安、心烦意乱。而女儿上班路线非常安全。不管女儿如何解释，都不能缓解老年人的症状。该老年人出现了什么问题？（   ）

    A. 担心地等待   B. 急性焦虑症

    C. 抑郁   D. 谵妄

    E. 人格改变

10. 王大爷、王大妈老两口几十年来一直与儿子一家生活。几年前，由于工作的原因，儿子一家迁居，只留下一个正读大学的孙女与两位老年人做伴。半年前，孙女大学毕业，也去外地工作了。大爷不再碰喜欢做的木工活了，大妈也不再坚持每天的秧歌晨练了。他们整日唉声叹气、无精打采。王大爷、王大妈出现了什么问题？（   ）

    A. 离退休综合征   B. 脑衰弱综合征

    C. 空巢综合征   D. 高楼住宅综合征

    E. 疑病症

11. 张奶奶，68 岁。自从 3 年前女儿一家搬至外地后，原本性格开朗的她就开始变得闷闷不乐，持续出现情绪低落的表现，整日寡言少语，有时独自一人潸然泪下，连平日最喜欢的太极剑也不喜欢练了，与周围邻居也很少交流，感到绝望、无助、无用，伴厌食、失眠症状。下列指导措施中，不正确的是（   ）。

    A. 指导家人多与老年人联系

    B. 鼓励老年人参加日常生活活动

    C. 经鼻饲补充营养物质

    D. 加强对该老年人的看护，尤其是夜间

    E. 出现早醒的情况时给予安抚，延长其睡眠时间

12. 陈大妈，65 岁。一天，她突然大声呼喊"我要死了"。家人闻声赶至，见她满头大汗、浑身发抖、面色苍白，急打 120 电话。经医师体格检查，除血压偏高、心跳较快外，无其他阳性体征，但病人自感危在旦夕，痛苦万分。予以对症处理，病人很快安静，好转回家。自此之后，患者常失眠，有莫名的紧张、恐怖、心烦意乱，时有大祸临头感或捶胸顿足现象，甚至惶惶不可终日，并且时隔数天又因上述"濒死"症状发作而去医院急诊。陈大妈出现了什么问题？（   ）

    A. 离退休综合征   B. 脑衰弱综合征

    C. 空巢综合征   D. 高楼住宅综合征

    E. 疑病症

13. 郭先生,70岁。自老伴去世后,他一直住在高楼里,很少外出活动,也不与街坊邻居交流联系。往日脾气很温和,可是最近却越来越暴躁。家里人和他说话,他有时不理不睬,有时暴跳如雷。下列有关郭先生的健康指导措施,不正确的是( )。

    A. 支持其再婚

    B. 指导其参加社区老年俱乐部活动

    C. 培养其兴趣爱好

    D. 给老年人营造一个安静的环境来认真思考

    E. 指导家人与老年人间的交流方式

思考与练习题答案

一、名词解释

1. 离退休综合征是一种不良的焦虑、抑郁反应;是由于老年人在离退休以后,一时难以适应社会角色、地位以及生活方式的突然改变而出现的一系列心理反应。

2. 脑衰弱综合征即神经衰弱综合征,指由于大脑细胞萎缩,脑功能逐渐衰退出现的一系列临床症状。

3. 老年期抑郁症是指发生于老年期(≥60岁)这一特定人群,以持久的抑郁心境为主要临床特征的一种精神障碍;临床表现为情绪低落、精力减退、精神运动性迟滞和躯体不适症状,且不能归于躯体疾病和脑器质性病变。

二、填空题

1. 智力正常 情绪健康 反应适度 行为正常 关系融洽 意志坚强

2. 适应原则 整体原则 发展原则 系统原则

3. 惊恐发作 广泛性焦虑

三、选择题

A1型题 1. E 2. A 3. E 4. D 5. A 6. D 7. C 8. B

A2型题 9. A 10. C 11. C 12. E 13. D

(王亚娟)

第五章

老年人的日常生活护理

DI WU ZHANG

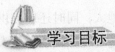

学习目标

1. 说出老年人日常生活护理概述的内容。
2. 说出老年人正确的休息与活动方式。
3. 说出老年人的营养需求及饮食原则。
4. 归纳睡眠障碍、压疮、跌倒、便秘、尿失禁、老年皮肤瘙痒症的危险因素及护理措施。

第一节　老年人日常生活护理概述

案例

　　某男，79岁。因渐进性记忆和认知障碍达3年之久，来医院就诊。3年前，病人家属逐渐发现病人记忆力下降，容易忘事，经常忘记东西放在哪里，买东西不知道怎样付款。1年前，其长子出去玩时意外死亡后，病情加重。表现为不愿意说话，不认识家人，出门后不知道如何回家，并逐渐出现幻听、幻视，随地大小便。未经系统诊治过。

　　请思考：

　　对该老年人如何进行日常生活护理？

一、日常生活护理的注意事项

　　老年人生理功能的退化，使得他们的日常生活规律也发生了变化。因此，为了促进和维护老年人的身心健康，作为社区护士应该做到以下几方面：

78

（一）对老年人进行主动性的关注与照顾

老年人由于疾病治疗或卧床不起而无法独立完成日常生活活动时，需要社区护士、家属和家庭护理员提供部分协助或完全性护理。由于疾病及衰老的原因，老年人往往会对家属和护士产生强烈的依赖心理，甚至有些老年人只是为了得到他人的关注和爱护而要求照顾。因此，对老年人的关注应该是多方面的：在功能方面，既要注意其丧失的功能，还应该看到残存的功能。在心理方面，要通过细心的观察和主动的沟通与交流了解其是否存在过度的依赖思想和其他心理问题如抑郁、孤独等。在对老年人的日常生活照顾中，包揽一切的做法是有害无益的。应鼓励老年人最大限度地发挥其残存功能的作用，使其在基本的日常生活中能够自理，而不依赖他人；同时还应提供一些有针对性的心理护理。总之，既要满足老年人的生理需要，还要充分调动老年人的主动性，最大限度地发挥其残存功能，尽量让其作为一个独立自主的个体参与家庭和社会生活，满足其精神需要。

（二）注重对老年人安全的保护

1. 针对相关心理进行疏导

一般有两种心理状态可能会危及老年人的安全：一是不服老，二是不愿麻烦他人。尤其是个人生活上的小事，愿意自己动手。如有的老年人明知不能独自上厕所，却不用别人帮助，结果难以走回自己的房间；有的老年人想自己倒水，但提起暖瓶后，就没有力量将瓶里的水倒进杯子。对此要多做健康指导，使老年人了解自身的健康状况和能力。另外，要熟悉老年人的生活规律和习惯，及时给予指导和帮助，使其生活自如。

2. 其他防护措施

老化的生理性和病理性改变所造成的不安全因素，严重地威胁老年人的健康甚至生命。老年人常见的安全问题有跌倒、噎呛、坠床、服错药、交叉感染等。

（1）防坠床。对于意识障碍的老年人，应加床档；对于睡眠中翻身幅度较大或身材高大的老年人，应在床旁用椅子护挡。如果发现老年人靠近床的边缘，要及时护挡；必要时把老年人推向床中央，以防坠床摔伤。

（2）防止交叉感染。老年人免疫功能低下，对疾病的抵抗力弱，应注意预防感染。所以，不宜过多会客。必要时可谢绝会客；病人之间尽量避免互相走访，尤其是患呼吸道感染或发热的老年人，更不应串门。

二、生活环境的调整和安排

在老年人的生活环境方面，要注意尽量去除妨碍生活行为的因素，或调整环境使其能补偿机体缺损的功能，促进生活功能的提高。

（一）室内环境

要注意室内的温度、湿度、采光、通风等方面，让人感受到安全与舒适。老年人的体温调节能力降低，室温应以22℃~24℃较为适宜；室内合适的湿度则为50%±10%；老年人视力下降，因此应注意室内采光适当。尤其要注意老年人的暗适应力低下，一定要保持适当的夜间照明。如保证走廊和厕所的灯光，在不妨碍睡眠的情况下可安装地灯等。但老年人对色彩感觉的残留较强，故可将门涂上不同的颜色以帮助其识别不同的房间，也可在墙上用各种颜色画线以指示厨房、厕所等的方位。居室要经常通风以保证室内空气新鲜。特别是老年人不能去厕所而在室内排便或失禁时，易导致房间内有异味。有些老年人因嗅觉迟钝而对自己的气味多不注意，但对周围的人会造成不良影响。应注意及时、迅速地清理排泄物及被污染的衣物，并打开门窗通风。有条件时可适当应用空气清新剂来去除异味。

（二）室内设备

老年人居室内的陈设不要太多，一般有床、柜、桌、椅即可，且家具的转角处应尽量用弧形，以免碰伤老年人。因老年人行动不便，家庭的日常生活用品最好不要在老年人居室内存放。如屋内家具杂乱，容易磕碰、绊倒老年人，而且也会污染室内空气。

对卧床老年人进行各项护理活动时，较高的床较为合适。而对一些能离床活动的老年人来说，床的高度应便于老年人上下床及活动。其高度应使老年人当膝关节成直角地坐在床沿时两脚足底全部着地，一般以从床褥上面至地面为50cm为宜。这也是老年人的座椅应选择的高度。如有能抬高上身的或能调节高度的床则更好。床上方应设有床头灯和呼唤铃，床的两边均应有活动的护栏。

有条件的情况下，室内应有冷暖设备，但对取暖设备的种类应慎重考虑，以防发生事故；电暖炉不易使室内全部温暖，也使老年人不愿活动；由于老年人皮肤感觉下降，使用热水袋易引起烫伤；电热毯的长时间使用易引起脱水，应十分注意；冬天有暖气的房间较舒适，但容易造成室内空气干燥，可应用加湿器或放置水培植物以保持一定的湿度，并注意经常通风换气。夏天则应保持室内通风，使用空调时应注意避免冷风直吹在身上及温度不宜太低。

（三）厕所、浴室与厨房

厕所、浴室与厨房是老年人使用频率较高而又容易发生意外的地方，因此其设计时一定要注意安全，并考虑到不同老年人的需要。厕所应设在卧室附近。从卧室至厕所之间的地面不要有台阶，并应设扶手以防跌倒。夜间应有灯以看清便器的位置。对于使用轮椅的老年人，还应将厕所改造成适合其个体需要的样式。老年人身体的平衡感下降，因此浴室周围应设有扶手，地面铺以防滑砖。如使用浴盆，应带有扶手或放置浴板，浴盆底部还应放置橡皮垫。对于不能站立的老年人，也可用淋浴椅。沐浴时，浴室的温度应保持在24~26℃，并设有排风扇以便将蒸汽排出，免得湿度过高而影响老年人的呼吸。洗脸池上方的镜子应向下倾斜以便于老年人自己洗漱。厨房地面也应注意防滑，水池与操作台的高度应适合老年人的身高。煤油炉或煤气炉对嗅觉降低的老年人来说有造成煤气中毒的危险，同时易造成空气污染和火灾。煤气开关应尽可能便于操作，用按钮即可点燃者较好。

第二节　老年人的睡眠护理

睡眠是最根本也是最重要的休息方式。通过睡眠可使日间机体的过度消耗等得到修复和补充，也是一种恢复、积累能量的过程。活动对机体各个系统都有促进作用，可调动机体处于稳定平衡状态，加强智能和体能的锻炼，对预防身心疾病的发生和发展有重要的意义。

一、睡眠概述

睡眠是大脑皮质神经细胞疲劳后抑制扩散的一个被动过程，是避免大脑过度疲劳导致衰竭的一种保护性反应。老年人睡眠的质和量均较年轻时有很大的下降。

对老年人而言，休息和睡眠是消除疲劳的重要方式，睡眠是休息的深度状态。老年人的睡眠时间与其他年龄阶段的人群相比具有自身的特点。一般认为，对于老年人平均每日的睡眠时间，60~70岁为8小时，70岁以上为9小时，高龄老年人为10~12小时。睡眠的好坏并不全在于量，还在于质。正常睡眠应以精神和体力的恢复为标准。如果睡后疲劳消失、头脑清晰、精力充沛，无论时间的长短都属于正常睡眠。

（一）影响睡眠的危险因素

1. 生理病理因素

因年老体弱，大脑皮质功能减退，新陈代谢减慢及体力活动减少，影响正常的睡眠过程。许多老年病可以引起失眠，如夜尿增多、心脏疾病、高血压病等。

2. 情绪因素

情绪的急剧变化（过分悲伤、激动、高兴）或情绪上的疾病可导致睡眠障碍。如老年期抑郁症最易引起以早醒为特征的睡眠障碍。

3. 环境因素

老年人对外界环境的变化比较敏感，喜欢自己习惯的环境。如果改变他们的居所或床饰，可使他们整夜不眠。

4. 生活方式的改变

有些老年人的睡眠障碍实际上是由他们不良的生活方式所引起的。如白天睡得过多可引起夜间失眠；睡前饮用咖啡、浓茶等刺激性饮料，可兴奋中枢神经系统；晚餐吃得过饱或白天活动太少等都可造成失眠。

5. 药物因素

(二) 促进睡眠的常用措施

1. 生活规律

按作息时间养成良好的生活习惯，到就寝时便可条件反射地自然进入睡眠状态。

2. 劳逸结合

老年人适当进行体力活动可帮助睡眠。

3. 保持睡眠前情绪稳定

睡前避免喝浓茶、咖啡等兴奋饮料，避免看刺激性电影、电视、书或报纸等，使思想平静，以利于睡眠。

4. 合理的饮食时间

人体每日摄取食物的时间应合理，晚餐时间至少在睡前 2 小时前。饮食宜清淡少量，以避免消化器官负担过重，既影响消化，又影响睡眠。

5. 适宜的睡眠环境

睡眠环境应安静，空气新鲜，温度及湿度适宜，光线强度适合。

6. 睡前用温水泡脚

一方面，促进全身的血液循环，使足部血管缓慢扩张，血流增加，从而减少供给头部的血液，使大脑皮质的兴奋性降低，便于抑制过程的扩散，起到催眠作用；另一方面，可以保持脚的清洁卫生，减少脚病，减轻下肢浮肿，还会使全身感到舒适，睡得安稳。

7. 正确的睡眠姿势

睡眠的姿势应以自然、舒适、放松、不影响睡眠为原则。良好的睡眠姿势为采取右侧卧位，上下肢处于半屈曲状态。这样不仅可使机体大部分肌肉处于松弛状态，而且有利于心脏排血并减轻负担和促进胃的排空。

8. 舒适的睡眠用品

选择合适的床，床垫应软硬适中，床垫应基本上能保持脊柱的正常生理状态。选择适宜的枕头。高度一般以 8 ~ 15cm 为宜，稍低于从肩膀到同侧颈部的距离。枕头过低，头部会下垂，使颈部肌肉紧张；枕头过高，也会使颈部与躯干产生一定角度，既影响睡眠，又易使颈部肌肉劳损。枕头要软硬适中，过硬会使头皮麻木，过软难以保证枕头与身体的平衡。枕芯以木棉、棉花为好。床单和被褥以棉质制作为佳，可减少和避免对皮肤的刺激，有利于促进睡眠。

二、 老年人的睡眠障碍

（一）失眠

案例

张某，女，89岁，有20多年的高血压病史，还有冠心病、糖尿病、痛风病，平常与儿子在一起生活，上一个月刚搬进新家。近来感觉浑身无力；夜间躺下后睡不着，大脑清醒，或者睡一会儿就醒了。

请思考：

1. 张奶奶发生睡眠障碍的原因是什么？
2. 如何促进张奶奶睡眠？
3. 请说出该患者的医疗诊断及相应的护理措施。

失眠是指入睡困难和（或）睡眠的维持发生障碍，导致睡眠时间或睡眠质量不能满足个体的生理需要，并且影响日间的功能。失眠是老年人最常见的一种睡眠障碍。老年人的失眠可原发，但多继发于躯体疾病、精神障碍或药源性。流行病学的调查资料显示：随着年龄的增长，失眠的发生率增加，且老年女性较男性更容易出现失眠症状（可能与女性绝经期后雌激素缺乏有关）。

根据病程长短，失眠可分为急性失眠、亚急性失眠和慢性失眠。急性失眠也称为短暂性失眠，持续时间小于1周，可能与压力体验、生病及睡眠规律改变有关，一般不需要药物治疗。一旦导致失眠的原因解除，症状可消失。亚急性失眠也称为短期性失眠，时间持续1周~1个月。这种失眠与压力明显存在相关性，如重大躯体疾病或手术、亲朋好友过世及发生严重的家庭、工作或人际关系问题等。慢性失眠的持续时间大于1个月，其原因复杂且较难发现。许多慢性失眠是多种因素联合作用的结果，需要经过专门的神经心理和精神等的测试。

治疗老年人失眠时，首选对因治疗和培养健康的睡眠习惯等非药物治疗手段，必要时采取药物治疗。药物治疗时应遵循最小有效剂量、短期治疗（3~5天）的原则，不主张逐渐加大剂量，同时要注意密切观察。非苯二氮䓬类药物由于清除快，不良反应较少，更适合老年患者。

（二）睡眠呼吸暂停综合征

案 例

　　孙某，男，72 岁，某高校离休教授，身高 170cm，体重 84kg，既往身体健康。家人发现老年人睡眠时鼾声较大，且时有呼吸暂停发生。老年人醒来常自觉头痛、乏力，白天嗜睡。故与家人一同来医院检查。入院检查，初步诊断为睡眠呼吸暂停综合征。

　　请思考：

　　1. 应如何对这位老年人进行护理评估？

　　2. 怎样做好这位老年人的护理？

　　老年人的睡眠呼吸暂停综合征（sleep apnea syndrome，SAS）又称睡眠呼吸暂停低通气综合征；是指睡眠中口、鼻腔无气体呼出持续 10 秒以上，1 小时内发作超过 8 次。此病发生率较高；可引起动脉血氧饱和度下降，夜间睡眠间断，白天嗜睡；具有一定的潜在危险性。在临床上，主要表现之一是打鼾。老年人群中打鼾的发生率较高。

　　SAS 可分为三种类型：一是阻塞型睡眠呼吸暂停综合征（OSAS），指口、鼻气流消失，但胸、腹式呼吸依然存在；二是中枢型睡眠呼吸暂停综合征（CSAS），指口、鼻气流与胸、腹式呼吸运动均暂停；三是混合型睡眠呼吸暂停综合征（MSAS），指一次呼吸暂停过程中，开始出现中枢型暂停，继之出现阻塞型呼吸暂停。各型睡眠呼吸暂停均提示可能有中枢神经系统及呼吸系统调节障碍。老年人的睡眠周期性呼吸变浅或暂停可视为中枢型呼吸暂停。正常成人在高原地区或睡眠周期的快速动眼阶段，也可见到中枢型呼吸暂停。

　　睡眠呼吸暂停综合征的处理措施包括避免饮酒、吸烟，采取侧卧位，减肥，适当运动等。对于老年患者，外科治疗有一定的风险，有条件的患者需要采取持续气到正压通气治疗（CPAP）。这是目前最可靠也是最恰当的治疗方法。

（三）REM 睡眠行为障碍

　　REM 睡眠与做梦相关，但正常情况下，在 REM 睡眠期，肌张力几乎消失，因此梦境中的动作不会表现在现实中。REM 睡眠行为障碍（RBD）是指以 REM 睡眠期肌肉迟缓状态消失为特点，并出现与梦的内容有关的复杂运动行为，包括讲话、大笑、喊叫、哭泣、咒骂、伸手、抓握、拍击、踢腿、坐起、跃下床、爬行和奔跑等，并可能对自身和同伴造成伤害。该病多见于老年男性，常伴神经系统变性疾病，特别是帕金森病和阿尔兹海默病。

　　RBD 的治疗包括安全的睡眠环境；对患者和同伴进行教育，预防夜间对自身和同伴的不慎伤害；避免使用诱发和加重 RBD 的药物，如 SSRI 类抗抑郁药物。在药物治疗方面，氯硝西泮、左旋多巴、多巴胺激动剂及黑素细胞凝集素等可用于该病治疗。

三、 老年人睡眠障碍的护理

（一）护理评估

1. 睡眠史

观察或询问患者的睡眠质量、睡眠—觉醒周期、睡眠环境、睡眠卫生习惯、疾病及用药，以及睡眠障碍的性质、严重程度、病程、原因。

2. 睡眠日记

睡眠日记检测是最实用、经济和应用最广泛的睡眠评估方法之一。通过追踪患者较长时间内的睡眠模式，可以更准确地了解到患者的睡眠情况。

3. 睡眠问卷

睡眠问卷主要用于全面评估睡眠质量、睡眠特征和行为，以及与睡眠相关的症状和态度。目前，较常使用的有匹兹堡睡眠质量指数量表、斯坦福嗜睡量表及 Epworth 嗜睡量表等。

4. 体格检查

包括腭垂（悬雍垂）肥大粗长、鼻腔阻塞（如鼻中隔偏曲、鼻甲肥大、鼻息肉等）、舌根后坠、下颌后缩、颞颌关节功能障碍、小颌畸形等引起上呼吸道狭窄、阻塞的病变等。

5. 性格变化

包括急躁、压抑、精神错乱、幻觉、极度敏感、敌视、好动，易发生行为失当、嫉妒、猜疑、焦虑沮丧、智力和记忆力减退以及性功能障碍等；严重者可伴发心血管系统和其他重要生命器官的疾病表现。

6. 辅助检查

（1）多导睡眠图。多导睡眠图仪（PSG）监测是诊断 SAS 最权威的方法。它不仅可判断其严重程度，还可全面定量评估患者的睡眠结构，睡眠中呼吸紊乱、低血氧情况，以及心电、血压的变化。特别是借助食道压检测，还可与中枢性和混合性睡眠呼吸暂停相鉴别。

（2）上气道 CT 断层扫描、磁共振（MRI）、纤维支气管镜等。主要用于判断下颌形态、阻塞的部位等，可为外科手术提供依据。

（二）常见护理诊断及医护合作性问题

1. 睡眠形态紊乱

与失眠、反复出现呼吸暂停、REM 睡眠行为障碍等因素有关。

2. 焦虑、抑郁

与长期睡眠不足造成情绪沮丧有关。

3. 潜在并发症

脑卒中、心肌梗死、呼吸衰竭、猝死等。

（三）护理目标

消除病因、改善睡眠、减少并发症、降低死亡率。

（四）护理措施

1. 失眠的护理

（1）睡眠认知行为训练。综合了认知疗法、行为疗法、放松训练以及睡眠健康教育，通过周期性调整卧床时间直至达到适当的睡眠时间。首先，通过教育，帮助患者树立信心，减少恐惧，重建睡眠信念。其次，通过睡眠限制与刺激控制疗法，建立规律性睡眠—觉醒节律。要求患者只在有睡意时才上床。如果 15～20 分钟内无法入睡，则起床离开卧室，做些轻松的活动，直到产生睡意才回卧室睡觉。有必要时重复以上活动。同时，避免患者白天过多打盹，保证每天在同一时间起床，减少患者花在床上的非睡眠时间，提高睡眠效率。睡眠效率低于 80% 时，应减少 15～20 分钟的卧床时间。睡眠效率超过 90% 时，增加 15～20 分钟的卧床时间。另外，配合肌肉训练、冥想放松及自我暗示法，减少精神和躯体的紧张来促进睡眠。

（2）药物治疗护理。苯二氮䓬类药能减少睡眠潜伏期和夜间醒来的次数，但老年人易产生副作用；非苯二氮䓬类药物，如唑吡坦和佐匹克隆的副作用较轻，老年人耐受性良好；黑素细胞凝集素也能适当提高老年人的睡眠质量，且没有明显副作用。老年人在接受药物治疗时应遵循小剂量、间断给药（2～4 次/周）、短期用药（不超过 3～4周）、逐渐停药的原则。

2. 睡眠呼吸暂停综合征的护理

（1）控制原发病。如肺心病、糖尿病、脑血管疾病等。

（2）加强睡眠过程监护。加强睡眠的观察，以便及时救护。

（3）睡姿训练。仰卧位时，舌根部向后坠缩，易引起呼吸困难。因此，睡姿以侧卧位为主，多取右侧卧位。为了经常保持，可在背部铺垫物品。

（4）氧疗。吸氧可减少呼吸暂停的次数，提高动脉血氧饱和度。

第三节 老年人压疮的护理

案 例

　　李大爷，80岁。一月前因脑梗死，左侧偏瘫，大小便失禁。近日来感觉骶尾部疼痛。通过查体发现，神志清楚；身体瘦弱；骶尾部皮肤呈红紫色，有水泡，皮下可触及硬结。

　　请思考：

　　1. 李大爷出现了什么情况？

　　2. 此种情况属于哪一期？

　　3. 针对该老年人，可做出哪些主要护理诊断？

　　4. 如何护理？

一、压疮概述

　　压疮（pressuresores）是指局部组织因长时间受压，血液循环障碍，局部持续缺血、缺氧、营养不良而产生的软组织溃烂和坏死。压疮也叫褥疮；易发生在骨质凸出的部位，如骶尾部、坐骨结节、股骨大转子、足根部等；常见于脊髓损伤的截瘫患者和老年卧床患者。调查显示，71% 的压疮见于 70 岁以上的老年人。

　　（一）危险因素

　　引起老年人压疮的原因复杂多样，可概括为以下两大类：

　　1. 外源性因素

　　（1）力学因素。包括压力、摩擦力和剪切力。其中，持续性垂直压力是引起压疮的首要因素。

　　（2）潮湿。汗液、尿液、粪便物、伤口渗液及引流液等的浸渍、刺激导致皮肤表皮的保护能力下降，局部皮肤破损，发生压疮。

　　2. 内源性因素

　　（1）老年性改变。老年人因随着年龄的增加，皮肤变得松弛干燥、缺乏弹性、出现皱褶，皮下脂肪萎缩变薄，血流缓慢，对压迫的耐受力下降，而易发生压疮。

　　（2）营养不良。老年人常因吸收摄入不足、低蛋白血症及患慢性病、恶性肿瘤等原因出现消瘦、全身营养障碍，造成皮下脂肪减少，肌萎缩，对压迫的缓冲力降低，而发生压疮。

（3）感觉、运动功能减退。老年人常因年龄大，合并瘫痪、老年痴呆症、意识障碍及关节炎等，出现感觉、运动功能减退，对压迫的感受性和躲避能力降低，而易发生压疮。

（4）其他。大小便失禁、骨折固定、使用镇静剂、心理精神障碍等各种原因引起的长期卧床，均可诱发压疮。

（二）身体状况

压疮一般仅有局部症状和体征，严重者也可因继发感染而出现发热、寒战、食欲不振、意识障碍、皮肤黏膜淤点等全身反应。

1. 压疮分期

Ⅰ期：皮肤完整、发红，与周围皮肤界限清楚，压之不褪色，常局限于骨凸处。

Ⅱ期：部分表皮缺损，皮肤表浅溃疡，基底红，无结痂，也可为完整或破溃的血泡。

Ⅲ期：全层皮肤缺失，但肌肉、肌腱和骨骼尚未暴露，可有结痂、皮下隧道。

Ⅳ期：全层皮肤缺失并伴有肌肉、肌腱和骨骼暴露，常有结痂和皮下隧道。

2007年，美国国家压疮控制小组新添加了两个期：（1）可疑深部组织损伤。由压力和剪切力造成的皮下软组织损伤引起局部皮肤颜色的改变（如变紫、变红）。（2）无类别期。全层皮肤缺失但溃疡基底部覆有腐痂和（或）痂皮。

2. 老年人压疮的特点

（1）比较隐蔽。老年人由于感觉减退、反应迟钝、痴呆等原因，常不能早期发现压疮。

（2）易继发感染。老年人由于机体免疫力下降，压疮局部及其周围组织易继发感染。严重者可并发全身感染而危及生命。

（3）全身反应不明显。因老年人感觉迟钝、身体虚弱及机体免疫力低下，即使继发全身感染，中毒表现也常不典型、不明显，易贻误治疗时机。

（4）愈合困难。老年人由于营养不良、皮肤老化、组织修复能力差、合并慢性病等原因，一旦发生压疮，很难愈合。

（三）治疗

1. 控制感染

如果溃疡面伴有感染，应先进行细菌培养。根据感染的严重程度，选择局部或全身抗感染治疗。关于杀菌剂的使用颇有争议。只有在伤口有明显的感染时才可使用，并且需要稀释和短期应用，避免在有健康肉芽生长的创面使用。

2. 清创术

清创术是为了去除坏死组织、分泌物和伤口代谢产生的废物。清创术的方法有机械式、自溶式、化学式和外科手术式。机械式清创适用于除去黏性分泌物，其缺点在于会破坏脆弱的上皮细胞；自溶式清创术是使用人体自身的酶和水分溶解焦痂和蜕皮，此法对在没有感染的伤口清除分泌物十分有效；化学式清创术采用局部使用酶胶和溶液的方法来溶解坏死组织，对外科手术产生的难于移除的黄色、柔软的焦痂很有效。如果有感染或要移除大面积的焦痂，应采用外科手术式清创。

二、 老年人压疮的护理

（一）护理评估

了解老年人的既往史及现病史；平素的饮食营养状况、活动情况和精神状态；姿势、体位及其更换的频率和方法；居室的温度、湿度；衣物、床被的面料和质地，皮肤、床铺的清洁、平整和干燥程度；护理用具的完好程度；家属及照顾者的支持、照顾情况等。

询问有无皮肤受损及其特点，如出现的时间、部位，病灶数目，创面大小，外观性状，有无分泌物，分泌物的色、质、量和气味；有无发热、寒战、疼痛、皮下出血点、四肢厥冷、意识障碍等伴随症状。评估压疮给老年人及家庭和社会造成的心理压力和负担。

（二）常见护理诊断及医护合作性问题

1. 皮肤完整性受损

与局部组织长期受压、营养不良、愈合困难等有关。

2. 潜在并发症感染

与局部组织破损坏死、老年人机体抵抗力下降、营养不良等因素有关。

（三）护理目标

患者未发生感染，压疮逐渐愈合，营养状况有所改善。

（四）护理措施

老年人一旦发生压疮，应立即治疗，并进行妥善护理。护理措施如下：

1. 去除危险因素

如采取措施解除局部压迫，积极治疗原发病。

2. 改善全身营养，促进压疮的愈合

良好的营养是压疮愈合的重要条件。应加强老年人的营养，增加优质蛋白质和热量的摄入，纠正负氮平衡，补充富含维生素和微量元素的食物，遵医嘱使用药物，促进疮口的愈合。对于水肿者，应限制水、钠摄入。

3. 积极防治并发症

压疮若处理不当或不及时可并发全身感染，引起败血症。护理人员应协助医生及时、正确地处理创面，全面提高老年人的机体抵抗力，加强外源性感染的预防，严密观察压疮局部，动态监测生命体征，警惕有无感染的发生。一旦发生感染，遵医嘱给予敏感抗生素。

三、 压疮的预防

（一）危险评估

评估压疮的高危人群，以及诱发和加重压疮的因素。对于有高危险性的老年患者，应定期重新评估并根据个体情况制定护理方案。

（二）皮肤护理

对于高危老年患者，应每天评估皮肤情况，特别是骨隆突处。对于大小便失禁的患者，应采取中性、无刺激的清洁剂和温水进行污物清洁。在清洁后可使用皮肤保护剂（如氧化锌软膏），并轻轻地擦干皮肤。也可使用吸收贴膜或尿布来保持皮肤干燥，避免按摩骨隆突上脆弱的皮肤。在给患者翻身和更换体位时，采用合适的技术以防止皮肤受伤。

（三）营养监测

评估全身营养状况，除去引起营养缺乏的因素。宜食富含蛋白质、糖类和维生素的食物。营养不良的老年患者，可食用营养补充剂。另外，适量饮水，防止脱水的发生。

（四）避免局部组织长期受压

定时翻身，一般每两个小时给患者翻身一次。每一个小时给使用轮椅的患者变换体位一次。翻身时，采用侧身30°斜角翻身，以避免尾骨受压。在骨隆突处垫海绵垫褥、气垫褥等，或在身体空隙处垫枕头、软垫等来减轻骨隆突部位皮肤所受到的压力强度。对于长期卧床的老年患者，可选择使用压力减低装置如气床垫、水床垫、泡沫塑料垫等，以减轻压力。

（五）避免摩擦力和剪切力的作用

协助老年患者翻身、更换床单时，应将患者抬离床面，切忌拖、拉、推。抬高床头时，不要超过30°，并且持续时间越短越好。患者需要取半卧位时，注意防止身体下滑。

（六）健康教育

对老年患者和照顾者进行综合的健康教育。教育内容应包括压疮的发生、发展和预防的一般知识，评估工具、皮肤自身评估的方法等。指导患者和照顾者学会预防压疮的方法，鼓励他们经常进行皮肤检查。如发现异常，及时告知医护人员。

第四节 老年人的活动护理

一、老年人活动能力的评估

尽管活动对老年人的健康有益，但是活动不当，会对身体造成危害，有时甚至危及生命。因此，首先应进行老年人活动能力的评估，主要内容如下：一是评估老年人现存的活动能力；二是进行基本的体格检查，包括心血管系统、骨骼系统、神经系统，尤其是老年人的协调情况及步态，并评估对活动产生的影响；三是老年人目前的用药情况，作为活动后用药的参考；四是了解老年人的活动史，包括目前的活动程度、过去的活动习惯、对活动的态度及有关知识等；五是评估老年人目前的活动耐受力，与老年人共同制定活动目标，如恢复自我照顾能力或增加对活动的耐受性；六是了解老年人活动前后的情况，如活动前是否做热身运动、活动后是否缓慢停止等；七是每次给予新的活动内容时，都应评估老年人对该项活动的耐受性，如是否出现间歇性跛行、异常心率、疲惫不堪、呼吸急促等情况；八是评估老年人活动的环境是否便利、安全。

二、老年人活动的种类和强度

老年人的活动量与活动种类及强度应根据个人的能力及身体状况选择。一般认为每天活动所消耗的能量，如果在4180kJ（1000kcal）以上，可以起到预防某些疾病及强身健体的作用。

（一）老年人的活动种类

可分为四种：日常生活活动、家务活动、职业活动、娱乐活动。对老年人来说，日常生活活动和家务活动是生活的基本，职业活动是属于发展自己潜能的有益活动，娱乐活动则可以促进老年人的身心健康。

比较适合老年人锻炼的项目有散步、慢跑和游泳、跳舞、球类运动、医疗体育、太极拳与气功等。锻炼时要求有足够而又安全的活动强度。这对心血管疾病、呼吸系统疾病和其他慢性疾病病人尤为重要。

（二）老年人的活动强度应根据个人的能力及身体状态来选择

运动时的最高心率可反映机体的最大吸氧力，而吸氧力又是机体对运动量负荷耐受程度的一个指标，因而可通过心率情况来控制运动量。最简单方便的监测方法是以运动后心率为衡量标准。

运动后最宜心率（次/分）=170-年龄。

身体健壮者则可用运动后最宜心率（次/分）=180-年龄。

观察活动强度是否适合的方法如下：一是运动后的心率达到最宜心率。二是运动结束后，在3分钟内心率恢复到运动前水平，表明运动量较小，应加大运动量；在3~5分钟之内恢复到运动前水平，表明运动适宜；而在10分钟以上才能恢复者，则表明活动强度太大，应适当减少。

以上监测方法还要结合自我感觉综合判断。如果运动时全身有热感或微微出汗，运动后感到轻松或稍有疲劳、食欲增进、睡眠良好、精神振作，表示强度适当，效果良好；如果运动时身体不发热或无出汗，脉搏次数不增或增加不多，则说明应增加活动强度；如果运动后感到很疲乏、头晕、胸闷、气促、心悸、食欲减退、睡眠不良，说明应减低运动强度；如果在运动中出现严重的胸闷、气喘、心绞痛或心率反而减慢、心律失常等应立即停止运动，并及时就医。

三、老年人活动应遵循的原则及常用的健身方法

（一）选择适宜

老年人应根据自身年龄、体质状况、运动基础及场地条件，选择适宜的运动项目及适宜的运动量。

（二）循序渐进

机体对运动有一个适应过程，故运动强度应由小到大，动作要由慢到快、由简单到复杂，不宜做强度过大、速度过快的剧烈运动。

（三）持之以恒

锻炼是一个逐步积累的过程，需要强调运动的规律和强度。只有坚持经常性、系统性，才能逐渐达到目的。一般要坚持数周、数月甚至数年，才能取得效果，并仍需坚持，才能保持和加强效果。

（四）常用的健身方法

1. 散步

可根据自身及环境的条件，选择空气新鲜、行走安全的地点及适当的时间，以每分钟走80~90步、每日步行30~60分钟为宜。步行过程中，应注意使自己的脉搏保持在110~120次/分。

2. 游泳

游泳的姿势不限，但速度不宜过快，时间不宜过长。一般而言，以每日1次或每周3~4次、每次游程不超过500米为宜。参加游泳锻炼时应注意游泳前做好准备活动；水温不宜过低；游泳过程中，若感到不适，如头晕、恶心等，应暂停游泳；患有严重心血管疾病、皮肤病及传染病的老年人不宜参加游泳锻炼。

3. 跳舞

应根据自己身体的状况，选择适当节奏的舞曲。

4. 球类运动

可根据自己的兴趣、身体状况，选择适合的球类运动，如门球、乒乓球、台球、健身球等。

5. 太极拳和气功

这两项运动动作缓慢、柔和、协调、动静结合，不仅可以调节老年人的心境，还可以强身健体。

（五）运动时间

老年人的运动时间以每天1~2次、每次30分钟左右、一天运动总时间不超过2小时为宜。运动时间要根据个体的具体情况做适当安排。最佳运动时间为每天的15：00~17：00，特别是运动量较大的活动。如在饭前锻炼，至少要休息30分钟，才能用餐；饭后则至少要休息1.5小时以上才能锻炼。为了避免锻炼后因过度兴奋而影响入睡，应在临睡前2小时左右结束锻炼。

（六）运动场所和气候

尽可能选择空气新鲜、环境幽静、地面平坦的场所。老年人对气候的适应和调节能力较差。由于夏季高温炎热，要避免直接日晒，防止中暑。由于冬季严寒冰冻，户外活动时要防跌倒和感冒，选择有采暖的地区。早晨空气清洁度差，故不要过早出门运动，遇到气候恶劣或老年人行动不便时，也可在室内进行运动。

（七）老年运动中的特殊问题

1. 防止跌倒

跌倒不仅对老年人的身体带来影响，如软组织损伤骨折、硬膜下血肿等，而且还会影响到老年人的心理和社会层面。经常跌倒的老年人可能因对自己的活动能力丧失了信心，而尽量减少活动。这样常常导致骨骼肌萎缩，走路更加不稳，更易导致跌倒，从而形成恶性循环。

2. 防止老年人走失

防止老年人走失可为老年人制作身份卡片。卡片上面记录老年人的个人信息或家人的联系方式，及主要病症的处理方法等内容。强化老年人的记忆，平时要经常教老年人记住家人的电话或工作单位，或教老年人记住户籍所在地的具体地址，或教老年人记住家周围的标志性建筑，如大商场、市场、学校、公园或小区名称等。要掌握老年人的去向，平时多关心老年人，让老年人熟悉周边环境及一些标志性的建筑物，并多给老年人拍一些近期的生活照等。

知识链接

老年人的活动原则为"四四三三"，即"四忌"、"四要"、三个"半分钟"、三个"半小时"。

一忌进行负重锻炼。二忌进行屏气锻炼。三忌快速度的运动锻炼。四忌进行争抗和竞赛。

一要因人制宜，量力而行。二要循序渐进。三要持之以恒。四要注意安全，讲究卫生。

醒来后不要马上起床，在床上躺半分钟；坐起来后要坐等半分钟；然后，两条腿垂直在床沿再等半分钟。早上起来运动半个小时，中午睡半小时，晚上6至7点散步行走半个小时。

第五节　老年人的饮食

一、营养

（一）老年人的营养需求

1. 碳水化合物

碳水化合物供给的能量应占总热能的55%~65%。随着年龄的增加，体力活动和代谢活动逐步减低，热能的消耗也相应减少。一般来说，60岁以后，热能的提供应较年轻时减少20%；70岁以后减少30%，以免过剩的热能导致超重或肥胖，并诱发一些常见的老年病。老年人摄入的糖类以多糖为好。如谷类、薯类含较丰富的淀粉，在摄入多糖的同时，还可提供维生素、膳食纤维等其他营养素。而过多摄入单、双糖（主要是蔗糖，如砂糖、红糖等）能诱发龋齿、心血管疾病与糖尿病。

2. 蛋白质

原则上应该是优质少量。老年人的体内代谢过程以分解代谢为主，需要较为丰富的蛋白质来补充组织蛋白的消耗，但由于其体内的胃胰蛋白酶分泌减少，过多的蛋白质可加重老年人的消化系统和肾脏的负担，因此每天的蛋白质摄入不宜过多，蛋白质供给能量应占总热量的15%。还应尽量供给优质蛋白，应占摄取蛋白质总量的50%以上。如豆类、鱼类等可以多吃。

3. 脂肪

老年人胆汁酸的分泌减少，脂酶活性降低，对脂肪的消化功能下降，且老年人的体内脂肪组织随年龄增加而逐渐增加，因此膳食中过多的脂肪不利于心血管系统、消化系统。但另一方面，若进食脂肪过少，又将导致肪酸缺乏而发生皮肤疾病，并影响到脂溶性维生素的吸收，因此脂肪的适当摄入也十分重要。总的原则是由脂肪供给的能量应占总热能的20%~30%，并应尽量选用含不饱和脂肪酸较多的植物油，而减少膳食中饱和脂肪酸和胆固醇的摄入。如多吃一些花生油、豆油、菜油、玉米油等，而尽量避免猪油、肥肉、酥油等动物性脂肪。

4. 无机盐

老年人容易发生钙代谢的负平衡。特别是绝经后的女性，由于内分泌功能的衰减，骨质疏松的发生将进一步增加。应强调适当增加富含钙质的食物摄入，并增加户外活动以帮助钙的吸收。由于老年人体内的胃酸较少，且消化功能减退，因此应选择容易吸收的钙质，如奶类及奶制品、豆类及豆制品，以及坚果如核桃、花生等。

此外，铁参与氧的运输与交换，缺乏可引起贫血。应注意选择含铁丰富的食物，如瘦肉、动物肝脏、黑木耳、紫菜、菠菜、豆类等，而维生素 C 可促进人体对铁的吸收。老年人往往喜欢偏咸的食物，容易引起钠摄入过多但钾不足。钾的缺乏则可使肌力下降而导致人体有倦怠感。

5. 维生素

维生素在维持身体健康、调节生理功能、延缓衰老过程中起着极其重要的作用。富含维生素 A、B1、B2、C 的饮食，可增强机体的抵抗力。特别是 B 族维生素，能增加老年人的食欲。蔬菜和水果可增加维生素的摄入，且对老年人有较好的通便功能。

6. 膳食纤维

主要包括淀粉以外的多糖，存在于谷、薯、豆、蔬果类等食物中。这些虽然不被人体所吸收，但在帮助通便、吸附由细菌分解胆酸等而生成的致癌物质、促进胆固醇的代谢、防止心血管疾病、降低餐后血糖和防止热能摄入过多方面，起着重要的作用。老年人的摄入量以每天 30g 为宜。

7．水分

失水 10% 就会影响机体功能，失水 20% 即可威胁人的生命。如果水分不足，再加上老年人结肠、直肠的肌肉萎缩，肠道中黏液分泌减少，很容易发生便秘，严重时还可发生电解质失衡、脱水等。但过多饮水也会增加心、肾功能的负担，因此老年人每日的饮水量（除去饮食中的水）一般以 1500ml 左右为宜。饮食中可适当增加汤羹类食品，既能补充营养，又可补充相应的水分。

（二）三餐热能比例

早、中、晚餐的能量分配分别占总能量的 30%、40%、30%。但老年人尤其是在高龄老年阶段的老年人，消化、吸收功能下降，糖耐量也有程度不一的减退。提倡少食多餐，可改为一日五餐。

二、老年人的饮食

老年人的神经反射活动相对下降，吞咽肌群不协调，可导致吞咽障碍；牙齿缺失，咀嚼功能差，唾液分泌减少，不能充分咀嚼，可造成咽下困难、呛咳、哽噎等；呛咳、哽噎等可引起吸入性肺炎或窒息。有认知障碍的老年人不知呼救，常可危及生命。因此，应做好老年人进食的护理，以防进食意外。

（一）进食前的准备

饭前开窗通风，营造整洁的进餐环境。协助老年人洗手，清除口腔异味，排空膀胱，提醒老年人"准备就餐"，使其做好精神准备，提高食欲；根据老年人的身体状况，尽量取坐位或半坐位；要选择易在口腔内移动、软而易于消化的食物，如蛋羹、菜粥等。不宜给老年人年糕、栗子之类的易哽噎的食物。对于有吞咽功能障碍的老年人，进食前可用大小适宜的小冰块做均匀吞咽，诱发其吞咽动作。

（二）进食时的护理

进食时注意力集中。对于生活能自理的老年人，应鼓励其自己进餐，家人给予必要的协助。对于吃干食发噎者，进食时准备水或饮料。对于进稀食易呛咳者，应把食物加工成糊状。对于卧床的老年人，使其头部转向一侧。对于面部偏瘫的老年人，食勺应从健侧放入，尽量送到舌根部。喂汤时，从唇边送入，不要从口正中直入以免呛咳。每勺的食物量不要太多，进食速度不宜过快。

（三）进食后的护理

进食后，指导老年人保持坐位 30 分钟以上，协助漱口，保持其口腔清洁。对于卧床老年人，进食后不要马上翻身、叩背和吸痰，以防止食物反流。

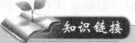

> 老年人饮食要注意"五少"、"七多"、"三平衡"。
>
> 少吃盐，少吃糖，少吃动物脂肪及含胆固醇高的食物，少吃多餐，少吃油炸、煎、腌、冻等难消化的食物。
>
> 多饮水，多食新鲜蔬菜、水果，多吃含钙、磷、铁微量元素的食物，多食有健脑、防早衰作用的食品，多食鱼类，多食具有降脂作用的黑色食品，多食防癌食品。
>
> 酸碱平衡：进食不可偏废；否则，轻者影响消化、吸收，重者可出现酸中毒、碱中毒。营养平衡：要粗粮、细粮搭配；否则，就会出现营养不平衡。热量平衡：一般老年人每天需要消耗的热量应是 60 ~ 70 岁为 1700 ~ 2000 卡，70 岁以上为 1600 ~ 1800 卡。

第六节　老年人的排泄问题

一、便秘

案例

某退休老年人，独居，成天在家看电视，近期因牙痛常吃精细食物，发生了排便困难。

请思考：

1. 找出老年人发生便秘的危险因素。

2. 说出解决办法。

3. 说出便秘的危害。

（一）问题概述

便秘是指排便困难，排便次数减少（每周少于 3 次）且粪便干硬，便后无舒畅感。便秘是老年人的常见症状，约 1/3 的老年人出现便秘，以功能性多见。生理、心理、社会等多种因素均会影响正常的排便。

1. 危险因素

（1）生理因素。感觉减退和肌力减弱。随着增龄，老年人对一些内脏的感觉有减退的趋势，常未能察觉每天结肠发出数次的蠕动信号，错过了排便的时机。而各部分的肌群，包括横膈、腹壁、盆底横纹肌和结肠平滑肌的收缩力均减弱，增加了排便的难度。

（2）饮食因素。食用过于精细的饮食、热能摄入过少和饮水量不足。

（3）活动减少。久病卧床或活动量过少，使肠壁肌间的神经丛兴奋性低下，肠壁张力减弱，肠内容物通过迟缓，粪便的水分吸收过度。

（4）精神、心理因素。精神抑郁可使条件反射障碍或高级中枢对副交感神经的抑制加强，使分布在肠壁的交感神经作用加强，抑制排便。

（5）社会文化因素。个体的排便在需他人协助时，可能会压抑便意，形成便秘。

（6）药物因素。服用了易导致便秘的药物，如止痛剂、抗抑郁药、抗组胺药、抗精神病药、解痉药、抗惊厥药、抗高血压药、抗帕金森病药、钙剂、利尿剂、铁剂等。

（7）疾病因素。结肠、直肠阻塞性疾病，如直肠肿瘤、肠缺血；神经性疾病，如脊髓病变、帕金森病、脑血管意外、痴呆症；内分泌疾病，如甲状腺功能减退。

2. 临床表现

便秘可导致腹部不适、食欲降低及恶心。全身症状有头晕、头痛、乏力、焦虑、坐卧不安等。主要并发症是粪便嵌塞（fecalim paction），这会导致肠梗阻、结肠溃疡、溢出的大便失禁或矛盾性腹泻。

（二）老年人便秘的护理

1. 护理评估

询问便秘开始的时间，大便的频率、性状，用药情况，有无伴随症状，日常饮食、活动。同时，询问存在哪些疾病和用药情况；直肠指检，以排除直肠、肛门的疾患；结、直肠镜或钡剂灌肠，以排除结、直肠病变及肛门狭窄。

2. 常见护理诊断/医护合作问题

便秘与肠蠕动减少有关，继发于饮食中纤维素过少、水分不足、不能活动或缺乏锻炼、排便感觉降低、排便相关肌力减弱、精神抑郁、缺乏排便时的独处环境等，与药物的副作用有关。

3. 护理目标

老年人能描述引起便秘的因素，保证每日饮食中含纤维素食品的量和水分的摄入；坚持每天活动、锻炼，注意药物副作用。

4. 护理措施

（1）调整饮食结构。饮食调整是治疗便秘的基础。高纤维饮食：膳食纤维本身不被吸收，能吸附肠腔水分从而增加粪便容量，刺激结肠，增强动力。含膳食纤维丰富的食物有麦麸或糙米、蔬菜、含果胶丰富的水果如芒果、香蕉等。供给足量 B 族维生素及叶酸：食用含 B 族维生素丰富的食物，可促进消化液分泌，维持和促进肠管蠕动，有利于排便。如粗粮、酵母、豆类及其制品等。在蔬菜中，菠菜、包心菜内含有大量叶酸，具有良好的通便作用。增加脂肪供给：适当增加高脂肪食物。植物油能直接润肠，且分解产物脂肪酸有刺激肠蠕动的作用。干果的种仁（如核桃仁、松子仁、各种瓜子仁、杏仁、桃仁等），含有大量的油脂，具有润滑肠道、通便的作用。忌酒、浓茶、辣椒、咖啡等食物。

（2）补充水分。多饮水，建议每天饮水可在 1500ml 以上，使肠道保持足够的水分，有利粪便排出。

（3）调整行为。改变静止的生活方式，每天有 30~60 分钟的活动和锻炼。在促进肠蠕动的同时，也改善了情绪。在固定时间（早晨或饭后）排便，重建良好的排便习惯。卧床或坐轮椅的老人可通过转动身体、挥动手臂等方式进行锻炼。

（4）满足老年人的私人空间需求。房间内居住两人以上者，可在床单位间设置屏风或窗帘，便于老年人的排泄等需要。照顾老年人排泄时，只协助其无力完成部分，不要一直在旁守候，以免老年人紧张而影响排便。更不要催促，令老年人精神紧张，不愿麻烦照顾者而憋便，导致便秘或失禁。

（5）腹部自我按摩。在清晨和晚间解尿后，取卧位，用双手食、中、无名指相叠，沿结肠走向，自右下腹向上到右上腹，横行至左上腹，再向下至左下腹，沿耻骨上回到右下腹做腹部按摩，促进肠蠕动。轻重、速度以自觉舒适为宜，开始每次 10 圈，以后可逐步增加。在按摩同时可做肛门收缩动作。

（6）开塞露通便。

（7）人工取便。

（8）灌肠通便。粪便嵌顿时可用生理盐水灌肠。采用边灌边更换卧位法。肛管的插入长度约为 10cm，液体量为 500ml。嘱老年人先采取左侧卧位；灌入 100ml 液体后改为平卧，继续灌入 100ml；再右侧卧位灌入 200ml；最后是左侧卧位灌入 100ml。嘱其忍受数分钟再排便，如未排清可再行一次。

（9）药物治疗。对于饮食与行为调整无效的慢性便秘，应用药物治疗。

二、大便失禁

（一）问题概述

大便失禁（fecalin continence）是指粪便随时呈液态流出，自己不能控制；常同时存在便秘和尿失禁。多见于 65 岁以上的老年人，女性多于男性，多产老年妇女的发生率最高，老年人常因此而入养老院。这是一种损害自尊的身体功能减退，常造成焦虑、惧怕、尴尬、隐居，严重影响了老年人的活动与社会交往。

1. 危险因素

（1）生理因素。随着增龄，老年人直肠感觉减退，难以辨别其中的气体、液体和粪便；盆底肌的收缩强度、直肠弹性及肛门内外括约肌的压力都可能减退。少量的容量扩张就会导致便急和抑制肛门括约肌张力，粪便嵌顿可造成大便失禁。

（2）神经、精神因素。中枢神经系统病变，如脑血管意外、老年痴呆症和脊髓病变，影响了排便反射弧的建立，使支配肛门、直肠的神经功能发生障碍。

（3）肛门、直肠因素。手术或外伤造成肛管直肠环和括约肌损伤，肛门直肠脱垂引起肛门松弛和直肠下部感觉减退。

2. 身体状况

大便失禁可表现为不同程度的排便和排气失控。轻症者对排气和液体性粪便难以控制，其内裤偶尔弄脏；重症者对固体性粪便亦无控制能力，表现为频繁地排出粪便。直肠指检时，应注意肛门括约肌的收缩力、肛门直肠环的张力。

3. 辅助检查

（1）直肠镜检。以观察黏膜的颜色，有无溃疡、炎症、出血、肿瘤、狭窄。

（2）肛门测压。可检出肛门压力异常低下和括约肌缺陷者。

（3）排便造影。可检测耻骨直肠肌和盆底肌张力。

（4）肛门部超声。可检测肌厚度，评价肛门内外括约肌的完整性。

（二）老年人大便失禁的护理

1. 护理评估

仔细询问以下内容：（1）有无便意、每日的排便次数、饮食与排便间的关系；（2）排便的自控能力；（3）有无手术、产伤、外伤史、病程及治疗经过；（4）自我护理的条件；（5）有无排尿异常等，智力、神智、精神状况以及家属对老年人的关爱和理解程度。

2. 常见护理诊断/医护合作问题

（1）排便失禁。与粪便嵌顿或慢性便秘引起的直肠过度扩张有关，继发于肛门直肠手术或中枢神经外伤、脊髓受损。

（2）自我形象紊乱。与大便失禁引起的不良气味有关。

（3）皮肤完整性受损。与粪便长期刺激局部皮肤以及缺乏自我照料能力有关。

3. 护理目标

每天或每间隔一至两天排出成形的软便，老年人展示出恢复排便自理的意愿和能力，肛周皮肤清洁、健康、无异味。

4. 护理措施

（1）重建良好的排便习惯。在固定时间解便，防止粪便闭结。有粪便嵌顿时，手工解除。对于固体性大便失禁者，每天餐后甘油灌肠并鼓励老年人增加活动时间。

（2）调整饮食。对于存便能力降低的老年人，应限制富含纤维素的食物的摄入，避免进食产气食物如牛奶、白薯等，避免有腹泻作用的食物。

（3）局部护理。每次便后用温水清洁皮肤，涂用膏药，保护皮肤完整无损。

（4）针灸治疗。

（5）提供家庭护理训练。对于在排便问题上能自理的老年人，提供家庭护理的训练。

三、尿失禁

案例

陈某，女，66岁。主诉：5年前开始在咳嗽、打喷嚏、奔跑时尿液不自主地溢出，并随着健康状况的好坏而时重时轻。近2个月来，上述症状有所加重。妇科检查未见畸形，有老年性阴道炎。膀胱内压正常，膀胱逼尿肌稳定。尿道压力测试：在膀胱充盈状态下，站立位可见随咳嗽尿液漏出；咳嗽停止后，漏尿消失。

请思考：

1. 根据上述资料，首先考虑这位老年女性患的是哪种类型的尿失禁？

2. 建议目前采用哪种治疗方法？

3. 护士如何具体指导、帮助这位老年人？

（一）问题概述

老年人尿失禁（urinaryin continence）即膀胱内的尿不能控制而自行流出。尿失禁可发生于各年龄组的病人，但以老年病人更为常见。女性的发病率高于男性。许多老年人认为尿失禁是人体正常老化的结果，尤其是一些女性羞于就医，故就诊率远低于发病率，其发病率各处的报道差异也较大。虽然衰老将影响下尿路的功能，但尿失禁更多的是各种疾病的结果。尿失禁对大多数老年人的生命无直接影响，但可造成皮肤糜烂、身体异味、反复尿路感染，是老年人孤僻、抑郁的原因之一。

1. 危险因素

（1）尿路梗阻。前列腺增生、下尿路结石阻塞、尿道狭窄、粪便嵌顿等。

（2）雌激素水平下降。绝经后，雌激素水平降低，引起阴道壁和盆底肌张力减退。

当腹压增高时，膀胱内压超过膀胱出口和尿道阻力，导致尿液外漏。分娩造成的骨盆肌群松弛，更容易导致尿失禁。

（3）神经精神疾病。脑卒中、痴呆影响了控制排尿机制的神经中枢，精神因素也影响对排尿的控制。

（4）逼尿肌或括约肌功能失调。急性尿路感染使逼尿肌反射亢进，直肠、前列腺手术损伤尿道括约肌。

（5）药物作用。利尿剂、镇静安眠药、抗胆碱能药物等。

（6）综合因素。机体的老化、用厕的条件等。

2．临床分型与症状

（1）急迫性尿失禁。在膀胱充盈量较少的情况下，即出现尿意，且不能很好地控制收缩，未被控制。与逼尿肌收缩未被控制有关。

（2）压力性尿失禁。多见于中老年女性。咳嗽、喷嚏、颠簸、推举重物时，腹内压急剧升高后发生不随意的尿液流出。无逼尿肌收缩时，膀胱内压升高，超过尿道阻力时即发生尿失禁。由盆底肌松弛、膀胱颈后尿道下移、尿道固有括约肌功能减低所致。尿液的流出量较少。

（3）充溢性尿失禁。膀胱不能完全排空，存有大量残余尿，导致尿液不自主溢出。见于由前列腺增生、粪便嵌顿、尿道狭窄引起的下尿路梗阻和脊髓损伤。

（4）暂时性尿失禁。老年人中较为常见。常由谵妄、泌尿系感染、萎缩性尿道炎或阴道炎、使用某些药物、行动不便、高血糖导致尿量增多、便秘等原因所致。

（5）混合性尿失禁。老年人的尿失禁往往数种类型同时存在，称为混合性尿失禁。

3．体格检查

（1）直肠指诊。以了解肛门括约肌张力、球海绵体肌反射、前列腺的大小和质地、有无粪便嵌顿。

（2）女性外生殖器检查。以了解有无阴道前后壁膨出、子宫下垂、萎缩性阴道炎等。

4．辅助检查

（1）尿道压力测试。这是确定压力性尿失禁的诊断方法。当老年人膀胱内充满尿液时，于站立位时咳嗽或举起重物，以观察在膀胱加压时是否出现漏尿情况。

（2）尿垫试验。在老年人内裤里放置一块已称重的卫生垫后让其运动，运动后再次称重卫生垫，以了解漏尿程度。

（二）老年人尿失禁的护理

1．护理评估

询问诱发尿失禁的原因（如咳嗽、打喷嚏等）、与尿失禁发生的时间关系、失禁时流出的尿量及失禁时有无尿意等。追问既往分娩史，有无阴道、尿道手术史及外伤史，与尿失禁的关系；厕所（卫生间）是否靠近卧室，照明条件，使用何种排尿器具、是否方便老年人的使用，就厕的私密程度。对老年人进行询问及检查时，应特别注意维护老年人的尊严和保持私密性。

2. 常见护理诊断/医护合作问题

（1）压力性尿失禁。与雌激素不足导致的骨盆肌和支持结构退行性改变、前列腺切除术累及尿道远端括约肌、肥胖等因素有关。

（2）急迫性尿失禁。与膀胱容量下降有关，继发于感染、中枢或周围神经病变、创伤、帕金森病。酒精、咖啡因、饮料摄入过多，老年退行性变、腹部手术、留置导尿管等因素有关。

（3）反射性尿失禁。与脊髓损伤、肿瘤或感染引起的对反射弧水平以上的冲动的传输障碍有关。

（4）有皮肤完整性受损的危险。与自理能力下降有关。

（5）社交障碍。与异味引起的窘迫、尿频、不适有关。

3. 护理目标

老年人增强了治疗的信心，表现为主动配合、积极治疗；坚持行为训练及药物治疗；正确使用外引流和护垫；皮肤清洁，没有皮损；消除自卑心理，定期参与社交活动。

4. 护理措施

（1）心理支持。老年人多因长期尿失禁而自卑，对治疗信心不足。护理人员应给予充分理解，尊重老年人，注意保护其隐私。告诉老年人对治疗持有信心，主动配合则效果满意；同时与家属进行沟通，取得家庭的支持和帮助。

（2）行为治疗。包括盆底肌训练、膀胱行为治疗、提示排尿法。①盆底肌训练：收缩肛门，每次10秒，放松间歇10秒，连续15~30分，每日数次。对轻度压力性尿失禁，且认知功能良好的年轻老年人有效。坚持6个月以上的训练则效果较好。对中、重度且高龄压力性尿失禁、急迫性尿失禁等均有一定的疗效。这项治疗需提供书面指导并给予鼓励或随访。②膀胱行为治疗：适用于急迫性尿失禁，且认知功能良好的老年人。可根据其排尿记录，制定排尿记录。如憋尿超过3分钟会出现尿失禁，则每2h排尿一次。期间出现的尿急可通过收缩肛门、两腿交叉的方法来控制，然后逐步延长间隔时间。③提示排尿法：对于认知障碍的老年人，可根据其排尿记录，制定排尿计划，定时提醒，帮助其养成规律性的排尿习惯，同时要改善老年人的入厕条件。

（3）保持皮肤清洁卫生。尿液长期浸湿皮肤可使皮肤角质层变软而失去正常防御功能。而尿液中的氨对皮肤的刺激，易引起皮疹，甚至发生压疮。故要保持皮肤清洁、干燥，勤换衣裤、尿垫、床单，皮肤可涂适量油膏保护。

（4）失禁护垫。如使用纸尿裤，是最普遍安全的方式，能有效处理失禁问题。针对某些特定形态的失禁者，可使用纸尿裤及常规如厕时间表，以重建老年人的排尿控制。纸尿裤是在老年人可以自己排尿但无法控制的情况下使用,具有良好的预防措施。这样既不造成尿道及膀胱的损害,也不影响膀胱的生理活动现象。

(5)积极去除诱发因素。过于肥胖的老年人要通过饮食控制、增加活动减肥。慢性呼吸道感染者,应积极控制感染,按时按量服用抗生素,切勿在尿路感染改善或消失后自行停药。

第七节　老年人的皮肤清洁及衣着卫生

皮肤指身体表面包在肌肉外面的组织,是人体最大的器官,主要承担着保护身体、排汗、感觉冷热和压力的功能。皮肤覆盖全身,它使体内各种组织和器官免受物理性、机械性、化学性和病原微生物性的侵袭。皮肤具有温度觉、触觉、痛觉等感觉功能,还具有缓冲外界的刺激和打击、分泌皮脂和汗液的功能。皮肤最能反映人的年龄变化,同时也反映了全身的健康状况。老年人皮肤结构的改变包括干燥、粗糙、皱纹、松弛,功能改变包括细胞更新、屏障功能、创伤愈合、免疫应答和体温调节的衰退。老年人因皮肤的老化性改变和全身、局部的疾病影响及情绪波动,常会产生皮肤干燥、瘙痒、皲裂、疼痛等问题,给老年生活带来经常性的痛苦和烦恼。

一、皮肤清洁

(一)沐浴的方法

合适的水温可促进皮肤的血液循环,改善新陈代谢、延缓老化过程;可清除污垢和微生物,保持毛孔通畅,使汗腺和皮脂适量分泌,有利于预防皮肤病。清洗时要注意颈部、腋下、腹股沟、会阴等皮肤皱褶处,保持清洁干燥。冬季每周洗澡1次;因夏季多汗,要每天用温水冲洗,但不必每天使用沐浴液。过多地洗澡或用沐浴液可使皮脂丢失,失去滋润,出现干燥、粗糙,引起瘙痒或皮炎;针对老年人的皮肤,宜选弱酸性的硼酸皂、羊脂香皂。沐浴用的毛巾应柔软。洗时轻擦,以防损伤角质层。皮肤瘙痒时尽量避免搔抓或烫洗等强刺激,诱发感染。在干燥季节,浴后在皮肤潮湿时涂擦护肤油,以使皮肤保留水分,防止机械性刺激。在冬季,有手足皲裂的老年人可在晚间沐浴后或热水泡手足之后,涂上护手、护脚霜;再戴上棉质手套、袜子,穿戴一晚上或者一两个小时,可有效改善皲裂状况。预防性地在晚间用热水泡脚后用磨石板去除过厚的角化层,再涂护脚霜,避免足部的皲裂。

老年人即使在冷天,也应经常沐浴。这样能更好地进行医疗保健,特别是能防治颈肩腰腿痛病;可使机体充分接受热水的温度、浮力、压力等各种理化因素的刺激,改善局部血液和淋巴液循环,促进骨、关节、肌肉的新陈代谢,达到舒筋活血、祛炎消痛的效果。

（二）沐浴的注意事项

1. 水温

水温不宜过高，以37℃~40℃为宜。45℃以上的室温，会让老年人窒息，透不过气来，还可能烫伤皮肤。

2. 通风

选择在高处安装通风装置的浴室沐浴。可形成浴室内空气、湿气的环流排放循环，确保室内有足够的氧气。老年人在家中沐浴时，除防止煤气中毒、触电外，还不允许用浴罩之类的封闭物。因为封闭物会影响空气交换，造成缺氧。

3. 时间

沐浴时间不要太长，一般以10~20分钟为宜。过久泡浴，会出汗过多，易致虚脱。

4. 不宜入浴者以擦身替代

心脏功能不全、活动性肺结核、肿瘤破溃、化脓性炎症、身体疲乏及有出血倾向的颈肩腰腿痛患者，可以擦身替代。

5. "浴室综合征"的处理

老年人若出现口渴、胸闷、心悸、恶心、目眩、四肢乏力、呼吸急促，甚至晕倒或诱发心脑血管病等一系列情况，就是"浴室综合征"的表现。尤其是在冷天，室内外温差大，浴室内的湿度呈饱和状态，水汽压较大，通风性差，空气混浊，氧含量少，人又多。对此，老年人较难适应，易发生"浴室综合征"。如出现上述不适，应步出浴池，休息，喝茶，多可缓解。

二、皮肤常见问题的护理

（一）皮肤瘙痒症

案 例

刘老伯，71岁，每日饮酒。冬至节后1周，诉说两小腿皮肤痒。身体素健，实验室检查无异常发现。追问平时生活，了解到老年人有上澡堂泡澡的习惯（每周3次）。

请思考：

1. 刘老伯皮肤瘙痒与哪些因素有关？

2. 针对刘老伯的情况，饮食上有哪些建议？

3. 采用哪些措施可有效减少刘老伯的瘙痒症状？

1. 问题概述

临床上将只有皮肤瘙痒而无原发性皮肤损害者称为瘙痒症。老年皮肤瘙痒症是临床上常见的皮肤病之一，分全身性和局限性两种，多见于老年人。局限性皮肤瘙痒症发生于身体的某一部位，老年人多见于大腿和小腿部。

（1）危险因素。①内因：首先，皮肤退行性变化使皮肤变得干燥。其次，内脏疾病，如肝胆系统疾病造成的肝外胆汁淤积，使血液内的胆酸潴留，刺激皮内感觉神经末梢；慢性肾功能衰竭引起的尿素及其他代谢产物的体内蓄积，可刺激皮内感觉神经末梢。再者，中枢神经系统兴奋，如情绪激动、精神紧张、焦虑、抑郁均可发生或加重瘙痒。②外因：季节的变化在老年人的皮肤瘙痒症中起着非常重要的作用，如冬季气候干燥，风吹日晒；药物如砷剂、辛可芬、阿片类、冬眠灵、水杨酸盐、奎宁、利血平等；感染肠道寄生虫、阴道滴虫、念珠菌、粪链球菌、大肠杆菌等引起肛门或阴道瘙痒；食物如辛辣、刺激的调味晶；外用及接触各种化学物品如消毒剂、杀虫剂、染料，皮肤直接接触化纤、毛料衣服，可引起局部皮肤发痒。

（2）临床表现。瘙痒是老年人的常见主诉，可使老年人寝食不安，身体上可见抓痕及皮损。如未得到及时处理会使皮肤发生继发感染。

2. 护理评估

询问瘙痒的部位、发作的频率和程度、洗澡的频率、水温、沐浴液（皂）的性质（偏酸或偏碱）、润肤剂的使用情况、用药史、有无全身或局部的相关性疾病；全面的体格检查，以便明确是否由全身疾病或皮肤老化性改变引起；对于原因不明的瘙痒，除全身体格检查外，还要做血常规、尿常规、尿糖、肝功能、血清胆红素、尿素、血糖、肝脾 B 超等检查。对于肛门、外阴局限性瘙痒，则要进行真菌、细菌、寄生虫学检查。

3. 常见护理诊断/医护合作问题

（1）舒适的改变。瘙痒与皮肤的清洁、保养不得当，接触各类化学物品、化纤毛料衣服、干燥气候、服用某些药物、麻醉剂、刺激性食品、局部真菌、寄生虫感染有关，或与全身的相关性疾病、情绪激动、精神紧张、焦虑、抑郁有关。

（2）焦虑。与顽固瘙痒有关。

4. 护理目标

患者瘙痒不适减轻，焦虑、紧张情绪改善，睡眠质量改善。

5. 护理措施

（1）洗澡要讲究。老年人洗澡次数不宜过多；水温不宜过高，一般以 35～40 摄氏度为宜，不要用热水烫澡；洗澡时间不宜过长，以 15～20 分钟最好；洗澡时不宜用碱性较大的肥皂，因为这种肥皂的去脂效力太大，会增加皮肤干燥度，故应用中性肥皂。

（2）使用护肤用品。老年人油脂分泌少，皮肤干燥，故需要经常擦些护肤用品，如护肤膏、护肤霜、护肤油等，使皮肤保持一定的湿度和滋润度，有利于防止皮肤瘙痒。

（3）饮食嗜好要有利于健康。老年人平日营养要充分，膳食调配要适当，饮食宜清淡，不要吃得太咸、太腻，少吃或不吃辛辣等刺激性食物，多吃新鲜的黄绿色蔬菜，不喝酒，少饮或不饮浓茶和浓咖啡。

（4）生活要规律。皮肤瘙痒在生活不规律、睡眠不佳、休息不好、心情不舒畅时加重。故老年人必须注意生活规律，睡好觉，不要过度劳累，保持大便通畅。

知识链接

冬季防痒四招

1. 选择柔软、少刺激的内衣。
2. 正确地洗浴。
3. 加强体育锻炼。
4. 避免过多过频的抽烟、喝酒、喝浓茶、喝咖啡或吃辛辣食物。

（二）烫伤

老年人感觉迟钝，对冷热感觉不灵敏。沐浴、热敷、使用热水袋时，应严格掌握温度及时间，以防烫伤。对于老年人在家里自己使用的设备，如烤灯、电动按摩器等，家属或护理人员要耐心讲解使用方法，直到老年人熟练掌握为止。

三、衣着卫生

服装款式与颜色的选择应符合老年人的个性。穿着以舒适、端庄、合体为原则。合适的装扮有助于增进老年人社交时的自信心。服装要便于穿脱、活动。上装和裤腰的拉链上应留有指环，便于老年人拉动。衣服纽扣不宜过小，方便系扣。前开门式上装便于老年人穿脱。鼓励但不强求老年人穿色彩明快的服装。

内衣应选用质地柔软、光滑、吸湿性能强、通气性好的纯棉、麻、丝织品。根据老年人不同的身材，适当宽松可减少对皮肤的磨损，也有利于皮肤代谢物的排泄，预防皮肤疾病。内衣裤、袜子勤换洗；洗净后，内面向外翻出晾晒，充分利用紫外线的直射和风吹的杀菌作用；出汗后及时更换。冬衣、鞋的质地应松、软、轻，保暖性能好。袜子宜选择棉制的松口袜，既舒适，又不会引起局部瘙痒。

第八节　老年人性生活护理

施先生，男，63岁，已婚。妻子，66岁，身体素健。施先生因前列腺炎到泌尿科就诊。问诊中，医生了解到近2个月，施先生停止性生活。体检中发现收缩压160mmHg、舒张压90mmHg，以往无高血压史。在泌尿科诊治后，医生让施先生再到高血压科做相关诊治。

请思考：

1. 影响施先生性生活的因素有哪些？

2. 护理评估还应了解哪几方面的问题？

3. 针对施先生的性功能障碍，护理措施和健康指导有哪些？

在马斯洛的理论中，性需求如同空气、食物一样是人类的基本需求需要。人们通过性生活来满足爱与被爱、尊重与被尊重等较高层次的需要。

性代表个人表达自己的方式，也是人与人之间关系最密切的沟通。它绝不只是由身体的接触达到生理的兴奋而已，还包含了彼此的关怀与分享。性不仅是生活的一部分，也反映出夫妻之间的关系。

老年人的性功能是随着年龄的增长而逐渐退化的。在健康的条件下，保持一定的性行为更能促进健康。性交的过程使能量释放，并且刺激性腺分泌激素，活跃内分泌系统，提高体内激素水平，减缓衰老过程。在传统观念的影响下，一些老年人对性持错误的态度。即使健康的老年人也可能把无性功能当做老年人的正常表现，老年人的小辈中也有人持此观点。因此，护理人员本身应对性有正确的观念和态度，同时了解老年人性生活中存在的问题和影响因素，协助老年人享受晚年美好的性生活，提高生活质量。

一、影响老年人性生活的因素

（一）心理因素

老年人受封建意识的影响，认为老年夫妻身为长辈要严肃自重。男性本身感到老之将至，应该停止性生活，对禁欲认为是合理的。女性自认为过了生育期，且已经停经，子孙绕膝，而与老伴分居。这些因素影响老年人的性需求。

（二）性功能衰老性改变

老年男性的性唤醒变慢，射精量减少，勃起硬度减弱；同时，挺而不坚或勃起的时间短。老年女性的多数变化在闭经期阶段。阴道液量明显减少，导致性生活期间出现疼痛不适。

（三）药物的影响

抗精神病药、抗高血压药、镇静药、抗抑郁药等。过度饮酒，通常可引起性功能障碍。

（四）社会文化与环境的影响

老年人如同年轻人，也需要属于自己的私密生活空间。如受到经济条件的限制，老年人与第三代同住一间卧室，使得老年人不便表达对配偶的亲密感情和行为。还有一些养老院的居室布置得如同旅馆，老年夫妻住入放置单人床的房间等。

（五）疾病因素

高血压、糖尿病、甲减、前列腺炎、老年性阴道炎等。抑郁能引起性功能障碍，而性功能障碍能加重抑郁。

二、老年人性生活的护理

（一）护理评估

男性的性欲减退和勃起功能障碍，女性的性欲障碍、性交痛及阴道痉挛；血管疾病的体征，如股动脉搏动情况，以及球海绵体肌反射，以了解支配阴茎的周围神经情况；肝肾功能、血糖、血脂及激素水平测定等。

（二）常见护理诊断及医护合作性问题

1. 性生活形态改变

与性功能的衰老性改变、慢性器质性疾病、社会文化及环境的影响、药物的副作用等有关。

2. 自信心衰退

与性功能的衰老性改变有关。

（三）护理目标

老年人能针对不同的原因，采取相应的方法来改善生理功能；老年人自信心增强；

家属的观念改变。

（四）护理措施

1. 延缓性老化的措施

保持心情愉快，规律运动，保持体能，禁烟少酒。吃新鲜食品，多食蔬菜、水果及定量的牛奶、酸奶、豆浆、燕麦和少量的芝麻和人参。

2. 夫妻之间加强沟通，夫妻同床而居

在老年生活当中，夫妻分床而居占有相当比例，而各种人为因素的影响是主要原因。如子女家庭需要照顾，照看孙子、外孙等。这给老年人的性生活带来极大伤害。老年人一旦中断性生活，往往就意味着终止性生活。由此可见，无论何种原因导致老年夫妻分床而居都是一个极大的遗憾。

老年人越老越需要爱。同床共枕有利于肌肤相亲，能使双方得到心理和生理的满足，还可传递贴心话，进行感情交流，增强相互依恋、相依为命和白头偕老的幸福感。

3. 子女的关心

子女应多关心、理解老年人，为老年人的夫妻生活提供基本的条件。

4. 防止心理衰老，消除心理障碍

现代科学对心、身、脑关系的研究证明，心理衰老是加速生理衰老的重要因素。防止心理衰老首先要讲究精神养生和用脑卫生；要勤于用脑，达到学而忘老，求知养性。其次，要在心理上不服老，保持健康的性生活，增加主动性活动和社会交往，注意自我的个性改造，及时发现和消除精神障碍，如固执、冷漠、暴躁、猜疑等，还要避免产生衰老感、无用感、无助感、无望感、孤独感等。

思考与练习题

一、名词解释

1. 老年人睡眠呼吸暂停综合征

2. 压疮

3. 便秘

4. 尿失禁

5. 皮肤瘙痒症

二、填空题

1. 对老年人而言，室内温度应在_____，湿度应_____较为合适。老年人沐浴时，浴室温度应保持在_____。

2. 正常睡眠应以精神和体力的恢复为标准。如果睡后_____、_____、_____，无论时间的长短都属于正常睡眠。

3. 老年人压疮的特点为_____、_____、_____、_____。

4. 尿失禁的临床分型为_____、_____、_____、_____。

5. 大便失禁的危险因素为_____、_____、_____。

6. 老年人便秘的主要并发症是，这会导致肠梗阻_____、_____、_____或_____等。

7. 老年人的沐浴水温以_____为宜，沐浴时间一般以_____分钟为宜。过久泡浴，会出汗过多，易致虚脱。

三、选择题

A1 型题

1. 老年人适宜的居室温度应为(   )。

    A. 18℃~20℃   B. 20℃~22℃   C. 22℃~24℃   D. 24℃~26℃

    E. 26℃~28℃

2. 杨某，男性，62 岁。其运动后的最佳心率是(   )。

    A. 108 次/分   B. 120 次/分   C. 130 次/分   D. 140 次/分

    E. 90 次/

3. 老年人服用镇静剂后，迷迷糊糊中尿液不自主流出。这属于(   )。

    A. 暂时性尿失禁   B. 压力性尿失禁

    C. 过度充盈性尿失禁   D. 紧迫性尿失禁

    E. 尿潴留

4. 下列哪个因素易导致老年人进食意外的发生？(   )

    A. 给卧床老年人喂汤时，食勺要从口正中直入，以免呛咳

    B. 卧床老年人进食时，应使其头部转向一侧

    C. 给偏瘫老年人进食时，食勺应从健侧放入，尽量送到舌根部

    D. 进食时，应注意力集中

    E. 对于吃干食发噎者，进食时准备水或饮料

A2 型题

5. 陈老伯，66 岁，退休，独居。除外出购物外，大部分时间在家看书报或电视节目；喜欢吃肉，不喜欢吃蔬菜，嗜辣。近来自觉排便困难，每周 1~2 次，大便干结。体检结果无异常。根据现有资料分析，与陈老伯便秘发生相关的因素是(   )。

    A. 运动量少，饮食中缺少纤维素含量高的食物，胃肠蠕动减慢

    B. 运动量少，饮食中缺少纤维素含量高的食物，药物作用

    C. 运动量少，饮食中缺少纤维素含量高的食物，肠梗阻

D. 运动量少，肠梗阻，胃肠蠕动减慢

E. 运动量少，肠梗阻，药物作用

6. 李奶奶，82岁，牙齿缺如，吞咽食物困难。李奶奶正确的饮食选择是(　　)。

A. 摄入适量蛋白质。其中，优质蛋白质占40%

B. 食物的选择上，遵循"荤素搭配，以素为主；生熟搭配，多进生食"的原则

C. 因老年人味、嗅觉敏感度低，烹调时可增加盐、糖等调味品的使用量

D. 可选择粘稠度较高的食物以防误咽

E. 油脂摄入量占总热量的40%

A3/A4型题

(7~8题共用题干)

姚老伯，65岁，丧偶，子女均在国外。文化程度：大学。去年退休。退休前为一家杂志社的编辑。除外出购物外，不爱活动。白天大部分时间在家看书报或电视节目。喜欢吃肉，不爱吃蔬菜，嗜辣。最近一次体检是在一个月前。检查结果显示，除血脂偏高外，无其他异常。最近一段时间自觉排便困难，每周排便2~3次，大便干结。自己曾到药房购买酚酞片服用，但自觉效果不佳，食欲略有下降，故前来就诊。

7. 根据现有资料考虑，老年人出现了什么问题？(　　)。

A. 空巢综合征　　B. 便秘　　　　C. 大便失禁　　　　D. 偏食

E. 抑郁

8. 下列哪项措施不利于老年人现存问题的改善？(　　)

A. 食用富含纤维素的食品　　　　B. 每天的饮水量在2000~2500ml

C. 每天有30~60分钟的活动　　　D. 腹部自我按摩

E. 加大酚酞片的剂量，长期服用

(9~11题共用题干)

成老太，62岁。主诉：20多年前开始在咳嗽、打喷嚏、奔跑时尿液不自主地溢出，并随着健康状况的好坏而时重时轻。去年年底开始症状加重。询问过去史，得知成老太自这个冬春季以来持续咳嗽长达4个月，漏尿症状有所加重。询问生育史，育有一子一女，女儿为产钳助产。妇科检查见子宫Ⅰ度脱垂。泌尿系统检查后确认，膀胱内压正常，膀胱逼尿肌稳定。尿道压力测试：在膀胱充盈状态下，站立位可见随咳嗽尿液漏出，咳嗽停止后还见漏尿。

9. 根据上述资料考虑，这位老年女性尿失禁的危险因素有哪些？(　　)

A. 奔跑，子宫脱垂，雌激素水平下降，盆底肌肉松弛

B. 打喷嚏，子宫脱垂，雌激素水平下降，盆底肌肉松弛

C. 慢性咳嗽，子宫脱垂，雌激素水平下降，盆底肌肉松弛

D. 寒冷季节，子宫脱垂，雌激素水平下降，盆底肌肉松弛

E. 尿路感染，子宫脱垂，雌激素水平下降，盆底肌肉松弛

10. 这位老年女性患的是哪种类型的尿失禁？（　　　）

A. 急迫性尿失禁
B. 压力性尿失禁

C. 反射性尿失禁
D. 暂时性尿失禁

E. 混合性尿失禁

11. 建议首先采用哪种治疗方法？（　　　）

A. 雌激素与α受体拮抗剂如丙咪嗪两者联用，加上盆底肌训练

B. 雌激素与α受体拮抗剂如丙咪嗪两者联用，加手术治疗子宫脱垂

C. 雌激素与α受体拮抗剂如丙咪嗪两者联用，加强营养，改善健康状况

D. 加强营养，改善健康状况，加上盆底肌训练

E. 雌激素替代治疗

思考与练习题答案

一、名词解释

1. 又称睡眠呼吸暂停低通气综合症；是指睡眠中口、鼻腔无气体呼出持续 10 秒以上，1 小时内发作超过 8 次。此病发生率较高；可引起动脉血氧饱和度下降、夜间睡眠间断、白天嗜睡；具有一定的潜在危险性。

2. 是指局部组织因长时间受压，血液循环障碍，局部持续缺血、缺氧、营养不良而产生软组织溃烂和坏死压疮，也叫褥疮。

3. 是指排便困难，排便次数减少（每周少于 3 次）且粪便干硬，便后无舒畅感。便秘可导致腹部不适、食欲降低及恶心，全身症状有头晕、头痛、乏力、焦虑、坐卧不安等。

4. 即膀胱内的尿不能控制而自行流出。尿失禁可发生于各年龄组的病人，但以老年病人更为常见，女性的发病率高于男性。

5. 只有皮肤瘙痒而无原发性皮肤损害者称为瘙痒症。

二、填空题

1. 22℃~24℃　50%±10%　24℃~26℃

2. 疲劳消失　头脑清晰　精力充沛

3. 比较隐蔽　继发感染反应不明显　愈合困难

4. 急迫性尿失禁　压力性尿失禁　充溢性尿失禁　暂时性尿失禁　混合性尿失禁。

5. 生理因素　神经精神因素　肛门直肠因素。

6. 粪便嵌塞　结肠溃疡　大便失禁　矛盾性腹泻。

7. 37℃~40℃　10~20

三、选择题

A1 型　1. C　2. A　3. A　4. D

A2 型　5. A　6. D

A3/A4 型　7. B　8. E　9. C　10. B　11. A

（王静）

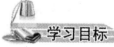

第六章
老年人的安全用药与护理
DI LIU ZHANG

学习目标

1. 说出老年人的用药原则和用药特点。
2. 熟记老年人用药后常见的不良反应。
3. 认识老年人易发生不良反应的常见药物。
4. 能够对老年人进行正确的用药指导。

随着年龄的增长，老年人各脏器的组织结构和生理功能逐渐出现退行性变，影响机体对药物的吸收、分布、代谢和排泄，而且由于老化，老年人用药的依从性较低。因此，老年人的安全用药与护理显得日益重要。

第一节 老年人药物代谢及药效学特点

案例

　　张大爷，85岁，患高血压、糖尿病，长期服用氨氯地平和福辛普利控制血压，皮下注射胰岛素控制血糖，长期不规律服用钙剂和维生素D制剂。因失眠，患者长期自行服用地西泮。近日出行时不慎跌倒，发生髋部骨折。

　　分析：老年患者长期服用氯氮䓬、地西泮等长效苯二氮䓬类药物可发生药物蓄积、镇静时间延长、跌倒和骨折。对于老年患者，推荐使用短效和中效、代谢物无活性的镇静催眠药。

　　药物代谢是指药物在生物体内的吸收、分布、生物转化和排泄等过程的特点和规律，即药物分子被机体吸收后，在机体作用下发生的化学结构转化。药物代谢的部位主要是肝脏、肾脏。近年来的研究证明，肠壁也参与药物的代谢过程。

药物代谢动力学（pharmacokinetics）简称药代动学或药动学，主要是定量研究药物在生物体内吸收、分布、代谢和排泄规律，并运用数学原理和方法阐述血药浓度随时间变化的动态规律的一门学科。

药物效应动力学（pharmacodynamics）简称药效学，主要研究药物对机体的作用、作用规律及作用机制。其内容包括药物与作用靶位之间相互作用所引起的生物化学、生理学和形态学变化，药物作用的全过程和分子机制。

老年人机体各系统的功能逐渐减退，其对药动学和药效学的影响是当前药学研究的重要课题。

一、 老年人药物代谢的特点

（一）药物的吸收

药物从用药部位进入血液循环的过程称为吸收。绝大多数的药物口服后通过简单扩散的方式被吸收。老年人胃肠活动减退，胃酸分泌减少，胃肠血流量下降，会影响药物的吸收。

1. 胃酸缺乏，使药物在胃中的吸收减少

胃酸直接影响着药物的离子化程度。老年人胃黏膜萎缩、胃酸缺乏的发生率明显增加。而解离型的某些药物不易被吸收，未解离型的药物则易被吸收。如阿司匹林在正常胃酸非解离的比例大。当胃酸缺乏时，其离子化程度加大，在胃中的吸收减少。安定必须在胃酸中水解后形成甲基安定才能起作用。胃酸分泌减少时，其生物利用度必然受到影响。

2. 胃排空减慢，影响药物在小肠的吸收

小肠是大多数药物的吸收部位。老年人多有胃肌萎缩，胃排空减慢，延长了药物到达小肠的时间，延缓了药物的吸收，特别是使肠溶片药物的吸收受到影响。

3. 胃肠道黏膜和血流量改变，影响药物的吸收

老年人胃肠黏膜的结构功能和血流量随增龄而发生的改变也会影响药物的吸收。如老年人小肠绒毛变厚、变钝，黏膜的吸收面积减少，血流量较正常成人减少约40%~50%。这些改变使老年人胃肠道的药物吸收能力明显低于青年人。

（二）药物的分布

药物的分布是指药物进入血液循环后向组织器官或体液转运的过程。影响药物在体内分布的因素主要有机体的组成成分、药物与血浆蛋白的结合能力、药物与组织的结合能力等。随着年龄的增长，人体的脂肪组织相对增加，总体液与非脂肪组织下降，血浆蛋白含量改变（白蛋白降低、球蛋白升高）。这些改变对老年人的药物分布产生影

响。

1. 水量的减少使水溶性药物的分布容积减少

随着年龄的增长，老年人的体液总量较年轻人明显下降，细胞内液也相应减少。水溶性药物如地高辛、哌替啶等的分布容积减少，血药高峰浓度增加，容易发生中毒。

2. 脂肪的增加使脂溶性药物的分布容积增大

老年人体内的非脂肪组织减少，脂肪的含量则相对增加，使地西泮、利多卡因等脂溶性药物的分布容积增大，作用持久，半衰期延长。因此，给老年人使用此类药物时，应适当延长给药间隔时间。

3. 血浆蛋白结合率的改变影响药物的分布容积

老年人的血清蛋白随增龄而下降，其结合药物的量相应减少，血液中药物的游离型成分增多，血药浓度增加，药物的毒副反应加大。此外，老年人往往由于同时患有多种疾病而应用多种药物。这些药物在体内竞争性地与清蛋白结合。结合力较强的药物的血药浓度较低，相反则血药浓度较高。如水杨酸与甲苯磺酰丁脲合用时易导致低血糖。胺碘酮与地高辛合用时易导致地高辛出现毒性反应。因此，在老年人应用多种药物时，应注意药物间的相互作用。

（三）药物的代谢

药物的代谢是指药物在体内发生化学变化，又称生物转化。很多药物须通过肝脏转化成水溶性化合物后经肾脏排泄。由于老年人肝脏重量下降，脂褐质合成减少，酶活性降低，药物的转化速度减慢。临床证实，老年患者使用利多卡因、咖啡因、安替匹林、心得安、保泰松和异戊巴比妥后，它们的半衰期延长。

例如，青年组（20~40岁）与老年组（65岁以上）日服200mg异戊巴比妥。24小时后，其主要代谢产物3-羟异戊巴比妥经肾脏排泄的数量有明显差异：青年组排出口服剂量的25.0%，而老年组仅排出12.9%。这表明老年人对异戊巴比妥的代谢速率减慢。

（四）药物的排泄

药物的排泄是指药物在老年人体内经吸收、分布、代谢后，最后以药物原形或代谢物的形式通过排泄器官或分泌器官排出体外的过程。多数药物主要通过肾脏排泄，而排泄速度也随年龄的增长而降低。据报告，20岁以后，每增1岁，肾小球滤过率以约1ml/min的速度递减；在70~80岁时约有1/3的肾单位发生结构变化而失去功能，有效肾血流量减少为47.73%；80岁以上老年人的肾小球滤过率可下降到60%~70%，肾小管的分泌与吸收功能也同时减弱。因此，老年患者使用主要经肾排泄的常量药物时容易蓄积中毒。

二、 老年人药效学的特点

(一) 对中枢神经系统药物的敏感性增高

老年人大脑重量减轻，血流量减少，高级神经功能亦衰退。因此，对中枢神经系统药物特别敏感，包括镇静催眠药、抗精神病药、抗抑郁药、镇痛药等，特别是在老年人缺氧、发热时更为明显。例如，在地西泮血药浓度相似的情况下，老年人易出现精神运动障碍的不良反应，而年轻人则没有。所以，老年人出现精神障碍时，要首先排除中枢神经系统药物的影响。

(二) 对抗凝药的敏感性增高

老年人对肝素口服抗凝药非常敏感。一般治疗剂量即可引起永久的凝血障碍，并有自发性内出血的危险。例如，70 岁的老年人应用华法林的量为 40～60 岁患者的 30%；对于相似血药浓度的华法林，老年人维生素 K 依赖性凝血因子的合成抑制作用更强。老年人对抗凝血药更敏感的原因可能如下：一是肝脏合成凝血因子的能力下降；二是饮食中维生素 K 含量不足或维生素 K 的胃肠道吸收障碍引起维生素 K 相对缺乏；三是血管的病理变化，包括血管壁变性、弹性纤维减少、血管弹性减少，而使止血反应发生障碍。

(三) 对利尿药、抗高血压药的敏感性增高

老年人心血管系统与维持水电解质平衡的内环境稳定的能力下降，一方面使利尿药与抗高血压药的药理作用增强，另一方面使许多药物如吩噻嗪类、受体阻断剂、血管扩张药、左旋多巴、三环类抗抑郁药、苯二氮䓬类与利尿药可引起直立性低血压。其发生率与严重程度均较青壮年居高。

(四) 对 β 受体激动剂与阻断剂的敏感性降低

老年人心脏肾上腺素受体的敏感性降低，对 β 受体阻断剂与激动剂的反应均减弱。例如，休息状态下，使 65 岁患者每分钟心率增加 25 次所需要的异丙肾上腺素的静滴剂量为 25 岁所需剂量的 5 倍，老年人动脉内灌注异丙肾上腺素增加前臂血流的作用也较年轻人弱。老年人肾上腺素 β 受体的敏感性降低的原因可能与信号传导能力的降低有关，而与肾上腺素 β 受体的密度和亲和力没有明显的关系。

三、 老年人常见药物的不良反应及其特点

老年人的药动学和药效学改变，除对疾病的转归产生影响外，还能导致药物不良反应。

（一）体位性低血压

随着年龄的增长，动脉逐渐硬化，血管运动中枢的调节机能减退，使颈动脉窦、主动脉弓压力感受器对血压变化不敏感，不能及时调节血压。即使没有药物的影响，也会因体位突然改变而产生头晕。当使用降压药吩噻嗪类、三环抗抑郁药、利尿剂、血管扩张药、左旋多巴时尤易发生体位性低血压，因此应审慎选药。

（二）精神神经症状

如头晕、意识模糊、谵妄、焦虑及注意力不集中。其原因为老年人脑细胞减少，脑血流量下降和脑代谢活动减弱，故对中枢神经系统药物的敏感性增高。在此情况下，很多药物可引起精神错乱、定向障碍、痴呆等症状。如洋地黄、降压药可引起抑郁症。

（三）耳毒性

老年人由于内耳的毛细胞数目减少，听力有不同程度的减退，易受药物影响而产生前庭症状和听力下降。已知氨基糖苷类抗生素对第八对脑神经的损害最为严重，多见于年老体弱者。前庭损害的主要症状为眩晕、耳聋。内耳柯蒂氏器上的毛细胞一旦被药物侵害坏死，就难以再生，可产生永久性耳聋。临床研究表明，氨基糖苷类抗生素的耳毒性与剂量和疗程有一定联系。故目前临床上，链霉素由每月 1g 改变至 0.75g。其疗效不减，而毒性则明显下降。用药时除考虑年龄与肾功能情况外，还应严格控制本类药物之间或与其他种影响内耳功能的药物（如水杨酸类、保太松、氯化喹啉、奎宁、氮芥、心得安、利尿酸、速尿）的合用。

（四）尿潴留

老年人常因精神抑郁服用三环抗抑郁药，因震颤麻痹使用中枢抗胆碱药。这两类药均有阻断副交感神经的作用，对伴有前列腺肥大及膀胱颈纤维性变的老年患者易致尿潴留。

综上所述，剂量个体化是药物治疗的一项重要原则，对老年患者尤为重要。虽说老年人的生理功能都有减退，但个体间存在一定差异。纵使年龄相同，而功能的衰减程度却不一致，故药物的反应也不一样。因此，老年人用药应从小量开始，逐渐达到个体最适量。一般主张用常量的 1/2～3/4。另外，需注意药物的相互作用。联合用药时，各药间常有的相互作用，不是使药效降低或失效，就是增加药物毒性。特别是后者，有时会带来严重的甚至是致命的后果。临床上药物相互作用引起的不良反应，有高血压危象、心率失常、严重的低血压、出血、呼吸麻痹和肾功能损害等。这些后果对衰老机体的危害更大。由于老年患者的生理、生化功能改变，药物相互作用更易发生，故在执行医嘱或给药时要特别小心。

第二节　老年人的用药原则

案　例

李大爷，71岁，老年痴呆症患者，应用左旋多巴治疗，又因高血压用利血平，因皮肤瘙痒症使用扑尔敏，结果使降压效果不明显。

请思考：

老年人用药时应该遵循什么原则？

一、选药原则

据统计，我国每年 5000 万住院患者中，至少有 250 万人的入院与药物不良反应（ADR）有关。其中，重症 ADR 50 万人，死亡 19 万人。其中，老年人数量比成年人高 3 倍以上，在所有 ADR 致死病例中占一半。因此，老年人合理用药是一个亟待解决的临床问题。

老年人解剖学、生理学改变的特点以及药代学和药动学的变化，使老年人用药有自身的特点和规律。老年人选择药物时应当遵循的原则有如下几点：

（一）治疗目的原则

老年人的疾病诊断较为困难，因而医生要严格区分是由生理性改变引起的还是由病理性改变引起的症状，明确诊断，权衡选用药物进行治疗的利弊，确定是否应该用药物治疗，考虑用药治疗的目的和时间，做到对症下药。

（二）五药原则

多药联用（polypharmacy）是老年人用药最突出的临床特点。一般认为当服用药物种类大于五种时，就可能大大增加用药风险，包括药物所致的不良反应、药物相互作用和药费增加，患者产生用药依从性，生活质量降低。老年人躯体疾病多，多合并用药，故需控制药物种类，一般不超过 5 种药。

（三）根据副作用选药，选副作用少的药

对于必须进行药物治疗的老年病人，要选用疗效肯定、毒副作用少、不良反应轻

的药物。选用药物种类能少则少；按先重、急，后轻、缓的原则选药。必须联合用药时，一般应选用疗效协同、毒副作用拮抗的药物，旨在减少用药剂量与不良反应。

（四）个体化用药

不同老年人的病理生理特点、病程进展和并发症都不同。治疗时应根据检查结果综合分析，决定用药。告诫老年人慎用非处方药，在医师指导下用药为最佳选择。

（五）口服为主

应选择适合老年人服用的剂型。老年人在吞咽大型片剂、胶囊有困难时，可选用液体剂型，如冲剂、口服液等；同时，考虑老年人因胃肠功能改变，影响药物释放与吸收，故在服用有缓释制剂的药物时要特别慎重，以免发生不良反应。

（六）简化给药原则

由于老年人生活自理能力下降，记忆力减退，故应简化给药方案，尽量减少用药种类，减少不同药物的不同服用时间。必须分时间服用时，应对病人及家属强调如何正确用药，并在药品标签上醒目标出用法和用量。

（七）药物疗效观测原则

医生及家属应密切注意观察老年病人服药后的病情变化情况，出现异常时需及时进行处理。

二、用药原则

临床上对老年人用药时，要充分考虑老年人的年龄和生理特点及病情，在控制不良反应、保证用药安全的前提下，使药物效能发挥到最大程度。

（一）受益原则

首先，要有明确的用药适应证；另外，还要保证用药的受益/风险比大于1。即便有适应证但用药的受益/风险比小于1时，就不应给予药物治疗。

老年人用药必须权衡利弊，以确保用药对患者有益。资料显示，住院老年人中，ADR 发生率为27.3%；入院原因中，15%~30%是由 ADR 所致，而成年人仅占3%。这主要与老年人的病情较重和多药合用有关。另外，老年人的 ADR 表现形式特殊，除皮疹、恶心、呕吐等一般症状外，更多见的是老年病五联症——精神症状、跌倒、大小便失禁、不想活动、生活能力丧失，极易导致误诊漏诊。

对于老年人心律失常，如果无器质性心脏病又无血液动力学障碍，则发生心源性猝死的可能性很小。而长期使用抗心律失常药可能发生药源性心律失常，增加死亡率，故此类患者应尽可能不用或少用抗心律失常药。

（二）5 种药物原则

老年人同时用药不能超过 5 种。据统计，同时使用 5 种药物以下的 ADR 发生率为 4%，6～10 种为 10%，11～15 种为 25%，16～20 种为 54%。老年人因多病共存，常采用多种药物治疗。这不仅加重了患者的经济负担，降低了依从性，而且导致 ADR 的发生。同时使用 2 种药物的潜在药物相互作用的发生率为 6%，5 种药物为 50%，8 种药物增至 100%。虽然并非所有药物的相互作用都能导致 ADR，但这种潜在的危险性无疑是增加的。这一原则就是根据用药数目与 ADR 发生率的关系提出的。当用药超过 5 种时，就应考虑是否都是必要用药，以及依从性和 ADR 等问题。目前，许多老年病（如钙化性心脏瓣膜病）无相应的药物治疗或药物治疗无效。如此时仍坚持用药，则药物不良反应对老年人的危害大于疾病本身，故这类疾病应避免药物治疗。

其次，要具体分析老年人现阶段的病情变化，明确治疗目标，抓住主要矛盾、选择主要药物进行治疗。凡是疗效不确切、耐受性差、未按医嘱服用的药物都可考虑停止使用，以减少用药数目。如果病情危重，需要使用多种药物，在病情稳定后仍应遵守 5 种药物原则。

再次，尽量选择"一箭双雕"的药物。比如，应用 β 受体阻滞剂或钙拮抗剂治疗高血压和心绞痛，使用 α 受体阻滞剂治疗高血压和前列腺增生。这样可以减少用药数目。

另外，要重视非药物疗法，这仍然是有效的基础治疗手段。如早期糖尿病可采用饮食疗法，轻型高血压可通过限钠、运动、减肥等治疗，老年人便秘可多吃粗纤维食物、加强腹肌锻炼等。这样，病情可能得到控制而无需用药。

（三）小剂量原则

老年人除维生素、微量元素和消化酶类等药物可以用成年人剂量外，其他所有药物都应低于成年人剂量。

因为老年人的肝肾功能减退、白蛋白降低、脂肪组织增加，应用成年人剂量可出现较高的血药浓度，使药物效应和毒副作用增加。因此，应采用小剂量原则，不要完全按药厂提供的剂量使用。另外，老年人衰老、病理损害的程度不同，平时用药多少不一，使得个体差异特别突出，尤其是高龄老年人。目前还没有相关的规律可循。为稳妥起见，老年人只能采用小剂量原则。这是改善老年人开始和维持治疗的重要策略。尤其是肝素、华法林、阿米替林、地高辛、庆大霉素等药物。

由于现在尚缺乏针对老年人剂量的调整指南，因此应根据老年患者的年龄和健康状态、体重、肝肾功能、临床情况、治疗指数、蛋白结合率等情况具体分析。能用较小剂量达到治疗目的的，就没有必要使用大剂量。

值得注意的是，也并非是始终如一的小剂量。可以是开始时的小剂量，也可以是维持治疗的小剂量。这主要与药物类型有关。当需要使用首次负荷量的药物（如利多卡因、乙胺碘呋酮等）时，为了确保迅速起效，老年人首次可用成年人剂量的下限，小剂量原则主要体现在维持量上。而对其他大多数药物来说，小剂量原则主要体现在开始用药阶段，即用药时就从小剂量（成年人剂量的 1/5～1/4）开始，缓慢增量，以获得更大疗效和更小副作用为准则，探索每位老年患者的最佳剂量。同时，药品生产厂家也应尽快生产相应的低剂量制剂，以满足老年人用药的需要。

（四）择时原则

择时原则是指根据时间生物学和时间药理学的原理，选择最合适的用药时间进行治疗，以最大限度地发挥药物作用，尽可能地降低毒副作用。

因为许多疾病的发作、加重与缓解具有昼夜节律的变化，如变异型心绞痛、脑血栓、哮喘常在夜间出现，急性心肌梗死和脑出血的发病高峰在上午；药代动力学也有昼夜节律的变化，如白天肠道功能相对亢进，因此白天用药比夜间吸收快、血液浓度高；药效学也有昼夜节律变化，如胰岛素的降糖作用上午大于下午，所以进行择时治疗时，主要根据疾病的发作、药代动力学和药效学的昼夜节律变化来确定最佳用药时间。

举例来说，抗心绞痛药物的有效时间应能覆盖心绞痛发作的高峰时段。变异型心绞痛多在 0：00 到 6：00 发作，因此主张睡前用长效钙拮抗剂，也可在睡前或半夜用短效钙拮抗剂，但要注意与次晨用药的间隔时间；而劳力型心绞痛多在上午 6：00 到 12：00发作，应在晚上用长效硝酸盐、β 受体阻滞剂及钙拮抗剂。

（五）暂停用药原则

对患者所用药物做仔细的回顾与评价，检查有无潜在的感染或代谢改变。当怀疑ADR 时，要在监护下停药一段时间。

在老年人用药期间应注意密切观察。一旦发生任何新的症状，包括躯体、认识或情感方面的症状，都应考虑 ADR 或病情进展。这两种情况的处理截然不同：前者停药，后者加药。对于服药的老年人出现新症状，停药受益明显多于加药受益，所以暂停用药原则作为现代老年病学中最简单、最有效的干预措施之一，值得高度重视。

第三节 老年人用药的护理

李大爷，81岁，因嗜睡3天入院。入院时，病人处于深睡状态。家属于入院当日发现老人误把安定当做维生素B1服用，每日三次，每次两片，总剂量不详。

请思考：

我们应该怎样加强对老年人的用药护理？

随着年龄的增长，老年人记忆力减退，学习新事物的能力下降，对药物的治疗目的、服药时间、服药方法常不能正确理解，影响用药安全和药物治疗的效果。因此，指导老年人正确服药是护理人员的一项重要任务。

一、全面评估老年人的用药情况

（一）用药史

全面评估老年人的用药史，建立完整的用药记录。包括既往用药记录、药物的过敏史、引起不良反应的药物，以及老年人对药物的了解。

（二）各系统老化情况

认真评估老年各脏器的功能情况，如肝、肾功能的生化指标。

（三）服药能力和作息时间

包括视力、听力、理解能力、记忆能力、吞药能力、获取药物的能力、发现不良反应的能力和作息时间。

（四）心理—社会状况

了解老年人的文化程度、饮食习惯、经济状况，对当前治疗方案和护理计划的了解、认识程度和满意度，家庭的支持情况，对药物有无依赖、期望、恐惧等心理。

二、 密切观察和预防药物不良反应

由于老年人药物不良反应的发生率高，护理人员要密切观察和预防药物不良反应，提高老年人的用药安全。

（一） 密切观察药物副作用

要注意观察老年人用药后可能出现的不良反应，及时处理。如对服用降压药的老年病人，要注意提醒其在直立、起床时动作应缓慢，避免直立性低血压。

（二） 注意观察药物的矛盾反应

老年人在用药后容易出现药物矛盾反应，即用药后出现与用药治疗效果相反的特殊不良反应。如用硝苯地平治疗心绞痛反而出现心绞痛，甚至诱发心律失常。所以，用药后要注意观察。一旦出现不良反应，要及时停药、就诊，根据医嘱改服其他药物，保留余药。

（三） 用药从小剂量开始

用药剂量一般从成年人用药剂量的1/4开始，逐渐增大到1/3、1/2、3/4；同时要注意个体差异，治疗过程要求连续性的观察。一旦发生不良反应，及时协助医生处理。

（四） 选用便于老年人服用的药物剂型

对于吞咽困难的病人，不宜选用片剂、胶囊制剂；宜选用液体剂型，如冲剂、口服液等。必要时也可选用注射给药。对于胃肠功能不稳定的老年人，不宜使用缓释剂，因为胃肠功能的改变影响缓释药物的吸收。

（五） 规定适宜的服药时间和服药间隔

根据老年人的服药能力、生活习惯，给药方式尽可能简单。当口服药物与注射药物疗效相似时，则采用口服给药。许多食物和药物同时服用会导致彼此的相互作用而影响药物的吸收。如含钠基和碳酸钙的制酸剂不可与牛奶或其他富含维生素D的食物一起服用，以免刺激胃液过度分泌或造成血钙或血磷过高。此外，如果给药间隔时间长，达不到治疗效果，而频繁地给药又容易引起药物中毒。因此，在安排服药时间和服药间隔时，既要注意老年人的作息时间，又要保证有效的血药浓度。

（六） 其他预防药物不良反应的措施

由于老年人的用药依从性差，当药物未能取得预期疗效时，更要仔细询问患者是否按医嘱服药。对于长期服用某一药物的老年人，要特别注意检测血药浓度。对老年人所用的药物要进行认真的记录并注意保存。

三、 提高老年人的服药依从性

老年慢性病病人的治疗效果不令人满意，除与病因、发病机制不明、缺乏有效的治疗药物有关外，还有一个不容忽视的问题，就是病人的服药依从性差。老年人由于记忆力差，容易忘记服药或错服药；经济收入减少，生活相对拮据；担心药物副作用；社会的支持不够等原因，导致服药依从性差。提高老年人服药依从性的护理措施如下：

（一）加强用药护理

1. 住院的老年人

对于住院的老年人，护理人员要严格执行给药操作规程，按时将早晨空腹服、食前服、食时服、食后服、睡前服的药物分别送到病人床前，并照顾其服下。

2. 出院带药的老年人

对于出院带药的老年人，护理人员要通过口头和书面的形式，向老年人介绍药物名称、用量、作用、副作用和用药时间。用字体较大的标签注明用药的剂量和时间，以便老年人记忆。此外，社区护士应定期到老年人家中清点其剩余药片的数目，也有助于提高老年人的服药依从性。

3. 空巢、独居的老年人

对于空巢、独居的老年人，则需加强社区护理干预。可将老年人每天需要服用的药物放置在专用的塑料盒内，盒子有四个小格，每个小格标明服药的时间，并将药物放置在醒目的位置，促使老年病人养成按时服药的习惯。

4. 精神异常或不配合治疗的老年人

对于精神异常或不配合治疗的老年人，护理人员需协助和督促病人用药，并确定其是否将药物服下。若病人在家中，应要求病人家属配合做好协助督促工作。可通过电话追踪，确定病人的服药情况。

5. 吞咽困难和神志不清的老年人

对于吞咽困难和神志不清的老年人，一般通过鼻饲管给药。对于神志清楚但有吞咽障碍的老年人，可将药物加工制作成糊状物后再给予。

6. 外用药物

对于外用药物，护理人员要详细说明，并在药盒外贴红色标签，注明外用药不可口服，并告知家属。

（二）开展护理教育

护理人员可通过借助宣传媒介，采取专题讲座、小组讨论、发宣传材料、个别指导等综合性教育方法，通过门诊教育、住院教育和社区教育三个紧密相扣的环节，全程实施健康教育计划，反复促进老年人循环渐进地学习疾病相关知识，提高病人的自我管理能力，促进其服药依从性。

（三）建立合作性护患关系

护理人员要鼓励老年人参与护理方案与护理计划的制订，请老年人谈谈对病情的看法和感受，让老年人知道每种药物在治疗方案中的作用和轻重关系，倾听老年人的治疗意愿，注意老年人是否非常关注费用。与老年人建立合作性护患关系，使老年人对治疗充满信心，形成良好的治疗意向，可促进病人的服药依从性。

（四）行为的治疗措施

1. 行为监测

要求老年人记服药日记、病情观察记录等。

2. 刺激与控制

将老年人的服药行为与日常生活习惯联系起来，如设置闹钟来提醒服药时间。

3. 强化行为

当老年人服药依从性好时给予肯定，依从性差时当即给予批评。

（五）帮助老年人保管药品

定期整理药柜，保留常用药和正在服用的药物，弃除过期变质的药物。

四、 加强药物治疗的健康指导

（一）加强老年人用药的解释工作

护理人员要用老年人能够接受的方式，向其解释药物的种类、名称、用药方式、药物剂量、药物作用、不良反应和期限等。必要时，以书面的形式，在药袋上用醒目的颜色标明用药的注意事项。此外，要反复强调正确服药的方法和意义。

（二）鼓励老年人首选非药物性措施

指导老年人如果能以其他方法缓解症状的，暂时不要用药。如失眠、便秘和疼痛等，应先采用非药物性的措施解决问题，将药物中毒的危险性降至最低。

（三）指导老年人不随意购买及服用药物

一般健康老年人不需要服用滋补药、保健药、抗衰老药和维生素。只要注意调节好日常饮食，注意营养，科学安排生活，保持平衡的心态，就可达到健康长寿的目的。

对于体弱多病的老年人，要在医生的指导下，辨证施治，适当服用滋补药物。

（四）加强家属的安全用药知识教育

对老年人进行健康指导的同时，还要重视对其家属进行安全用药知识的教育，使他们学会正确协助和督促老年人用药，防止发生用药不当造成的意外。

案 例

患者，男性，75 岁，高血压病史 15 年，前列腺增生 1 年。平时按时服用洛汀新降压，血压波动在 120～140/85～95mmHg。1 天前出现起立后双眼黑矇、乏力、耳鸣，平卧数分钟后症状缓解。患者平时经常因失眠自行服用安定等镇静剂，还喜食用高丽参等滋补品。

分析：这位老年人 1 天前出现的症状系表明发生了体位性低血压。老年高血压患者机体血管的舒缩能力下降，顺应性降低，血压的自身调节机制出现障碍。若睡前服用足量的扩张血管的降压药，以及镇静剂等，就容易发生体位性低血压。

思考与练习题

一、名词解释

1. 药物不良反应
2. 服药依从性

二、填空题

1. 老年人药物不良反应的表现常不典型，与原发病不易鉴别。如_____、_____、_____、_____、_____、_____等，易与老年病症状相混淆。

2. 用药剂量一般从成年人用药剂量的_____开始，逐渐增大到_____、_____、_____；同时要注意个体差异，治疗过程要求_____的观察。

3. 对老年人用药护理评估的内容包括_____、_____、_____、_____等。

4. 写出老年人用药常见的三个护理诊断和医护合作性问题：_____、_____、_____。

三、选择题

A1 型题

1. 下列用药方法正确的是(　　)。

　　A. 补铁剂最好用茶送　　　　　　　B. 胶体次枸橼酸铋可用牛奶来送

　　C. 磺胺类药物服用时需大量喝水　　D. 氨茶碱缓释片可掰碎服用

　　E. 心绞痛发作时口服硝酸甘油一片

2. 下列除哪项外,均是老年人服药依从性差的常见临床表现?(　　)

　　A. 自行使用处方未开药　　　　　　B. 漏服药

　　C. 服药期间吸烟不节制　　　　　　D. 因经济原因,擅自停药

　　E. 在广告的导向下,经常大量使用保健药

A2 型题

3. 李大爷,68 岁,患原发性高血压 11 年、冠心病 4 年,长期服氨氯地平、单硝酸异山梨酯缓释片、美托洛尔、硫氮唑酮和阿司匹林治疗,平时睡眠不佳,每晚服用阿普唑仑 8mg,且经常服用中成药、保健品等。为了预防病人出现药物不良反应,因采取的护理措施不包括(　　)。

　　A. 密切观察药物不良反应。一旦出现,及时停药就诊

　　B. 要定期监测血药浓度

　　C. 规定适当的服药时间和服药间隔

　　D. 告知老年人不随意购买保健品

　　E. 强化老年人重视药物治疗

A3/A4 型题

(5~6 题共用题干)

王先生,64 岁,离休干部。1 年前被诊断为糖尿病,建议采取饮食控制和运动治疗。而王先生自认为身体状况很好,对疾病重视程度不够,故血糖控制一直不佳。3 个月后给予格列齐特药物治疗,但病人仍时常忘记服药。查空腹,血糖大于 9.8mmol/L。

4. 王先生目前用药方面的最主要护理问题是(　　)。

　　A. 潜在并发症:药物不良反应,与老年人生理机能减退有关

　　B. 执行治疗方案无效:与老年人理解力、记忆力减退等有关

　　C. 不依从行为:与老年人的健康观缺乏有关

　　D. 个人应对无效:与缺乏社会支持系统和资源有关

　　E. 潜在并发症:糖尿病非酮症高渗性昏迷,与老年人不遵医嘱治疗有关

5. 针对王先生的问题,应采取的护理措施以下哪项不正确?(　　)

　　A. 将老年人服用的药物放在醒目的位置

　　B. 为老年人讲解糖尿病的危害,提高老年人对疾病的重视程度

　　C. 告诉老年人应特别重视糖尿病的药物治疗

　　D. 督促老年人做好血糖监测及记录

E. 设置闹钟，提醒服药时间

思考与练习题答案

一、名词解释

1. 是指在常规剂量的情况下，由于药物或药物相互作用发生的意外的、与防治目的无关的、对机体不利或有害的反应；包括药物副作用、毒性作用、后遗效应、过敏反应及与特异性遗传素质有关的反应等。

2. 是指病人的服药行为与医嘱的符合程度。

二、填空题

1. 精神错乱　记忆减退　便秘　尿失禁　跌倒　尿潴留

2. 1/4　1/3　1/2　3/4　连续性的

3. 服药能力　各系统功能状况　用药史　心理—社会状况。

4. 潜在并发症：药物不良反应　与老年人生理机能减退、用药种类多、个体差异大等有关。

三、选择题

A1 型题　1. C　2. C

A2 型题　3. E

A3/A4 型题　4. C　5. C

（陈榕）

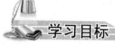

第七章
老年人常见疾病的护理
DI QI ZHANG

学习目标

1. 归纳骨性关节炎、骨质疏松症、颈腰椎病、帕金森病、老年胃食管反流病、围绝经期综合症、老年性阴道炎、良性前列腺增生症、老年性白内障、老年性耳聋、老年痴呆症病人的护理评估、护理问题及护理措施。

2. 知道上述疾病的健康史、辅助检查及心理状态评估方法及测量工具。

第一节　老年人常见慢性疾病的护理

一、老年人常见慢性疾病概述

随着年龄的增加，老年人常见慢性疾病的发生率也在逐渐增加。老年人常见慢性疾病包括慢性阻塞性肺部疾病（慢性气管炎、肺气肿等）、心脑血管疾病（高血压、冠心病、脑卒中等）、Ⅱ型糖尿病、恶性肿瘤、关节炎、肾脏和膀胱异常、痴呆、帕金森病、骨质疏松等。

因慢性阻塞性肺部疾病、心脑血管疾病、糖尿病等疾病在《成人护理学》中有详细介绍，本节主要对关节炎、痴呆、帕金森病、骨质疏松作简要回顾介绍。

（一）老年人常见慢性疾病的特点

1. 病因复杂，起病隐匿。

2. 病程长，表现不典型，有时可无症状。

3. 多种疾病并存，多种药物同时服用。

4. 容易发生并发症。

131

5. 常伴发功能下降甚至致残。

（二）老年人慢性疾病的护理策略

1. 保证护理服务的延续性和独立性。

2. 对老年人及照顾者进行评估，明确需求。

3. 确保老年人安全、舒适，采取最佳护理原则。

4. 调整环境以适应老年人需求。

5. 护理照护要考虑到老年人及其全部照顾者。

6. 老年照护护士应经过专业老年照护培训。

7. 为老年人提供医疗护理之外的其他综合服务。

二、 骨性关节炎病人的护理

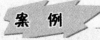

案例

患者，女性，68 岁。行走后右膝关节疼痛 6 年，加重伴活动受限 4 月。疼痛逐渐加重，受风受寒后明显。可行走的距离逐渐缩短。曾出现右膝积液，为淡黄色清亮液体。现右膝活动受限，保守治疗效果欠佳。否认外伤，无发热。体格检查：右膝关节轻度肿胀，内翻畸形。右膝内侧轻压痛。右膝关节活动度受限，活动范围为 10°（伸）←→110°（屈），髌上 10cm 周径为右侧 38cm、左侧 40cm，双下肢等长，髌摩试验（＋）。辅助检查：X 线片显示右膝关节面凹凸不平，间隙变窄、囊性变。

请思考：

1. 目前，患者主要存在哪些护理诊断/问题？其依据是什么？

2. 护士如何对患者的活动进行护理？

骨性关节炎是一种常见的慢性关节疾病。主要是关节软骨的退行性变和继发性骨质增生。多见于中老年人，女性多于男性。好发于负重较大的膝关节、髋关节、脊柱及手指关节等部位，又称骨关节病、退行性关节炎等。

（一）疾病概述

1. 病因

（1）损伤和机械性磨损。软骨下骨板损伤，使软骨及关节负重的耐受性降低，造成关节不稳，致使软骨面与关节囊、韧带的附着面发生骨质增生，导致骨关节炎。

（2）年龄。随着年龄的增长，关节软骨的蛋白多糖含量减少，致使关节含水量和抗疲劳性均下降。

（3）肥胖超重。中年以后，体重对膝关节骨性关节炎的发生有着重要的影响，特别是症状出现以前的 8～12 年。因此，随着年龄的增长，应避免超重。减肥有助于预防骨性关节炎的发生；体重减轻 5kg，即可减低 50% 发展成为膝关节骨性关节炎的概率。

（4）关节外畸形。其引起的关节面负重线不正，如佝偻病后遗膝内翻或膝外翻；邻近关节骨折复位后对线欠佳引起的关节面歪斜。

（5）医源性。如长期服用糖皮质激素或关节内注射激素，引起关节软骨剥脱病。

（6）遗传。不同种族的关节受累情况是各不相同的。如髋关节、腕掌关节的骨性关节炎在白种人中多见，但在有色人种及国人中少见。性别亦有影响。男性髋关节受累多于女性，手骨关节炎则以女性多见。

2. 病理生理

关节软骨的变形发生最早，具有特征性病变。软骨基质内糖蛋白丢失时，关节表层的软骨软化，在承受压力的部位出现断裂，使软骨表面呈细丝绒状物。以后，软骨逐渐片状脱落而使软骨层变薄甚至消失。软骨下的骨质出现微小的骨折、坏死，关节面及周围的骨质增生构成 X 线上的骨硬化和骨赘及骨囊性变。关节滑膜可因软骨和骨质破坏，代谢物脱落入关节腔而呈轻度增生性改变；包括滑膜细胞的增生和淋巴细胞的浸润。其程度远不如类风湿关节炎明显。严重的骨性关节炎的关节囊壁有纤维化，周围肌腱亦受损。

3. 临床表现

发病年龄多在 50 岁以上，女性较男性多见，最常受累的是膝、髋、手指、腰椎、颈椎等关节。

（1）关节疼痛。这是骨关节炎的主要症状，初期轻微钝痛，以后逐步加剧。活动多时疼痛加剧，休息后好转。疼痛有时与天气变化、潮湿受凉等因素有关。患病关节活动时有各种不同的响声，如摩擦声等。若增生的骨赘脱落形成游离体，有时可出现关节交锁。

（2）关节僵硬。由于关节囊纤维化、肌肉痉挛或游离体形成导致关节活动障碍，在早晨起床或久坐起身时出现关节僵硬，稍微活动后症状减轻，称为"晨僵"。但和类风湿关节炎不同，时间比较短暂，一般不超过 30 分钟。另外，各关节因软骨退化、周围肌肉痉挛及骨赘等发生致活动受限，患者容易摔倒。

（3）关节畸形。指间关节最常受累，尤其是远端指间关节。特征性改变为在指关节背面的内外侧，出现骨性增生而形成硬结节。只有少数患者最终会出现远指关节的屈曲或外斜畸形。

4. 辅助检查

（1）X线检查。早期可见关节间隙变窄，软骨下骨硬化，关节面邻近的骨端松质骨内可有囊性变，关节边缘尖锐，并有骨赘形成；晚期可见关节面凹凸不平，骨端变形，有时可见游离体；有轻度骨质疏松和软组织肿胀。

（2）MRI检查。可显示早期关节软骨病变，包括软骨退变、滑囊病变、关节腔积液以及半月板、韧带的结构异常等，对诊断和治疗具有指导意义。

（3）关节镜检查。可见滑膜绒毛明显增生、肿胀、充血，多呈细长型羽毛状，绒毛端分支紊乱；关节软骨发黄、粗糙、糜烂；骨赘形成；半月板可见不同程度破坏。

（4）血清学检查。临床应用较为广泛的C-反应蛋白是监测病情活动的良好指标。

4. 治疗原则

骨性关节炎是中老年人的多发病，目前还没有彻底治愈的措施。治疗的目的主要是减轻疼痛，改善关节功能，减少致残率。

（1）非药物治疗。①一般治疗：症状严重时应休息，患肢抬高并制动，对减轻疼痛和防止畸形有帮助。症状好转时可进行适度的锻炼，以保持关节的正常活动范围，减轻关节活动障碍，并且活动时可促进滑液提供营养，减少软骨的退变。②减肥：肥胖者应适当减轻体重，以减轻关节负重。③针灸、理疗：减轻疼痛，改善关节软组织肌肉痉挛，增加关节活动度。

（2）药物治疗。①非甾体类消炎药：用于缓解疼痛，如布洛芬、芬必得、双氯芬酸等。②透明质酸：为关节腔滑液的主要成分，为软骨基质的成分之一，在关节起到润滑作用，减少组织间的摩擦。关节腔内注入后可明显改善滑液组织的炎症反应，增强关节液的粘稠性和润滑功能，保护关节软骨，促进关节软骨的愈合与再生，缓解疼痛，增加关节的活动度。常于关节腔内注射。③氨基葡萄糖：可以减少软骨细胞的损害，改善关节活动，延缓疾病发展。

（3）手术治疗。对于有持续性疼痛或进行性畸形且保守治疗无效的患者，可考虑手术治疗。

（二）骨性关节炎病人的护理

1. 护理评估

评估内容主要包括患者有无关节挛缩畸形、行动不便和无法进行日常活动情况，有无体重变化、感知觉障碍和疼痛，有无清晨关节僵硬以及疼痛模式；还应持续检查辅助工具的完好性和适合性，如拐杖、步行器等；检查是否有因长时间使用辅助工具造成的皮肤刺激等。

2. 常见护理诊断/医护合作问题

（1）疼痛。与关节软骨磨损及骨板病变有关。

（2）活动无耐力。与关节肿胀、活动受限有关。

（3）自理能力缺陷。与软组织损伤、关节畸形有关。

3. 护理目标

患者疼痛减轻或疼痛次数减少，舒适度增加；能在医护人员的指导下，按活动计划进行体育锻炼，增强活动耐力；能够做到个人生活自理。

4. 护理措施

（1）控制体重。体重超重的老年人，因下肢承重多，关节负重大，易加快关节的退行性变，故予以减少高脂、高糖食物的摄入，增加富含蛋白质、维生素、膳食纤维、钙质的食品，坚持锻炼，以达到控制体重的目的。

（2）体育锻炼。体育锻炼可增强肌肉力量，维持关节稳定性，延缓病情进展。在症状缓解期，可选择适当的方式进行锻炼，如直腿抬高运动、股四头肌等长收缩运动等。注意保护关节，避免做抗力性运动。

（3）注意保暖。多晒太阳，注意防寒湿、保暖。

（4）疼痛护理。疼痛严重时，应卧床休息。行走时可借助于手杖、拐杖等助行器，以减轻关节负重；辅以按摩、热疗等方法，减轻疼痛。必要时予以药物止痛。

（5）用药护理。根据不同症状选择药物，注意观察药物疗效和副作用。

（6）患者及照顾者教育。教育患者及家属关节炎是一种慢性疾病，需要在生活方式上发生重大变化，没有灵丹妙药。

三、 骨质疏松症病人的护理

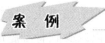

王某，女，65岁。间歇性腰臀部酸胀伴局部夜间痛2年余，即每走100米左右就出现腰臀部酸胀痛感，且要休息片刻才能继续行走。查体：腰骶椎部有叩击痛，未见其他异常体征。辅助检查：三大常规未见异常，胸片未见异常，腰椎片示L3-5轻度唇样增生，骨盆平片示骨皮质变薄。

请思考：

1. 为明确患者的情况，还需进一步询问患者哪些情况？采取哪些辅助检查？

2. 目前，患者主要存在哪些护理诊断/问题？其依据是什么？护士如何对其进行健康教育？

（一）疾病概述

骨质疏松症（osteo porosis，OP）是一种以骨量低下，骨微细结构破坏，导致骨质脆性增加，易发生骨折为特征的全身性骨病。骨质疏松症在骨折发生之前，通常无特殊临床表现。目前，老年性骨质疏松病因还不十分明确，是一种多因素所致的慢性疾病。一般认为 OP 的发生通常是遗传、内分泌紊乱、钙摄入和吸收不足以及运动负荷减少和环境等因素相互影响的复杂结果。

OP 分为原发性和继发性两类。继发性 OP 是指任何骨代谢的疾病或药物所致的骨质疏松症，占发病总数的 10%～15%。原发性占发病总数的 85%～90%，包括两个亚型：绝经后 OP（I 型），发生于女性绝经后 5～10 年内。老年性 OP（II 型），多见于 60 岁以上的老年人。发病率的男女比例约为 1:2。

骨质疏松症是骨退化性疾病。随年龄增长，患病率增加。我国部分省市统计，60 岁以上的老年人骨质疏松症的发病率为 59.89%；每年因骨质疏松症发生骨折的发病率为 9.6%；发生骨折者一年内可有 15% 死亡，约 50% 致残。随着人类寿命的延长和老龄化的到来，骨质疏松症在中国乃至全球都是一个值得关注的健康问题。

1. 病因

老年骨质疏松是一种复杂的、由多种因素产生的慢性病变过程。认为与以下因素密切相关：

（1）遗传因素。遗传因素是本病的重要危险因素。多种基因影响骨代谢，进而影响个人的峰值骨量和骨量大小。OP 与维生素 D 受体基因变异有密切联系。

（2）内分泌影响。性激素在骨生成和维持骨量方面起着重要的作用。增龄使性激素水平下降。尤其是绝经后的女性，雌激素水平急剧下降，影响骨的形成，加快骨的吸收，骨量下降。另外，降钙素分泌减少，甲状旁腺素增多，引起骨形成减少，骨吸收增加。

（3）营养因素。老年人牙齿脱落，消化功能降低，蛋白质、钙、磷、维生素和微量元素摄入不足，使骨的形成减少。长期高蛋白、高盐饮食及大量饮用咖啡、体重过低也是该病的危险因素。

（4）生活方式。吸烟及大量饮用酒、咖啡、碳酸饮料和浓茶是骨质疏松和骨折的危险因素，可增加尿钙的排出。老年人户外活动减少，缺乏阳光照射，尤其是长期卧床的老年人，容易发生骨质脱钙，导致骨质疏松。

（5）药物因素。长期使用类固醇激素、甲状腺素、抗癫痫药、含铝制酸剂、肝素等，均可影响钙的吸收，促进骨量丢失。

3. 病理生理

随着年龄的增加，骨代谢转换率逐年下降，故骨密度（BMI）和骨含量（BMC）逐年下降。由于雌激素缺乏因素的参与，老年女性 BMC 的下降速度快于男性。当骨量丢失到一定程度时，骨微细结构紊乱和破坏，发生骨小梁变窄、变细、弯曲、错位、断裂，甚至全部吸收，形成空洞。骨皮质变薄，小梁数目减少，脆性增加，直至发生椎体自发性压缩性骨折或长骨横断性骨折。

4. 临床表现

（1）疼痛。腰背痛是老年骨质疏松症最常见的症状，占疼痛患者中的 70%~80%。早期，疼痛不明显，疼痛为弥漫性，无固定部位。负荷增加时，疼痛加重，严重时翻身、起坐和行走有困难。

（2）身高变矮和驼背。这是老年骨质疏松症重要的临床表现之一。多在腰背部疼痛后出现。老年人骨质疏松时椎体压缩，表现为身高变矮。每个椎体缩短 2mm 左右，身长平均缩短 3~6cm。当弯腰、负重椎体压缩变形或压缩性骨折时，出现驼背。

（3）脆性骨折。无明显外力或很轻微的外力，如打喷嚏、弯腰、负重、挤压或摔倒等就可能引发骨折。为老年骨疏松症最常见和最严重的并发症。一般骨量丢失 20%以上时即易发生骨折。老年人骨折发生尤以高龄（80 岁以上）女性老年人为显著。骨折部位以胸腰椎、腕部、髋部骨折多见。

5. 辅助检查

（1）X 线检查。X 线检查不能用做早期诊断。一般在骨量丢失 30% 以上时，X 线才能有阳性所见。表现为皮质变薄，骨小梁减少，变细，骨密度减低，晚期出现骨变形及骨折。

（2）骨量测定。骨密度（BMD）测定是目前诊断 OP、预测骨折风险、评价药物疗效的金指标。由此测定的骨含量和骨密度已骨密度低于同性别峰值骨量的 2.5SD 以上可诊断为骨质疏松。

（3）超声波。可测定骨密度和骨强度。该方法操作简便、安全无害。由于这些指标与骨量和骨结构之间的相关性尚未明确，故目前超声波尚不能替代其他骨密度测量方法。

（4）生化检查。测定血、尿的矿物质及某些生化指标，有助于判断骨代谢状态及骨更新率的快慢，对骨质疏松症的鉴别诊断有重要意义。包括骨形成和骨吸收的两大类指标。骨形成的指标有骨钙素（BGP），它是骨更新的敏感指标，可有轻度升高。骨吸收的指标有空腹尿钙/肌酐比值、尿羟赖氨酸糖苷（HOLG）。它们是骨吸收的敏感指标，可升高。

知识链接

1. 世界卫生组织对骨质疏松症的诊断标准：骨质疏松症为骨密度（BMD）低于健康年轻成人 BMD 峰值均数的 2.5SD，若伴有脆性骨折为严重骨质疏松症，若 BMD 低于健康年轻成人峰值 1.0~2.5SD 为骨量减少，若 BMD 低于健康年轻成人峰值不足 1SD 为正常。

2. 原发性骨质疏松症鉴别：

鉴别要点	I 型	II 型
主要病因	雌激素降低	增龄衰老
年龄	50~70	≥70
性别（女:男）	6:1	2:1
骨丢失部位	松质骨（腰椎）	皮质骨（四肢）和松质骨
骨丢失速度	迅速	缓慢
骨折部位	椎体、桡骨远端	椎体、髋部
甲状旁腺功能	降低	亢进
钙吸收	减少	减少
$1,25(OH)_2D_3$	继发性降低	原发性降低

6. 治疗原则

（1）补充钙制剂。如碳酸钙、葡萄糖酸钙等。

（2）抑制骨转换。磷酸盐、降钙素均可抑制破骨细胞活性，抑制骨吸收。酌情使用雌激素替代疗法。绝经后前十年的妇女使用雌激素较好，如尼尔雌醇等。

（3）刺激骨形成。常用药物有氟化物、合成类固醇、罗钙全等。

（4）其他。增加皮肤日光照射，进行适当的体力锻炼等。

（二）骨质疏松病人的护理

1. 护理评估

评估患者有无偏食（钙摄入量不足）、高盐饮食、咖啡及碳酸饮料摄入过多、吸烟、酗酒等不良习惯；是否长期卧床、日光照射不足、活动过少；有无骨折史及骨折的家族史；是否服用易导致骨质疏松的药物，如糖皮质激素、抗惊厥药、甲状腺素、含铝抗酸剂等。评估疼痛、活动能力、外形变化及临床治疗状况。评估老年人的心理负担，是否有自尊心挫伤、焦虑、抑郁。评估是否有社交障碍等。

2. 常见护理诊断/医护合作问题

（1）慢性疼痛。与骨质疏松、肌肉疲劳有关。

（2）躯体活动障碍。与骨痛、骨折引起的活动受限有关。

（3）有皮肤完整性受损的可能。与长期卧床有关。

（4）活动无耐力。与骨折、疼痛有关。

（5）潜在并发症。与骨折与骨质疏松有关。

3. 护理目标

病人自诉疼痛减轻，舒适感增强；在允许的限度内保持最大的活动；病人皮肤完好无损，未发生褥疮；病人已知自我训练肢体功能的方法；未发生骨折或骨折恢复较好。

4. 护理措施

（1）饮食护理。护理人员应向老年病人及家属详细讲解饮食注意事项，合理配膳，蛋白适量，低钠。多食维生素 D 含量丰富的食物，如牛奶、小鱼类、蔬菜、藻类等。长期卧床易发生骨质脱钙，应多饮水以防尿路结石。

（2）缓解疼痛。疼痛明显或有骨折的病人应卧硬板床休息；注意保暖，可防止肌肉痉挛，缓解疼痛；卧床者头不宜过高，膝下垫薄枕，膝关节屈曲位，减轻腰部压力；可按摩、热水浴，促进肌肉放松；必要时，遵医嘱使用止痛剂。

（3）功能锻炼。指导卧床者进行床上肢体被动或主动的活动，防止肌肉萎缩和肢体功能丧失。

（4）环境安全。生活环境中的安全设施要完善，如楼梯、厕所、浴室等应安装扶手；夜间要调整好照明，以免跌倒；对于有意识障碍的老年人，床边应加床栏；加强皮肤护理，预防褥疮发生等。

（5）病情观察。本病早期可无异常发现，正确应用各项辅助检查，以期做到早期发现、早期治疗。在雌激素用药前及用药期间，定期进行乳腺和妇科检查；使用钙剂和维生素 D 时须多饮水，增加尿量，预防泌尿系结石的发生；对于磷酸盐类药物，宜空腹（餐前半小时以上）服用以利吸收；疼痛者酌情使用止痛剂。

（6）预防骨折。关节和肌肉活动时，应力所能及，不能超负荷，注意环境安全，避免跌倒；严重骨质疏松的老年病人应睡木板床，以防加重椎骨压缩性骨折。

（7）心理护理。骨质疏松症运动系统的功能改变给老年人带来疼痛和不适。护士通过与病人交往和沟通后，对病人所患疾病产生的各种心理反应予以解释、安慰，使病人能正确认识疾病，积极配合治疗及护理。针对不同情况采取不同措施可以提高老年人的自我料理能力和参加社会的能力，从而提高生活质量。

四、 颈腰椎病病人的护理

案 例

患者，女性，63岁。颈部疼痛10年，加重1年。患者1年前颈部疼痛加重，伴头痛、头晕、胸闷、憋气。双上肢麻木，行走困难。于今日来我院门诊就诊。现患者颈部疼痛进一步加重，双手搓力减弱，前胸、后背伴束带感，双下肢行走步态失稳，足底伴有踩棉感。

体格检查：霍夫曼征阳性，C4-7椎体两侧深压痛。

辅助检查：X线片及MRI显示C3-5椎体后关节错位，C3-7椎体前后缘增生，C4-7椎间盘突出合并椎管狭窄。

请思考：

1. 目前，患者主要存在哪些护理诊断/问题？其依据是什么？

2. 对于行颌枕带牵引治疗的患者，应如何护理？

3. 护士如何对其进行健康教育？

（一）疾病概述

颈腰椎病是由于颈腰椎椎间盘组织退行性改变及其继发病理改变累及其周围组织结构（神经根、脊髓、椎动脉、交感神经等）而引起的一系列临床综合征。发病年龄多在50岁以上，男性居多。

1. 病因

（1）椎间盘的退行性改变。本病最基本的病因是椎间盘的退行性改变。

（2）慢性劳损。长期的局部肌肉、韧带、关节囊的损伤，可以引起局部出血水肿，发生炎症改变；在病变的部位逐渐出现炎症机化，并形成骨质增生，影响局部的神经及血管。

（3）外伤。在外伤前，人们已经有了不同程度的病变。外伤直接诱发症状发生。

（4）不良的姿势。颈椎病的发生还与长时间低头工作、颈椎发育不良或缺陷等有关，腰椎病还与负重、体位骤变或用力不当有关。

2. 病理生理

早期为颈椎间盘退行性变，髓核脱水致椎间盘狭窄，加之纤维环肿胀、变粗并出现破裂，髓核随软骨板向后方突出。椎间盘退行性变后，耐压性及耐牵引性降低，可以发生局限性或广泛性向四周隆突，使椎间盘间隙变窄，关节突重叠、错位，以及椎间孔的纵径变小。椎间盘退变常会引起继发性的椎间不稳定，椎体间的活动度加大和椎体有轻度滑脱；继而出现后方小关节、椎板的骨质增生，韧带组织变性，软骨化和骨化等改变。而在椎体与突出的椎间盘及韧带组织之间形成的间隙，由于有组织液积聚，再加上微细损伤所形引起的出血，使这种血性液体发生机化，然后钙化、骨化，于是形成了骨赘。椎体前后韧带的松弛，又使椎体不稳定，更增加了受创伤的机会，使骨赘逐渐增大。骨赘连同膨出的纤维环、后纵韧带和由创伤反应所引起的水肿或纤维疤痕组织，在椎间盘部位形成一个突向椎管内的混合物，对脊神经或脊髓产生压迫作用。椎关节的骨赘可从前向后突入椎间孔，压迫神经根及椎动脉。脊髓及神经根受压后，开始时仅为功能上的改变，但如不及时减轻压力，逐渐会产生不可逆的变化。

3. 临床表现

（1）颈椎病。根据受压部位和临床表现，将颈椎病分为六型。①颈型颈椎病：以局部软组织病变为主，多数病人因颈椎处于强迫姿势过久而发病。表现为颈部疼痛，放射到枕顶部或肩部。头颈活动时，疼痛加剧，活动受限。颈肌痉挛紧张，一侧或双侧有压痛点。②神经根型颈椎病：是颈椎病最常见的类型；是由颈椎间盘退行性改变或骨质增生的刺激，压迫脊神经根所致。首先，出现颈肩痛，颈部活动受限，短期内加重，并向上肢放射。放射范围根据受压神经根不同而表现在相应皮节，常伴手指麻木感。神经根压迫严重、病程较长者，还可出现肌张力减弱，手部肌肉萎缩。颈部肌肉痉挛，生理性前凸减小，沿痉挛肌肉棘突有压痛，上肢牵拉试验、压颈试验阳性。③脊髓型颈椎病：病变呈慢性进行性发展。多数下肢步态不稳，步态蹒跚或痉挛步态；双上肢动作笨拙，不能做精细动作；四肢不自主"抽筋"及麻木。部分病人有性功能减退及排尿不畅等表现。④椎动脉型颈椎病：出现椎基底动脉供血不足症状，如头痛、头晕、记忆力减退、耳鸣、眼花、视物不清或复视等。旋转头颈时出现眩晕是本病的特点。⑤交感神经型颈椎病：出现一系列交感神经功能紊乱症状；主要表现为头痛或偏头痛，有时伴恶心呕吐，视物模糊，视力下降，瞳孔扩大或缩小，眼后部肿胀，心跳加速，心律不齐，血压升高，头颈及上肢出汗异常等。⑥食管压迫型颈椎病：临床较少见，是由颈椎前缘骨质增生压迫食管所致，主要表现为不同程度的吞咽困难、恶心呕吐、声音嘶哑等。

（2）腰椎病。①腰痛：95%以上的腰椎病患者有此症状。患者自觉腰部持续性钝痛，平卧位减轻，站立则加剧，一般情况下尚可忍受。腰部可适度活动或慢步行走。另一种为突发的腰部痉挛样剧痛，难以忍受，需卧床位息，严重影响生活和工作。②下肢放射痛：80%的患者出现此症，常在腰痛减轻或消失后出现。表现为由腰部至大腿及小腿后侧的放射性刺激或麻木感，直达足底部。重者可有由腰至足部的电击样剧痛，且多伴有麻木感。疼痛轻者可行走，呈跛行状态；重者需卧床休息，喜欢屈腰、屈髋、屈膝位。③下肢麻木、冷感及间歇性跛行：下肢麻木多与疼痛伴发，少数患者可表现为单纯麻木，有少数患者自觉下肢发冷、发凉。主要是由椎管内的交感神经纤维受到刺激所致。间歇性跛行的产生机理及临床表现与腰椎管狭窄相似，主要是由于髓核突出的情况下可出现继发性腰椎管狭窄症的病理和生理学症状。④马尾神经症状：主要见于中央型髓核脱出症，临床上较少见。可出现会阴部麻木、刺痛，大小便功能障碍。女性可出现尿失禁，男性可出现阳痿。严重者可出现大小便失控及双下肢不全性瘫痪。

4. 辅助检查

（1）X 线正侧位片。这是颈腰椎病的常规检查，可显示椎间隙狭窄、椎体前后缘骨质增生等退行性变。

（2）CT 和 MRI 检查。显示椎间盘突出，椎管、神经根管狭窄和脊髓、脊神经受压状况。

5. 治疗原则

应根据患者的具体情况及患者对治疗的反应选择治疗方法。大部分颈腰椎病经非手术治疗都能取得良好效果，仅有一小部分患者经非手术治疗无效而需手术治疗。非手术治疗方法包括牵引疗法、按摩、理疗、药物治疗及中医治疗等。

（二）颈腰椎病的护理

1. 护理评估

询问饮食结构，是否长期低钙、高盐饮食，是否偏食、吸烟、嗜酒、喝咖啡等；疼痛的性质、持续时间及诱因；运动和体力活动情况，是否经常参加运动、体力劳动等；既往是否有骨折史、发病前的用药情况等。由于颈腰椎病的病程较长，容易复发，患者经常会失去治疗的信心，产生抑郁、易怒、悲观等情绪。故应了解患者及家属对疾病的认知程度；对于拟行手术治疗者，应了解其对治疗方法、预后、并发症及康复的知晓程度。患者和家属可因对手术的担忧而出现矛盾、焦虑、恐惧等心理反应。还应了解家庭的经济支付能力及社会对患者的支持程度。

2. 常见护理诊断/医护合作问题

（1）疼痛。与神经、血管受刺激或压迫有关。

（2）自理缺陷。与疼痛、活动障碍、肌肉无力等有关。

（3）有受伤的危险。与椎动脉供血不足所致的眩晕有关。

（4）知识缺乏。缺乏功能锻炼与疾病有关的知识。

3. 护理目标

患者能说出减轻疼痛的方法，疼痛减轻或消失；对提供的生活照顾表示满意，自理能力逐渐提高；住院期间未发生伤害；能说出有关疾病的相关知识。

4. 护理措施

颈椎病患者要加强颈部肌肉锻炼，经常变换姿势，避免长时间保持单一姿势。腰椎病患者避免负重物。当出现腰椎间盘突出症症状时，应立即卧床休息；卧床3周后，带腰围起床活动；3个月内不做弯腰动作。密切观察疼痛的部位、性质及持续时间，有无肢体麻木、无力，有无相关并发症。

（1）牵引疗法。①颈椎病患者多采用颌枕带牵引，取坐位或卧位，头微曲。牵引重量为2~6kg，每日1~2次，每次1小时。若无不适，也可持续牵引。每日6~8小时，2周为一疗程。②腰椎病患者牵引时，牵引重量一般不超过15kg。抬高床尾，做反牵引力。疗程为2周。也可使用间断牵引法。每日2次，每次20~30分钟，但当患者下床后，在自身重量的压迫下，回纳的髓核易再次突出，疗效不佳。

（2）颈围与颈托。常用于颈椎病患者，长期应用会使颈背部肌肉萎缩，关节僵硬，因此使用时间不可过久。在症状减轻后，及时除去并加强肌肉锻炼。应协助选择合适的颈托和颈围。目前常用充气式颈托，既有固定作用，也有一定的牵张作用。

（3）推拿与理疗。需注意禁忌证及推拿手法，在治疗过程中密切观察患者的反应。

（4）药物治疗：说明药物在该病治疗中的作用。只是对症处理，不能祛除病因。注意药物的不良反应。

（5）其他护理。做好皮肤、口腔、呼吸道、会阴部等的护理，以预防感染、压疮等并发症。还应做好生活护理和心理护理，满足患者的基本生活需求和心理护理，帮助其树立战胜疾病的信心，使其能以健康的心态接受治疗和康复。

5. 护理评价

患者能说出减轻疼痛的方法，疼痛减轻；患者对提供的生活照顾表示满意，自理能力逐渐提高；未发生伤害；患者能说出有关疾病的相关知识。

五、 帕金森病人的护理

案 例

患者，男，70岁。患者6年前出现右上肢震颤，呈静止性；逐渐出现右下肢、左下肢震颤；2年前出现行动迟缓，行走时小碎步。多次诊治，诊断为帕金森病。口服美多巴治疗。近3个月，日服2次，每次250mg。每次服药后，症状减轻，但一天内症状反复，特别是下次服药前不适明显。

请思考：

1. 病人主要的护理问题是什么？

2. 请列出护理方案。

帕金森病（Parkinson disease，PD），也称震颤麻痹，是一种中老年常见的神经系统变性疾病。临床特征为静止性震颤、运动迟缓、肌强直和姿势步态异常。本病随年龄增长发病率增高。国内资料显示，65 岁以上人群的患病率为 1700/10 万。其中，40%~70% 未诊断。两性患病率无显著差异，男性略多于女性。

（一）疾病概述

1. 病因

本病的病因尚不清楚，可能与以下因素有关。

（1）年龄。30 岁后，随年龄增长，黑质多巴胺能神经元减少，纹状体多巴胺递质水平下降；同时，PD 在中老年人才出现，并随年龄增长，发病率增高，提示年龄与 PD 相关。但年龄老化并非 PD 发生的唯一原因。在 80~90 岁年龄组，发病率反而有所降低。

（2）环境。流行病学调查显示，长期接触杀虫剂、除草剂、某些工业化学品等可能与 PD 的发生相关。有研究者用嗜神经毒 1-甲基-4-苯基-1、2、3、6-四氢吡啶（MPTP）给猴注射后可制成猴 PD 模型。MPTP 在脑内经 B 型单胺氧化酶的作用转化为甲基-苯基-吡啶离子（MPP+）后，通过影响细胞能量代谢导致多巴胺能神经元死亡。所以，环境中与 MPTP 分子结构类似的工农业毒素可能是本病的原因之一。

（3）遗传因素。大约 10% 的帕金森病人有家族史，与常染色体显性或隐性遗传有关。部分学者发现几种基因的突变与震颤麻痹的发病有关。

2. 生化病理

震颤麻痹的典型病理特点是黑质和蓝斑核含黑色素多巴胺（DA）能神经元进行性大量丧失（50%~70%），残留的黑质 DA 能神经元胞浆内出现嗜酸性包涵体（路易体，Lewy body）。在纹状体系统内，多巴胺是抑制性神经递质，而乙酰胆碱是兴奋性递质。正常情况下，二者之间保持着动态平衡。当多巴胺减少时，乙酰胆碱的兴奋性相对增加，机体出现 PD 症状。

3. 临床表现

（1）起病方式。缓慢起病，逐渐进展，以月或年为单位。最多发于 50~60 岁之间。

（2）静止性震颤。见于 90% 的患者。震颤多从一侧手的远端开始，逐渐扩展到同侧上肢、同侧下肢、对侧上肢和下肢，严重时可影响到下颌、口唇、舌、头及全身各部位。

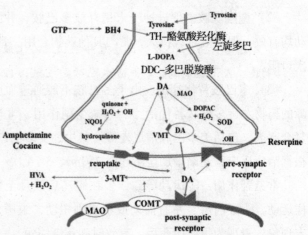

（3）肌强直。肌强直可以是 PD 的早期表现，表现为主动肌和拮抗肌张力增加。被

动运动关节时，阻力始终存在。称之为"铅管样强直"。如合并有震颤，被动运动时，阻力出现断续性停顿，如齿轮转动。称之为"齿轮样肌强直"，肌强直可累及全身。

（4）运动迟缓。即随意运动减少且缓慢，表现为动作启动和终止均困难和缓慢。在面部表现为面部表情肌活动减少，呈"面具面容"。手指精细动作困难、僵硬。书写时，字越写越小。称之为"小写征"。

（5）姿势步态异常。躯干屈肌作用强，呈特征性前倾姿势。行走时，起步困难。一旦开步，身体前倾，步伐小而越走越快，不能及时停步，即"慌张步态"。行进中，患侧上肢的协同摆动减少以至消失。转身困难，以致要用连续数个小碎步才可。

（6）其他症状。自主神经症状较常见，如流涎、便秘、出汗异常、脂溢性皮炎、直立性低血压等。半数病人有抑郁、睡眠障碍等精神症状。部分患者晚期逐渐发生痴呆。

5. 并发症

不经治疗，PD 多在起病后 10 年左右伴发严重肌强直和继发的关节强硬而不能进食及行动，易出现吸入性肺炎、跌伤、褥疮等并发症。

6. 治疗原则

当症状影响日常活动和工作时需进行治疗。目前，对震颤麻痹的最有效的疗法是药物治疗。药物治疗原则：小剂量开始，缓慢递增，以最小剂量达到最佳疗效；强调治疗方案的个体化；不要求症状完全缓解。其中，替代性药品如复方左旋多巴、多巴胺受体激动剂等效果较好，但不能抑制疾病的进行，且均存在着副作用多和长期应用后药效衰减的缺点。

（1）抗胆碱能药物。可以协助维持的纹状体内递质平衡，对震颤和强直可有部分改善，应用于早期患者。常用药物有苯海索（安坦），1～2mg，po，tid；其他如开马君、苯甲托品、东莨菪碱等。

（2）金刚烷胺。促进神经末稍释放多巴胺，并阻止其再吸收，对震颤、强直、少动均有效，但疗效难以持久，常与其他药物合用。常用量为 50mg～100mg/天，分 2～3 次口服。

（3）多巴胺替代疗法。由于多巴胺不能通过血脑屏障，因此选用易于通过血脑屏障的药物左旋多巴胺替代治疗。为减少副作用，常与周围左旋多巴脱羧酶抑制剂组成复合制剂。包括美多巴和信尼麦等。其中，美多巴口服，自 62.5mg 开始，2～3 次/日；根据治疗反应，逐渐增加至不超过 250mg，3～4 次/日。

常见副作用：①运动障碍，多在服药后数月至数年出现；表现为口唇、下颌咀嚼样运动，头颈前后、左右摇动或不规则扭动，皱眉，吐舌；舞蹈样肢体运动等。②剂末现象，表现为每次服药后，有效时间逐渐缩短，一般在下一次用药前 1～2 小时症状加重，服药后可缓解，减少单次服药剂量并增加服药次数可减轻。③开关现象，表现为每日多次突然波动于症状加重和症状缓解，可伴有异动症。异动症也是症状波动的一种。一旦出现，应停药或改换其他治疗。④"冻僵足"状态，表现为走路迈第一步、饮食夹第一筷、说第一句话时均产生困难，宛如冻僵样。应用去甲肾上腺素前体有效。其他副作用如恶心、呕吐、肝功改变、直立性低血压、心律失常、排尿困难、尿失禁、失眠、妄想、幻觉等。

禁用药物：维生素 B6、酚噻嗪类药物、利血平等。

（4）单胺氧化酶抑制剂。B 型单胺氧化酶抑制剂可以减少多巴胺的分解，对帕金森病有一定治疗作用。常用药物为司来吉兰。

（5）多巴胺受体激动剂。多巴胺受体激活剂主要通过激活 D2 型受体而起作用。常用药物有普拉克索和吡贝地尔。

对药物治疗效果不佳或无效者，震颤、强直和运动障碍明显在一侧。年龄较轻、无明显内脏系统严重功能障碍者可选用外科治疗。目前，外科治疗的方法有立体定向术、脑组织移植、珈吗刀治疗等。另外，肢体运动、语言、进食等的训练和指导在一定程度上改善病人的生活质量，减少并发症，可作为其他治疗的基础。

（二）帕金森病人的护理

1. 护理评估

询问老年人有无脑外伤、冠心病、糖尿病、高血压以及脑卒中病史；有无杀虫剂、除草剂及工业毒物的接触史；有无吸烟、饮酒等不良嗜好；文化程度；有无 FAD 病史，特别是早发性 FAD 病史。可使用表 7-1-1 和表 7-1-2 鉴别痴呆病因。评估始发症状及震颤、肌强直、步态改变等症状，认知功能，日常生活功能，精神行为，现症的诊疗及用药情况等；评估是否有孤独、寂寞、羞愧、抑郁，甚至有自杀行为等心理状态；评估是否有照顾者丧失信心，甚至冷落、嫌弃老年人。

2. 常见护理诊断/医护合作问题

（1）躯体活动障碍。与黑质病变、锥体外系功能障碍有关。

（2）自尊心低下。与震颤、流涎、面肌强直等身体形象改变和言语障碍、生活依赖他人有关。

（3）知识缺乏。缺乏本病的相关知识与药物治疗知识。

（4）营养失调。与吞咽困难、饮食减少和肌强直、震颤所致机体消耗增加等有关。

3. 护理目标

推迟关节强直和肢体挛缩，维持身体的灵活性，增强自我照顾能力；减轻心理压力，能够接受目前和适应目前的状态并能设法改善；病人及家属了解本病的临床表现、病程进展和主要并发症，掌握自我护理知识；了解用药原则，常用药物种类与名称、剂型、用法、服药注意事项、疗效及不良反应的观察和处理；能够合理选择饮食和正确进食。

4. 护理措施

（1）休息与活动。疾病早期的主要表现为震颤。指导病人维持和增加业余爱好，鼓励病人参与居家活动和社交活动，坚持适当运动锻炼。疾病中期已出现某些功能障碍。此时，应有目的、有计划地锻炼；提示病人，知难而退或简单的家人包办只会加速其功能衰退。疾病晚期出现显著的功能障碍而卧床不起。应帮助病人采取舒适体位，被动活动关节，按摩四肢肌肉。注意要动作轻柔，避免造成病人的疼痛和骨折。

（2）饮食护理。给予高热量、高维生素、高纤维、低盐、低脂、适量优质蛋白质的易消化饮食，并根据病情变化及时调整和补充各种营养素，戒烟酒。主食以谷类为主，多食新鲜蔬菜、水果，饮水充足，食用适当的肉类和奶制品。避免食用槟榔等可降低抗胆碱能药物疗效的食物和药物。进食时抬高床头，保持坐位或半坐位，选择合适的进食方法，并注意营养状态的检测。

（3）病情观察及护理。本病起病隐匿，早期症状体征常不易发现。护理人员应仔细询问和观察病人出现的震颤、运动减少及姿势、步态异常的改变。与医生诊疗相结合，早期做出诊断，选择最佳治疗时机和用药方案，并观察药物治疗效果及可能的毒副反应，对药物的类型和剂量及时做出调整。

（4）心理护理。PD病人易出现心理问题。护理人员应细心观察病人的心理反应，鼓励病人表达并注意倾听他们的心理感受，与病人讨论身体健康状况所造成的影响、不利于应对的因素，及时给予正确的信息和引导，使他们能够接受和适应自己目前的状态并能设法改善。鼓励病人尽量维持过去的兴趣与爱好，多与他人交往；指导家属关心、体贴病人，为病人创造良好的亲情氛围，减轻他们的心理压力；同时，对病人进行自我修饰指导。

第二节 与衰老相关疾病的护理

一、食管反流病人的护理

案例

患者，女，65岁。患者2年来经常咽部发痒，声音嘶哑，阵发性干咳，以夜间为明显，同时伴胸骨后烧灼感。经检查，发现现咽部及一侧声带充血、水肿。按慢性咽炎治疗有效，但经常复发。

请思考：

　　1. 患者初步诊断为慢性咽炎并治疗有效，但为什么时好时犯？

　　2. 为明确患者的情况，还需进一步询问患者哪些情况？采取哪些辅助检查？

查？

　　3. 目前，患者主要存在哪些护理诊断/问题？其依据是什么？护士如何对其进行健康教育？

（一）疾病概述

胃食管反流病（gastro esophageal reflux disease，GERD）是指以胃、十二指肠内容物反流入食管，引起食管黏膜充血、水肿、糜烂，继而溃疡及溃疡愈合、瘢痕形成为主要病变的一类疾病。主要症状有反食、反酸、胸骨后烧灼感、胸疼、吞咽困难、呕吐等，也可引起咽、喉、气道等食管以外的组织损害，如咳嗽、气短、夜间阵发性呛咳或发生吸入性肺炎。有部分患者有反流症状，但镜下无食管黏膜炎性病变。

该病的发病年龄以 60~70 岁为多见。正常情况下，食管有防御胃酸及十二指肠内容物侵袭的功能，包括食管、胃结合部正常解剖结构构成的抗反流屏障和食管对反流物的抵御作用，即食管廓清功能及食管黏膜组织抵抗力。随着增龄，食管抗反流机制被破坏和反流内容物对食管黏膜造成损伤，是老年人胃食管反流病发病率升高的重要机制。

1. 病因

食管下括约肌（LES）松弛、功能降低；胃及十二指肠功能障碍，致使胃排空受阻，反流物质量增加；食管黏膜的屏障功能被破坏；廓清能力降低，是老年人胃食管反流病发病的主要原因。

2. 病理生理

（1）食管下括约肌（LES）松弛、功能降低。食管下括约肌（LES）松弛、功能降低，阻止胃十二指肠内容物反流入食管的压力屏障（LESP）严重削弱，必然发生食管反流；此外，胃内压升高（如胃扩张、胃排空延缓等）及腹内压增高（如便秘、哮喘、肥胖、腹水）所致的 LES 被动松弛，均可导致 LESP 相应降低而发生胃食管反流。

（2）上食管括约肌压力下降，食管蠕动能力降低。正常情况下，食管内容物通过重力作用，一部分排入胃内；大部分通过由吞咽动作引起的食管体部的自发性蠕动和反流物，引起食管扩张、刺激食管壁，使食管产生自上而下的继发性蠕动而排入胃内。后者是食管廓清的主要方式。咽下的唾液可中和部分反流入食管的酸性胃内容物。由于食管蠕动能力降低，当胃内容物反流进入食管后，不能被迅速推动输送下达胃十二指肠；口咽部唾液分泌减少，对胃酸的化学清除作用下降，导致反流性胃酸、胆汁、食物刺激和损伤黏膜层。

（3）老年人的食管黏膜细胞代谢降低，修复和增生能力下降。食管黏膜防御的上皮细胞随增龄而退化，导致黏膜屏障的抵御力下降，对胃酸、胃蛋白酶、胆酸、胰酶等反流物不能抵抗，加重了食管黏膜损害。

（4）其他。对老年人而言，食管息肉、裂孔疝、癌肿、真菌性食管炎，也都可以损害食管黏膜屏障，降低食管压力带，导致反流性食管炎。

3．临床表现

（1）烧心和反酸。烧心和反酸是最常见的症状。胃内容物在无恶心和不用力的情况下涌入口腔，统称为反胃。反流物中偶含少量食物，多呈酸性或带苦味，此时称为反酸。反酸常伴有烧心。烧心指胸骨后烧灼感或不适，常由胸骨下段向上伸延。常在餐后1小时出现，尤其在饱餐后及屈曲、平卧、弯腰或用力屏气时加重，可于熟睡时扰醒。

（2）咽下疼痛与咽下困难。出现炎症或并发食管溃疡时，可出现咽下疼痛，多在摄入酸性或过烫食物时发生。部分患者有咽下困难，呈间歇性；常发生在开始进餐时，呈胸骨后梗塞感。少部分患者发生食管狭窄时则呈持续性咽下困难，进行性加重。

（3）胸骨后痛。常有位于胸骨后的烧灼样不适或疼痛；严重时可为剧烈刺痛，可向剑突下、肩胛区、颈部、耳部及臂部放散，酷似心绞痛。

（4）其他。重症反流性食管炎因反流物吸入，可导致慢性咽炎、声带炎及嘶哑、哮喘发作或吸入性肺炎。

4．并发症

（1）上消化道出血。有反流性食管炎者，因食管黏膜炎症、糜烂或溃疡，可有呕血和（或）黑粪。食管黏膜不断少量出血，可致轻度缺铁性贫血；溃疡偶可引起大量出血。

（2）食管狭窄。长期反复的胃食管反流导致食管炎，使纤维组织增生，导致食管壁的顺应性丧失，形成食管狭窄。狭窄通常出现在食管的远段，长度为2～4cm或更长。狭窄出现后，一般不再有明显的烧心。

（3）Barrett食管。在食管黏膜修复过程中，鳞状上皮被柱状上皮取代，称为Barrett食管。Barrett食管是食管腺癌的主要癌前病变。

5．辅助检查

（1）24小时食管pH测定。食管pH测定可了解食管内的pH情况。一般认为，正常食管内的pH值为5.5～7.0。当pH<4时被认为是酸反流指标。

（2）内窥镜与活组织检查。内窥镜检查是发现反流性食管炎最准确的方法，能直接察见黏膜病变，可判定反流性食管炎的严重程度和有无并发症。

（3）食管吞钡X线检查。了解有无胃食管反流的简易方法是患者平卧或抬高床脚，进行吞钡X线检查。食管炎病人可见食管下段黏膜粗乱、不光滑、龛影、狭窄等。

（4）其他。食管滴酸试验、食管测压检查等。

6．治疗原则

胃食管反流病的治疗原则包括祛除病因，控制病状；改善 LES 抗反流功能；积极治愈食管炎，减少复发和防止并发症。

（1）预防胃反流的复发。对于症状较轻的病人，不一定服药。针对各自情况，调整生活方式，以减少胃酸反流，增加 LES 压力。应养成习惯，长久坚持下去。①起居习惯：为减少卧位及夜间反流，可将头端的床位抬高，以患者感觉舒适为宜，以增强食管的清除力，加快胃的排空。②减少腹腔内压力增加：肥胖者腹腔内压力增加，可促使 LES 功能不全加重。应积极减轻便秘。紧束腰带等均可增加腹压，尽量避免。③饮食：餐后易致反流，故睡前不宜进食，白天进餐后也不宜立即卧床。控制饮食，少食多餐。戒烟以增强食管黏膜的抵抗力。酒、浓茶、咖啡、巧克力等均可降低 LES 压力，应少用或禁用。高脂饮食能促进缩胆囊素和促胃液素分泌增多，降低 LES 压力。应减少脂肪的摄入。④相关药物方面：应避免应用降低 LES 压的药物及影响胃排空延迟的药物，如硝酸甘油制剂或钙通道阻滞药。

（2）药物治疗。①促胃肠动力药：胃食管反流是胃肠动力疾病，因而首先要改善动力。促动力药的作用是增加 LES 压力，改善食管的蠕动功能，促进胃排空，从而达到减少胃内容物食管反流及缩短食管酸暴露的时间。常用药物为西沙必利、多潘立酮等。②抑酸药物：通过抑制胃酸分泌酸反流对食管黏膜的刺激而改善病状。因而抗分泌药仍是治疗 GERD 的重要手段。H2 受体拮抗药如雷尼替丁、法莫替丁等，能减少 24 小时胃酸分泌的 50%~70%，但不能有效抑制进食刺激的胃酸分泌。此处方适用于轻、中症患者。质子泵抑制剂如奥美拉唑的抑酸作用强，特别适用于症状重、有严重食管炎的患者。③黏膜保护剂：用于已受损害的食管黏膜，硫糖铝、思密达、枸橼酸铋钾（胶体次枸橼酸铋）也有黏膜保护作用。

（3）手术治疗。症状严重且经严格内科治疗无效、LES 压很低，或停药后症状很快出现、不能耐受长期服药；或者有严重的并发症，经扩张治疗后仍反复发作的食管狭窄以及确认由反流引起的严重呼吸道疾病患者，应考虑抗反流手术治疗。一般采用胃底折叠术。短期疗效可能令人满意，但远期疗效尚难定论。

（二）食管反流病人的护理

1．护理评估

详细询问饮食习惯、饮食结构及目前用药等情况，有无吸烟、饮酒、饮浓茶以及高脂肪膳食等诱发和缓解因素；反酸、烧心及疼痛等临床症状及治疗情况；有无焦虑、抑郁、社会适应下降；老年人的日常工作和社会生活等。

2．常见护理诊断/医护合作问题

（1）慢性疼痛。与胃内容物反流如食管引起食管黏膜受刺激及损伤有关。

（2）营养失调，低于机体需要量。与老年人咽下困难、进食减少有关。

（3）知识缺乏。缺乏疾病相关知识。

3. 护理目标

病人能说出缓解疼痛的方法，诉疼痛减轻，发作频率减少；吞咽困难症状缓解，进食量增加，体重增加；病人能说出胃食管反流病发病的相关因素，改变生活方式及不良习惯，积极配合药物治疗。

4. 护理措施

（1）一般护理。①指导老年人养成餐后散步或餐后采取直立位的生活习惯，避免弯腰及头低垂下动作。②睡眠时，应取半卧位。简单的半卧位是垫高床头约30°，但此种卧位易于下滑，最好是后背和床尾均垫高。③减轻腹内压力，如减肥、女人勿穿紧身内衣、治疗老年人便秘等。④指导老年人饮食要有规律，少食多餐，不宜过饱，睡前2～3小时不宜进食；食物的选择应易于消化，营养搭配合理，晚餐避免饮酒、浓茶、咖啡等饮料；养成细嚼慢咽的进食习惯。

（2）病情观察及护理。本病在食管组织受损害之前，钡餐或内镜检查可无异常发现。应细致询问病人有无胃灼热、胃反流典型症状，以及喉头异物感、癔症球、吐酸水、胸痛、阵发性咳嗽、哮喘等；与医生密切配合，正确应用、分析各项辅助检查，以期做到早期发现、早期治疗。老年胃食管反流病的治疗常用酸制剂、促动力药及黏膜保护剂，在用药过程中注意观察药物的疗效及副作用。手术后严密监测生命体征，做好胃肠减压的护理。

（3）心理护理。本病无论内科或手术治疗后，预防病情复发是关键。帮助老年人树立长期康复的理念，使饮食规律，卧床时抬高床头，加速胃排空，减肥、治疗便秘以及在医生指导下合理应用心脑血管病药物等。

二、高尿酸血症和痛风病人的护理

案例

李某，男，65岁。患者4年前无诱因出现手指、足趾关节肿痛，以夜间痛为甚；以后每于饮酒或劳累、受寒时，疼痛增剧，右手指关节及左足拇指内侧肿痛尤甚。曾去医院就诊，以类风湿关节炎处理。曾服用布洛芬等，疼痛有所缓解。但时轻时重，并未根治。近期，右手指近端破溃，流出白色物质，疼痛明显。血尿酸为856μmol/L，现来就诊。

请思考:

1. 患者以类风湿性关节炎处理时为何疼痛缓解?

2. 为明确患者的情况,还需进一步询问患者哪些情况?采取哪些辅助检查?

3. 目前,患者主要存在哪些护理诊断/问题?其依据是什么?如何对其进行健康教育?

(一) 疾病概述

痛风(gout)是遗传性或获得性嘌呤代谢紊乱、尿酸排泄障碍从而导致血尿酸增加的一组异质性疾病。临床上以高尿酸血症、尿酸盐结晶、沉积为特征。表现为高尿酸血症、反复发作的痛风性急性关节炎、痛风石沉积、痛风性慢性关节炎和关节畸形等。常累及肾脏,引起慢性间质性肾炎和尿酸性尿路结石。高尿酸血症不一定出现痛风的表现,只有10%~20%的高尿酸血症者发生痛风。

1. 病因

尿酸是嘌呤代谢的终末产物。人体尿酸的主要来源为内源性,大约占总尿酸的80%。根据血中尿酸增高的原因,可将痛风分为原发性和继发性两大类。

(1) 原发性痛风。具有家族性,属先天性代谢缺陷疾病。多因患者体内参与嘌呤代谢的部分酶的活性异常,使体内嘌呤过量生成,从而产生过多尿酸。与肥胖、原发性高血压、血脂异常、糖尿病、胰岛素抵抗关系密切。

(2) 继发性痛风。继发性痛风可由肾病、血液病、药物及高嘌呤食物等多种原因引起。见于因肾功能减退、红细胞增多症、慢性白血病、淋巴瘤、大量细胞坏死等,某些药物如氨苯喋啶、阿司匹林等抑制尿酸的排泄。

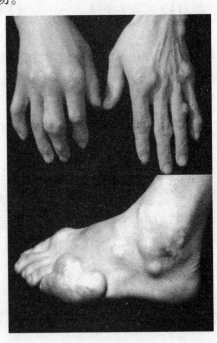

2. 临床表现

(1) 急性关节炎。为痛风的首发症状,多于春秋发病,酗酒、摄入高蛋白和高嘌呤食物等为常见的发病诱因。常在夜间突然发作,数天或数周症状消退。第一跖趾关节最常累及,足趾、踝关节等也是好发部位。长期反复发作可转为慢性,关节肿大、僵硬、畸形。

(2) 痛风石(又称痛风结节,图7-2-1)。是痛风的一种特征性损害。多发生于关节周围及耳壳，表现为以骨质缺损为中心的关节肿胀、僵硬及畸形。严重时，痛风石处皮肤菲薄，可破溃，形成瘘管。

（3）痛风肾病。早期仅有间歇性蛋白尿和镜下血尿。尿路结石可有肾绞痛、血尿和尿路感染症状。进一步可出现高血压、氮质血症等肾功能不全表现。

（4）心脏病变。尿酸盐可在心脏内膜、心肌和传导系统中沉积，甚至形成结石，引起心肌损害、冠状动脉供血不足、心律失常和心功能不全。

3. 辅助检查

（1）血尿酸测定。男性大于0.42mmol/L，女性大于0.36mmol/L，则可确定为高尿酸血症。可早于临床症状数年。

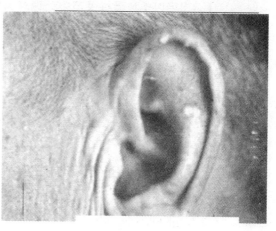

图 7 - 2 - 1　痛风石表现

（2）血液检查。急性发作期，外周血白细胞计数升高，中性白细胞相应升高，血沉增快。

（3）尿液检查。90%的原发性痛风患者尿酸排出小于3.57mmol/24h。故尿酸排泄正常，不能排除痛风。而尿酸大于750mg/24h，提示尿酸产生过多。累及肾脏者，可有蛋白尿、血尿、脓尿，偶见管型尿；并发肾结石者，可见明显血尿。

（4）滑囊液检查。急性关节炎期行关节腔穿刺，抽取滑囊液检查，可见针形尿酸盐结晶（图 7 - 2 - 2）。

（5）痛风结节检查。活检或穿刺抽吸其内容物，通过偏振光显微镜可查到大量尿酸盐结晶。

（6）X线检查。急性期可见关节周围软组织肿胀。反复发作后，关节面不光滑，关节间隙变窄，可见痛风石沉积影、骨质呈穿凿样（图 7 - 2 - 3）、虫蚀样缺损。

4. 治疗原则

目前，尚无有效办法根治原发性痛风。防治目的：控制高尿酸血症，控制急性关节炎，防止复发，防止尿酸结石形成和肾功能损害。对可疑病人及家属进行检查，尽早发现高尿酸血症；调节饮食，避免含嘌呤高的食物；严禁饮酒，多饮水；避免各种诱发因素和积极治疗相关疾病等。

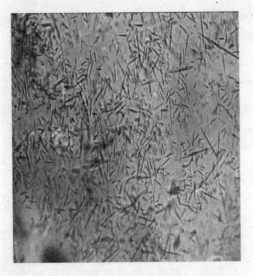 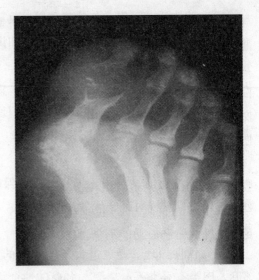

图7-2-2　尿酸盐结晶图　　　　　　　图7-2-3　X线骨质呈穿

（1）急性痛风性关节炎期的治疗。卧床休息，抬高患肢，避免关节负重。秋水仙碱使用越早，效果越好。急性发作期，促进尿酸排泄及抑制尿酸合成药可暂缓应用。①秋水仙碱：为痛风急性关节炎期的首选药、特效药。一般服药后6~12小时症状减轻，24~48小时内90%的患者症状缓解。②非甾体抗炎药（NSAID）：无并发症的急性关节炎可首选该类药，特别是不能耐受秋水仙碱的病人尤为适用。常用药物有吲哚美辛、布洛芬、美洛昔康等。③糖皮质激素：以促肾上腺皮质激素（ACTH）效果最佳，一般尽量不用（易反跳）。

（2）发作间歇期和慢性期治疗。目的是预防痛风急性发作，减少并发症的发生。常用的促进尿酸排泄药有丙磺舒、磺吡酮；目前，抑制尿酸合成药主要为别嘌醇。关节疼痛者可行理疗，继发性痛风患者应积极治疗原发病。

（二）高尿酸血症和痛风病人的护理

1. 护理评估

了解患者的生活和饮食习惯，有无痛风家族史，有无饮酒、吃动物内脏、过劳、饱餐、脚扭伤等因素；询问病人有无关节刺痛，以及关节疼痛的部位、性质、间隔时间，有无夜间因剧痛而惊醒，有无痛风结节形成及周围皮肤病损等；了解血尿酸、肌酐和电解质及尿pH等；了解患者有无焦虑、恐惧、烦躁等不良心理反应；评估患病对患者日常生活、工作、家庭的影响；评估患病后患者心理的变化；评估患者对疾病的认识程度、家属的支持程度。

2. 常见护理诊断/医护合作问题

（1）疼痛、关节痛。与尿酸盐结晶、沉积在关节引起炎症反应有关。

（2）躯体活动障碍。与关节受累、关节畸形有关。

（3）知识缺乏。与痛风有关的饮食知识缺乏。

（4）潜在并发症。肾功能衰竭。

3. 护理目标

患者疼痛缓解或消失，关节活动范围增大或不受限制，能叙述有关痛风的饮食注意事项，有效减少痛风石的沉积，保护肾功能。

4. 护理措施

（1）休息与活动。注意休息，注意保暖和避寒，鞋袜宽松，避免受累关节负重。急性发作时，要绝对卧床休息，抬高患肢。应休息至关节疼痛缓解。疼痛剧烈影响休息时，可遵医嘱给予镇痛剂。

（2）饮食护理。避免进食含嘌呤高的饮食，如动物内脏、海鲜类、花生、腰果、芝麻、肉类、豆类等；禁酒。多食碱性食物，如柑橘、西瓜、冬瓜等有利于尿酸溶解排泄。鼓励患者多饮水，每日饮水 2000 ~ 3000ml，预防尿路结石形成。

（3）对症护理。①疼痛护理：患者疼痛剧烈时，应让患者卧床休息，避免患部受压；受累关节予以冰敷或 25% 硫酸镁湿敷，可消除关节的肿胀和疼痛。②皮肤护理：痛风严重时，局部皮肤菲薄，出现脱屑和瘙痒。保持患处清洁，避免摩擦、损伤，防止溃疡的发生。③肾损害的护理：注意观察患者有无腰痛、血尿，注意尿常规及生化检查的变化。嘱患者卧床休息，多饮水。④心脏受损的护理：注意患者心律、有无胸闷气急，让患者卧床休息、吸氧，做好抢救准备。

（4）病情观察。观察疼痛部位、性质、间隔时间，有无午夜因剧痛而惊醒。对于重症病人，要注意观察临床生命体征。经常进行尿常规及生化检查，进行尿酸、血尿酸监测。对于伴有高血压、糖尿病的肥胖患者，应积极治疗、常规护理。

（5）用药护理。秋水仙碱毒性大。一旦出现不良反应，应及时停药，非甾体抗炎药应在餐后服用。丙磺舒、磺吡酮使用期间，嘱病人多饮水和使用碳酸氢钠等碱性药。抑制尿酸合成药的副作用有肝和骨髓损害，应慎用。

（6）心理护理。痛风患者突发的痛风性关节炎的剧痛，影响进食和睡眠；疾病反复发作导致关节畸形和肾功能损害；病人思想负担重，情绪易激动，以至影响日常生活。护士应向其宣教痛风的有关知识，讲解有关饮食与疾病的关系，并给予精神上的安慰和心理疏导；主动热情地关心病人，及时解决病人的躯体不适，使之能积极配合治疗和护理。

三、 前列腺增生症病人的护理

案 例

患者，男，66岁，尿急、尿频、尿痛、尿线变细、夜尿次数增多达3年，肉眼血尿1天。体检：前列腺Ⅰ度增大、中等硬度、活动较好。B超示：前列腺大小约 $4.5 \times 3.2 \times 3.5 cm^3$，前列腺被膜光滑，连续性好，回声略增强。前列腺液常规提示：WBC为 $10-15/HP$，卵磷脂为（+++）。门诊以良性前列腺增生症、慢性前列腺炎收入院。既往有性欲减退、阳痿病史1年。曾有1次尿潴留病史。

请思考：

1. 目前认为前列腺增生症与哪种激素水平失调有关？

2. 前列腺增生症有哪些治疗措施？如何选择？

3. 此时病人存在哪些主要护理诊断/问题？依据是什么？

4. 对该病人应采取哪些护理措施？

（一）疾病概述

前列腺为男性附性腺中最大的不对称的实质性器官，位于盆腔内。前列腺增生症也称前列腺肥大，是老年人的常见病之一。据统计，40岁以上男性的发病率超过50%，60岁以上为80.1%，80岁以上可达95.5%。其发病机制尚未完全阐明，目前认为可能和老年性激素平衡失调有关。从病理学来看，发生肥大的部分实际上主要是围绕后尿道的腺体而非前列腺本身，增大的腺体使尿道弯曲、伸长、受压而发生机械性梗阻。最早期以尿频为主要症状，进行性排尿困难是前列腺增生症最重要的症状，梗阻严重时发生慢性尿潴留。

1. 病因

前列腺增生症的病因至今仍未阐明。前列腺增生症必须具备有功能的睾丸及年龄增长两个重要条件。在青春期前行睾丸切除的人不发生前列腺增生症；40岁以前切除睾丸的人中，发生前列腺增生症者亦极少。多数学者认为前列腺增生症与体内性激素平衡失调有关，目前关于前列腺增生症病因的研究已从激素、酶受体的细胞水平深入到生长因子、凋亡基因的分子水平。

2. 病理生理

（1）发病机理。目前，双氢睾酮与前列腺增生症的关系已得到普遍认可。来自睾丸、肾上腺的雄激素经血液进入前列腺；在前列腺 $5-\alpha$ 还原酶的作用下，睾酮转变为双氢睾酮，并与其受体结合后转入细胞核，影响DNA合成、蛋白合成和细胞数目的增加。在增生的前列腺组织中，双氢睾酮比正常前列腺组织高 3~4 倍，5 - α 还原酶活性也明显升高。

（2）病理。前列腺腺体主要由三部分组成：最大的部分为外周带，其次为中央带，两者占腺体的 95%，其余 5% 为腺体移行带。前列腺增生症主要发生在移行带。病变组织表现为腺管的扩大、增生和平滑肌的增生，并将外层正常的前列腺腺体挤压成假包膜。临床上称之为外科包膜。前列腺增生症使前列腺段尿道弯曲、伸长，尿道受压变窄；其精阜也随增生的腺体向下移至接近外括约肌处。由于排尿受阻，膀胱收缩力加强，久之逼尿肌增厚，膀胱壁出现小梁，严重时形成假性憩室。当膀胱收缩失去代偿能力时，残余尿逐渐增加，发生膀胱、输尿管逆流，可导致肾积水及肾功能损害。

3. 临床表现

（1）尿频尿急。是前列腺增生症的早期表现。初期表现为夜间、尿频，而每次的尿量不多。随着尿道梗阻的加重、膀胱残余尿量的增多，白天也出现尿频。

（2）排尿困难。表现为排尿等待、排尿时间延长、尿线变细而无力、排尿射程变短等，严重时呈尿滴沥状。尿路梗阻的病因包括静力性因素和动力性因素两种因素。静力性因素是指前列腺增大，造成尿道横切面积下降和尿道延长。动力性因素是指前列腺尿道、前列腺组织和前列腺包膜的张力增高。增生的前列腺组织中，平滑肌组织也明显增生。α 受体是影响这种张力的主要因素。

（3）尿潴留、尿失禁。在某些诱因作用下可发生急性尿潴留。如受凉、饮酒、服用阿托品等药物时突然发生尿潴留，即急性尿潴留。也可由于前列腺增生症加重达到一定程度后，膀胱内残余尿量不断增加，引起慢性尿潴留。膀胱始终处于过度膨胀状态，而致使少量尿液不自主地溢出，称为充盈性尿失禁（假性尿失禁）。

（4）血尿。肉眼血尿不常见。少数病例由于膀胱颈部梗阻，静脉回流受阻，在膀胱内产生静脉曲张，以致"膀胱痔"形成，则有时血管破裂，产生大量出血。

（5）其他。易导致泌尿系感染，如膀胱炎、肾盂肾炎、前列腺炎；晚期可引起肾积水和肾功能不全，亦可并发膀胱结石等。

4. 辅助检查

（1）直肠指诊。直肠指诊为简单而重要的检查方法。应在膀胱排空后进行。注意前列腺的解剖界限、大小、质地。前列腺增生症时，腺体可在长度或宽度上增大，或两者均有增大，表面光滑，边缘清楚，质地为中等硬度而有弹性，中央沟变浅或消失。

（2）残余尿量测定。正常人排尿后，膀胱内无或有很少量的残留尿，一般在 5ml 以下。前列腺增生症患者的残余尿量进行性增加。如果达到 50ml 以上，提示膀胱逼尿肌已处于失代偿状态。用腹部超声测残余尿量时，患者痛苦小，但不够准确，排尿后导尿测量膀胱残尿量较准确。

（3）超声波检查。可以观察前列腺的形态、结构和大小，可以从排尿期声波图形判断尿道的变形及移位。了解下尿路梗阻的动态变化。

（4）尿动力学检查。包括尿流率测定、膀胱压及尿道压测定等检查。可用于判断逼尿肌功能及损害程度，有助于选择治疗方案。

（5）膀胱镜检查。下尿路梗阻而其他检查无法明确前列腺病变，或有肉眼血尿时，膀胱镜检查甚为必要。

5. 治疗原则

前列腺增生症的治疗方法分为等待性观察、药物治疗、非手术介入治疗及手术治疗。

（1）等待观察。前列腺增生症患者的治疗与否主要取决于症状严重程度，而非前列腺的大小。对于症状轻微的前列腺增生症患者，首先应告知其各种可选择的治疗方法及疗效，包括等待性观察。如选择等待性观察则每年应进行一次基本检查，以了解患者在过去一年中症状的发展情况，并酌情调整治疗方案。

（2）药物治疗。①α-肾上腺素能受体拮抗剂（α-阻滞剂）对于有明显症状但无严重并发症的患者是有效、安全的。常用药物是特拉唑嗪、酚苄明、坦洛新等。α-阻滞剂的最大优点是能够迅速解除前列腺增生症的动力性梗阻，对缓解排尿困难有立竿见影的效果；最大的缺点是不能缩小前列腺的体积，不能去除前列腺增生症的静力性梗阻，副作用较多。②5α还原酶抑制剂可抑制前列腺增生症，使前列腺缩小。常用药物有非那雄胺（保列治）。用药2~3个月后方能见效，故服药要坚持半年至一年。③中药如前列康等可试用，使用时应告知患者不一定使小尿路梗阻得到缓解。

（3）手术治疗。对于重度增生的患者，特别是残余尿较多的患者，需手术干预才能解除梗阻。前列腺开放性手术的术式有耻骨上前列腺切除术、耻骨后前列腺切除术、保留尿道耻骨后前列腺切除术等。

知识链接

现在，被称为"微创手术"的腔内手术已成为前列腺增生症的主要治疗方式，即通过物理、化学或机械等方式作用于前列腺局部以解除膀胱出口梗阻。它具有创伤小、并发症少、恢复快、疗效确切的特点。

（二）前列腺增生症的护理

1. 护理评估

询问病人是否有久坐、长期骑自行车、精神紧张、劳累、饮酒、便秘等工作、生活习惯，是否参加体育锻炼、保持规律的性生活，是否有尿频及排尿困难症状及严重程度，是否有焦虑、恐惧等心理反应，病人和家属对疾病过程、治疗方法、治疗效果、可能发生的并发症的认知程度及所产生的心理反应，家庭经济状况及可利用的社会资源等。

2. 护理诊断及医护合作问题

（1）排尿型态异常。与膀胱出口梗阻、逼尿肌损害等有关。

（2）尿潴留。与前列腺增生症引起的梗阻有关。

（3）焦虑。与排尿异常、对手术和预后担忧等有关。

（4）潜在并发症。术后出血、TUR综合征、尿失禁等。

3. 护理目标

尿路梗阻症状缓解或解除，排尿通畅，无尿液潴留；病人情绪稳定，对治疗有信心，能采取合适的饮食、饮水方式；病人无并发症发生。

4. 护理措施

（1）非手术护理措施。①心理护理：向病人解释疾病的原因、治疗的方法，稳定病人的情绪，使其能积极配合治疗和护理，树立战胜疾病的信心。②生活指导：指导病人注意休息，避免受凉，保持心情舒畅；摄入易消化、高营养饮食，并辅以粗纤维食品，忌饮酒及刺激性食物；适量饮水，勤排尿，保持大便通畅。③用药护理：遵医嘱给予α-受体阻滞剂、5α-还原酶抑制剂和植物药等抗前列腺增生症药物。对于治疗效果不好者，应遵医嘱做好其他治疗准备。④配合导尿或膀胱造瘘：对于出现急性尿潴留者，应配合医师行导尿术或膀胱造瘘术；对于留置导尿或膀胱造瘘病人，每日冲洗膀胱1~2次，冲洗原则为无菌、微温、低压、少量、多次。

（2）手术护理措施。（略）

四、围绝经期综合征病人的护理

案 例

患者，女，56岁，多汗伴潮热，怕冷4年余。于4年前开始出现怕冷；头部、面部、胸部出汗较多，为阵发性，每天十余次，伴有头胀痛、手脚麻木感；症状持续4~10分钟左右。有时伴有心悸。夜尿1~2次，无尿频、尿急、尿痛。2年前发现有乳腺增生、高血压而自行服药（具体药不详）。一年前曾到某医院内分泌科住院治疗，拟诊为围绝经期综合征，给予妇复春、钙尔奇-D、谷维素、甲钴胺及中医治疗。症状无明显好转。食欲稍差，精神萎靡。体重65kg，身高158cm。检查结果：雌激素3ng/mL，催乳素25.9ng/mL，其余激素测定均正常。乳腺红外线检查示乳腺增生。

请思考：

1. 目前认为围绝经期综合征的发生与哪些因素有关？
2. 围绝经期综合征有哪些治疗措施？如何选择？
3. 此时病人存在哪些主要护理诊断/问题？依据是什么？
4. 对该病人应采取哪些护理措施？

(一) 疾病概述

围绝经期（perimenopausal period）是妇女从性成熟期进入老年期所必须经过的过渡阶段。它包括绝经前期、绝经期和绝经后期几个阶段，年龄一般是从 45 岁左右开始，将会持续 10~15 年时间。围绝经期一词由 WHO 于 1994 年提出，废弃以前“更年期”的提法。这一时期，妇女的身体各器官、内分泌腺体、心理及生理均发生各种改变。其中，绝经是这一时期中的一个重要标志，提示卵巢功能衰退、生殖能力终止。

绝经年龄的早晚与卵泡的储备数量、卵泡消耗量、营养、环境等多种因素有关，一般年龄在 40 岁以上。我国城市妇女的平均绝经年龄为 49.5 岁，农村妇女为 47.5 岁。而围绝经期综合征（perimenopausal period syndrome）是指以由于卵巢功能衰退、雌激素分泌减少而出现的一系列自主神经功能失调和内分泌功能减退为主的症候群。好发于 45~55 岁的妇女。

1. 病因

围绝经期最主要的病因是卵巢功能的衰退。卵巢渐趋停止排卵，雌激素分泌减少，促性腺激素分泌增多。此外，患者机体老化以及精神、神经和所处社会环境因素、心理创伤、家庭矛盾等因素亦可相互影响而导致发病。

2. 病理

（1）卵巢变化。围绝经期的最早变化是卵巢功能衰退，表现为卵泡对 FSH 的敏感性下降，对促性腺激素刺激的抵抗性逐渐增加；然后才表现为下丘脑和垂体功能退化。围绝经期后，卵巢体积缩小，卵巢皮质变薄，原始卵泡耗尽，不再排卵。

（2）性激素变化。①雌激素：围绝经期，由于卵巢功能衰退，雌激素分泌减少。绝经后，卵巢不再分泌雌激素，妇女体内低水平的雌激素主要是由来自肾上腺皮质以及卵巢的雄烯二酮经周围组织中的芳香化酶转化的雌酮。②孕酮：绝经过渡期，孕酮分泌减少；绝经后，无黄体酮分泌。③促性腺激素：绝经过渡期，促性腺激素 FSH 水平升高，呈波动型。LH 仍可在正常范围，但 FSH/LH 仍 <1。绝经后，由于雌激素水平下降，诱导下丘脑分泌的促性腺激素释放的激素增加，进而刺激垂体释放的 FSH 和 LH 增加；同时，由于卵泡产生的抑制素减少，FSH 和 LH 水平升高。其中，FSH 升高较 LH 更显著，FSH/LH >1。绝经后 2~3 年达最高水平，约持续 10 年，然后下降。卵泡闭锁导致雌激素和抑制素水平降低以及 FSH 水平升高,是绝经的主要信号。

3. 临床表现

(1) 月经紊乱。月经紊乱是绝经过渡期的常见症状,大致分为三种类型。①月经稀发:表现为月经周期延长,经量减少,最后绝经。②月经频发或紊乱:表现为月经周期缩短或紊乱不规则;经期延长;经量增多,甚至大出血或出血淋漓不断,然后逐渐减少而停止。③月经突然停止:较少见。

(2) 全身症状。①潮热:是雌激素下降的特征性症状。其特点是反复出现短暂的面部和颈部皮肤阵阵发红,伴有红热,继之出汗。持续时间一般不超过 1~3 分钟,症状轻者每日发作数次,重者十余次或更多,夜间或应激状态易促发。此种血管功能不稳定可历时 1 年,有时长达 5 年或更长。自然绝经者潮热的发生率超过 50%,人工绝经者的发生率更高。②精神、神经症状:围绝经期妇女往往出现激动易怒、焦虑不安和情绪低落、抑郁寡欢、不能自我控制等情绪症状。记忆力减退及注意力不集中也较常见。

(3) 泌尿生殖道症状。阴道干燥、性交困难、阴道炎、尿路感染、张力性尿失禁。

(4) 心血管疾病。绝经后,妇女易发生动脉粥样硬化、心肌缺血、心肌梗死、高血压和脑出血。绝经后,妇女冠心病的发生率及并发心肌梗死的死亡率也随年龄而增加。

(5) 骨质疏松。绝经后,妇女雌激素下降,骨质吸收速度快于骨质生成,促使骨质丢失变疏松。围绝经期,约 25% 的妇女患有骨质疏松。

(6) 皮肤、毛发的变化。皮肤干燥、瘙痒、弹性减退、光泽消失、皱纹增多、出现老年斑,眼睛干涩,口腔溃疡、口干,皮肤感觉异常(麻木、针刺、蚁爬感)、浮肿,脱发。

4. 辅助检查

(1) 阴道细胞学涂片。显示以底、中层细胞为主的形态学改变。

(2) 血激素测定。①雌激素:雌二醇(E2)降低。②促性腺激素:促卵泡激素(FSH)、促黄体生成激素(LH)增高,FSH 比 LH 上升更早、更高。

(3) 盆腔超声检查。可显示子宫和卵巢大小,帮助排除妇科的器质性疾病。

5. 治疗原则

(1) 心理调适和心理治疗。这是更年期症状的重要措施。

(2) 预防骨质疏松。围绝经期和绝经后的妇女应坚持体育锻炼,增加日晒时间,摄入足量蛋白质及含钙丰富食物,并补充钙剂。

(3) 激素替代治疗(hormone replacement therapy, HRT)。激素替代治疗是通过补充外源性激素,以弥补体内激素不足,改善因缺乏激素所导致的症状,并预防远期疾病的一种治疗措施。性激素补充治疗应在医师监测下应用。

HRT 适应证：有围绝经期症状、骨质疏松症、冠心病一级预防、绝经前因良性疾病行全子宫和双侧附件切除术、因雌激素缺乏所致的老年性阴道炎和泌尿道感染。

HRT 禁忌证：妊娠、严重肝肾功能不全、胆汁淤积性疾病、近 6 个月血栓栓塞性疾病、原因不明的子宫出血、有雌激素依赖性肿瘤、血卟啉症、耳硬化症、红斑狼疮是 HRT 的禁忌证。脑膜瘤为孕激素使用的禁忌证。

> **知识链接**
>
> HRT 的药物应尽量选用天然雌激素和孕激素，剂量个体化，以最低有效剂量为最佳。根据不同情况可选择口服、经皮肤、阴道、皮下埋植等不同途径给药。对于有子宫肌瘤、子宫内膜异位症、严重高血压、糖尿病、血栓栓塞、胆囊疾病、偏头痛、癫痫、哮喘、垂体泌乳素瘤、乳癌家族史的患者，应谨慎用药。

（二）围绝经期综合征的护理

1. 护理评估

评估绝经时间及全身症状、检查结果及保健治疗措施；评估个人体质、心理精神因素，以及家庭关系、社会环境等因素。

2. 护理诊断及医护合作问题

（1）焦虑。与围绝经期内分泌的变化、健康状态的改变及家庭和社会环境的变化有关。

（2）自我形象紊乱。与月经紊乱、出现精神和神经症状等围绝经期综合征表现有关。

（3）睡眠形态紊乱。与紧张、抑郁等精神状态有关。

（4）知识缺乏。缺乏围绝经期的相关医学知识。

3. 护理目标

接受进入围绝经期这一生理时期的事实，逐渐适应健康状况改变；围绝经期的症状得到缓解或消失；精神及睡眠状态改善；获得用药、饮食、运动等方面的正确信息。

4. 护理措施

（1）心理护理。尊重病人，主动关心病人，当好病人的"顾问"；引导病人正确认识衰老这一自然规律，保持心理动态平衡，用科学的态度对待围绝经期的生理变化；参加体育锻炼，提高身体抵抗力；尽量满足病人的合理要求，使其精神愉快、心情舒畅。

（2）接受 HRT 患者的护理。明确 HRT 的适应证与禁忌证，遵循使用最小有效剂量的原则，选择合适的给药途径，把握好雌、孕激素单独或联合用药及用药时间，用药期间定期进行乳腺、阴道、宫颈、子宫、肝功能、血压、出凝血等检查。

五、老年性阴道炎的护理

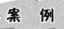

患者，女，55 岁，反复发作外阴和阴道瘙痒、灼烧感、潮红一年有余，伴头晕耳鸣、失眠、腰膝酸软。妇科检查：子宫双附件无器质性病变；阴道外阴萎缩，黏膜褶皱消失，上皮变薄，黏膜充血；分泌物较多，臭味，色黄。分泌物检查提示非特异性阴道炎。

请思考：

1. 老年性阴道炎的发病与哪些因素有关？

2. 老年性阴道炎患者常有哪些心理问题？如何进行心理护理？

3. 此时病人存在哪些主要护理诊断/问题？依据是什么？

4. 对该病人应采取哪些护理措施？

（一）疾病概述

老年性阴道炎（senilevaginitis）是一种非特异性阴道炎，多发生在绝经期后的妇女。它是一种因卵巢功能退化，雌激素水平降低，阴道壁萎缩，黏膜变薄，上皮细胞内糖原含量减少，阴道内 pH 值上升，局部抵抗力降低，致病菌容易入侵繁殖引起的炎症。但是，双侧卵巢切除术后或雌激素缺乏的哺乳期妇女也可出现。老年性阴道炎大多属于细菌性炎症。

1. 病因

（1）衰老导致卵巢功能衰退，体内雌激素水平低落。

（2）大量使用抗生素或用碱性液体过度冲洗阴道。

（3）个人卫生习惯不良。

（3）其他。如宫颈癌接受放射治疗、营养缺乏，尤其是 B 族维生素缺乏等，可能与发病有关。

2. 发病机制

正常育龄妇女，在内分泌激素的作用下，阴道上皮细胞增生。其表层细胞含有丰富的糖原，有利于乳酸杆菌的生长。这种细菌占阴道菌群的 90% 以上。这种细菌大量存在，有效抑制了其他致病菌的生长，维系着阴道内的生态平衡。

人体雌激素水平下降，导致阴道上皮萎缩，细胞糖原减少，阴道内 pH 值增高、呈碱性或接近中性，不利于乳酸杆菌生长。大量使用抗生素或用碱性液体过度冲洗阴道，抑制乳酸杆菌的生长。性交频繁（因精液 pH 为 7.2~7.8）等导致致病性厌氧菌和加特纳菌大量繁殖，引起阴道微生物的生态平衡失调，乳酸杆菌减少。由于厌氧菌产生的脱羧酶，可激发加特纳菌产生某种氨基酸，产生挥发性胺类，释放出难闻的鱼腥臭味，而胺类使 pH 值升高，又抑制乳酸杆菌繁殖，且粘附有细菌的阴道表皮细胞脱落，使阴道分泌物增加，从而导致本病。

3. 临床表现

（1）白带增多。白带呈淡黄色。严重者呈脓血性白带，有臭味，并伴有外阴瘙痒及灼热感。

（2）性交痛。阴道黏膜萎缩，可伴有性交痛。

（3）泌尿系统的刺激症状。感染还可侵犯尿道而出现尿频、尿急、尿痛等泌尿系统的刺激症状，可出现不同程度的尿失禁。

4. 妇科检查

可见阴道黏膜呈萎缩性改变，皱襞消失，上皮变薄、变平滑，阴道黏膜有充血、红肿，也可见黏膜有出血点。严重者也可形成糜烂、溃疡及粘连，甚至造成阴道狭窄甚至闭锁。炎性分泌物引流不畅，形成阴道积脓或宫腔积脓。

5. 辅助检查

（1）白带常规。白细胞阳性。

（2）分泌物涂片。进行微生物学检查，排除滴虫、假丝酵母菌感染。

（3）阴道酸碱度 pH 值。用试纸检测 pH > 4.5。

（4）其他。阴道上皮细胞检测卵巢功能、宫颈分段诊刮，组织活检以排除生殖道恶性肿瘤等。

6. 治疗原则

老年性阴道炎的治疗措施是增强阴道黏膜的抵抗力和抑制细菌的生长繁殖。全身用药。可口服尼尔雌醇，首次 4mg，以后 2mg/2~4 周，维持 2~3 月。服药后有时会引起撤退性子宫出血。局部用药，改善阴道酸碱度，用 1% 乳酸或 0.5% 醋酸液冲洗阴道。每晚可放阴道坐药。乙酚片 0.25~0.5mg，放入阴道，每日 1 次，共 7 天。必要时，局部可散布涂抹抗生素粉剂或软膏。

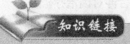

知识链接

　　老年性阴道炎治愈后，预防性运用乳酸杆菌，可有效提高阴道内乳酸杆菌数量，维持阴道内微生态平衡。这在老年性阴道炎治疗中广泛应用。

（二）老年性阴道炎的护理

1. 护理评估

询问年龄、月经或绝经时间；评估白带增多、阴道疼痛等临床症状及治疗情况；询问老年人不愿意诊治的因素、久治不愈又可产生无助感、常因疾病而拒绝性生活、担心癌变而焦虑、家庭支持系统及以往应对问题的方式等。

2. 常见护理诊断及医护合作问题

（1）舒适改变。与分泌物增多引起的局部刺激有关。

（2）焦虑。与病程长、疗效不明显、炎症反复发作有关。

（3）组织完整性受损。与炎性分泌物刺激引起搔抓，致皮肤破损有关。

（4）知识缺乏。缺乏更年期保健知识。

3. 护理目标

老年人接受治疗后，外阴瘙痒症状减轻，舒适程度改善；老年人能说出对疾病的感受，主动咨询相关知识，积极配合治疗，精神状态改善；局部皮损修复；老年人能正确复述预防及治疗疾病的有关知识。

4. 护理措施

（1）指导自我护理。保持外阴清洁干燥，避免搔抓；治疗期间禁止性生活；不宜食用辛辣刺激性食品；禁用刺激性药物、肥皂擦洗，开水烫洗。

（2）心理护理。向老年人及家属讲述疾病过程及防治措施；指导老年人合理安排饮食与休息，保持良好的稳定情绪，坚持治疗，促进康复。

（3）消除诱因。合并糖尿病者应积极治疗；长期应用广谱抗生素、雌激素者应在医生的指导下渐渐停药，以消除念珠菌性阴道炎的诱发因素；积极治疗阴道炎，因为宫颈长期浸泡在炎性白带中也可以引起炎症。

（4）用药护理。告知患者或家属阴道灌洗、上药的方法及注意事项。如操作前应洗净双手，器具必须消毒，阴道上药时必须放入阴道深部等，以免感染。对于卵巢切除、放疗患者，指导其遵医嘱，以激素替代治疗。避免乱用药物。老年性阴道炎多以大肠杆菌和葡萄球菌为主，而育龄期的女性患阴道炎多由念珠菌和阴道滴虫感染引起，因此治疗时一定要确诊是属于哪一类病菌引起的阴道炎，然后再对因治疗。

第三节　老年人感官系统常见疾病的护理

一、老年性白内障病人的护理

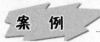

　　患者，男，58岁。自述5年前右眼出现渐进性视力减退；期间无明显眼痛、眼胀，无头痛；现仅能看清眼前手指晃动。

　　眼科检查：右眼视力手动30cm；眼球无充血，角膜透明，前房深浅正常；瞳孔直径3mm，对光反射正常；散瞳后裂隙灯检查见晶状体灰白色浑浊，眼底无法窥入；眼压18mmHg。

　　请思考：

　　1. 目前，患者主要存在哪些护理诊断及问题？其依据是什么？

　　2. 若患者要行手术治疗，术前、术后的主要护理措施有哪些？

（一）疾病概述

　　老年性白内障是指中年以后由晶状体变性混浊引起的视功能障碍。多发生于50岁以上的人群。随着年龄的增加，发病率增加。50~60岁老年人的发病率为60%~70%，70岁以上的老年人的发病率在80%以上。世界卫生组织宣布，白内障致盲居各种眼病的首位。全球白内障盲人1700万，我国现有白内障盲人400万，其中绝大部分是老年人。

1. 病因

（1）晶状体老化。随着年龄的增大，晶状体逐渐变硬浑浊，眼的晶状体营养代谢障碍，内分泌紊乱，引起晶状体蛋白变性。

（2）物理因素。日光中的紫外线辐射对晶状体产生损伤。阳光中的紫外线对眼的损害作用较严重，老年性白内障的发病原因与紫外线的长期慢性损害密切相关。晶状体较其他眼组织更能吸收长波紫外线（300~400nm），产生光化学作用，导致晶状体和房水中活性氧的产生，损害晶状体，使蛋白变性凝固，导致黄色或棕色核性白内障或是黑白内障的发生。

（3）维生素及微量元素缺乏。老年人晶状体内的维生素B2、维生素C、维生素E及微量元素硒、锌缺乏及谷胱甘肽等营养物质含量不足，导致晶状体内的氧自由基含量增加。

（4）其他。与遗传、全身疾病（如糖尿病、甲状腺功能减退、严重脱水、中毒）等有关。

2. 病理生理

老年或伴有维生素及微量元素缺乏患者的晶状体代谢能力下降，囊膜通透性增加，晶状体皮质吸收过多水分后出现蛋白变性、浑浊；对部分生活于高原、沿海以及阳光辐射较多地区的患者，由于紫外线长期过度照射，影响晶状体的氧化—还原过程，加速白内障进展。

3. 临床表现

多为双眼发病，但两眼可有先后。其症状为进行性视力下降而无其他不适。在早期，常有固定不飘动的眼前黑点或黑影，亦可有单眼复试或多视。有的还有虹视表现。部分患者可出现轻度近视或近视加重。

老年性白内障按浑浊部位的不同，分为三种类型：皮质性、核心性和后囊下性白内障。但这些类型在一眼中可以单独出现，也可以两种类型同时出现。皮质性白内障是最常见的一种，约占50%以上。

（1）皮质性白内障。皮质性白内障的病程一般可分为四期。①初发期：表现为晶状体周边皮质部浑浊，然后逐渐向中心发展。此时在小瞳孔下不易察觉。散瞳后，可见灰白色的车轮状浑浊。视力一般不受影响。②未成熟期：晶状体大部分浑浊，但仍有透明区。瞳孔区出现灰白色。手电光斜照时，可见虹膜阴影落在晶状体较深的浑浊上，呈现出一新月形阴影。此时，视力明显下降。由于晶状体膨胀，前房变浅，有时可诱发青光眼的发作。③成熟期：晶状体完全浑浊，肿胀消退，前房恢复正常，视力明显下降。只能辨别手动，或仅存光感。④过熟期：晶状体皮质溶解液化，呈乳白色；核下沉。由于囊膜脆弱，通透性增加，晶体皮质可漏出进入前房和玻璃体腔，从而引起葡萄膜炎和晶体溶解性青光眼等并发症。

（2）核性白内障。核性白内障发病较早，进程缓慢，以核浑浊为主，呈黄褐色和棕黑色。早期表现为近视加重，远视力下降；后期表现为视力极度减退。多见于有近视的患者。

（3）后囊下性白内障。因为后囊下性白内障的浑浊部位位于后囊下，接近眼球的结点，所以早期即出现明显视力障碍。

4. 辅助检查

（1）裂隙灯显微镜检查。可清楚观察到前房深度、房角宽窄、虹膜震颤及晶状体浑浊部位、浑浊程度等。

（2）眼底镜检查。白内障初发期，可较清楚看清眼底；膨胀期，眼底可部分窥入，但较模糊；成熟期，眼底无法看到，以此可判断晶状体的浑浊程度。

（3）色觉和光定位检查。大致判断视网膜功能是否正常。

（4）眼压检查。可了解白内障术前、术后的眼压变化。

（5）眼科 A/B 超检查。可测量眼轴长度，计算植入人工晶体屈光度，发现晶状体位置有无异常及玻璃体有无浑浊等。

5. 治疗原则

（1）药物治疗。适用于白内障初期。包括维生素 C、谷胱甘肽、维生素 E 等抗氧化剂，吡诺克辛、法司林等晶体蛋白保护剂。

（2）手术治疗。手术治疗是目前白内障的主要治疗方法，成功率高，效果显著，常能使视力恢复正常。其手术方法为白内障摘除后植入人工晶体，手术方式有超生乳化白内障吸除术、白内障囊外摘除术等。手术均在显微镜下进行，对眼组织损伤小，切口小；术后恢复快，不需卧床，甚至可不住院。这是白内障患者较为理想的手术方式。

（二）老年性白内障病人的护理

1. 护理评估

询问患者有无视力模糊或视力减弱；视物时是否有复视和多视的现象以及飞蚊症；当注视灯光时，有无虹视现象等。询问工作性质、生活习惯、饮食情况及健康状况，是否患过脂质代谢异常、动脉硬化、糖尿病、高血压、甲状腺功能减退、中毒等病，是否嗜好烟酒，是否经常在阳光下工作、学习、看电影或看电视，是否经常使用富含维生素 C、E、B2 的食物。评估视力严重减退状况，是否影响正常生活、学习、工作及社交活动，是否产生焦虑、烦躁情绪，需手术者是否表现出对手术的恐惧、对手术的担忧等。

2. 常见护理诊断及医护合作问题

（1）视力下降。与角膜水肿、晶状体浑浊、视网膜及视神经萎缩有关。

（2）自理缺陷。与视觉障碍有关。

（3）社交障碍。与因视觉障碍，不能正常进行社交活动有关。

（4）有受伤的危险。与视觉障碍有关。

（5）知识缺乏。与缺乏信息、缺乏正确指导有关。

（6）恐惧、焦虑。与担心失明有关。

（7）潜在并发症。继发性急性闭角型青光眼、晶状体过敏性葡萄膜炎、术后出血、人工晶体移位。

3. 护理目标

视力减退过程变缓，术后恢复或提高视力；日常生活能够自理；无社交困难；无受伤危险；未出现严重并发症；焦虑、烦躁、恐惧不安情绪消失；了解老年白内障的表现，用药常识，术前、术后注意事项。

4.护理措施

（1）一般护理。评估患者视力障碍的程度；根据视力的状况，帮助患者制订生活计划。给患者提供一个安全、有序的活动场所。室内照明应采用柔和的阳光，应避免直接的灯光及刺眼的强光。老年人生活环境中的物品位置相对固定，眼睛、放大镜、台灯等常用物品应放在他们易于拿取的地方；老年人的生活要有规律，保持精神愉快，避免过度疲劳、情绪激动、用眼过度。戒除烟酒等不良的嗜好。为老年人提供的印刷刊物的字体宜大且避免用蓝、绿、紫色背景。室内装修应避免色彩反差过大。对于自理缺陷的患者，给予生活护理。

（2）饮食护理。适当补充维生素 B2、维生素 C、维生素 E；多吃新鲜蔬菜、水果，如西红柿、菠菜、白菜、洋葱、苹果、橘子等；增添芝麻油、玉米油、鸡蛋等品种，以便摄取脂溶性维生素；补充硒、锌等微量元素，饮食中适当增添一些瘦肉、沙丁鱼、动物内脏、核桃等含硒、锌等微量元素较多的食品；多食含钙元素较多的食物。

（3）手术前的护理。①指导床上起、坐、翻身等练习以避免术后包眼致跌落；②对于伴有呼吸道疾病者，应教会其抑制咳嗽的方法以防致眼压升高；③术前 3 天用抗生素眼液或眼膏点眼，控制局部感染病灶；④保持大便通畅，必要时服通便药或行肥皂灌肠，防止术后因便秘引起眼内出血；⑤术前 1 天。用抗生素冲洗结膜囊、冲洗泪道；⑥术前 30 分钟行散瞳、降眼压处理。

（4）手术后的护理。①指导患者术后卧于健侧，避免对患侧施压。当眼睛闭上时，不可在眼上摩擦和施压，以免伤害正在愈合的组织。②用消毒棉签清洁眼睛。③指导病人术后戴眼罩。④近期内避免眼内压升高的动作，如咳嗽、举重物、用力屏气、下蹲等。⑤保持大便通畅。⑥保持机体水盐代谢平衡。

二、老年性耳聋病人的护理

案例

患者，男，68 岁。自述 2 年前出现双侧听力下降，偶有高调性耳鸣。2 年来，听力下降进行性加重，耳鸣频繁，谈话时听得到对方声音但听不清内容；在嘈杂的环境里，语言理解力明显下降。既往有高血压病 10 年、糖尿病 5 年。吸烟 20 支/天，饮酒半斤/天。

请思考：

1. 为明确患者的情况，还需进一步询问患者哪些情况？采取哪些辅助检查？

2. 对该患者的主要护理措施有哪些？

3. 护士如何对其进行健康教育？

（一）疾病概述

老年性耳聋是指由于机体的衰老，听觉器官出现退行性变，出现双耳对称性、缓慢进行性的听力减退；属生理范畴。其发病年龄常在 60 岁左右，性别差异不明显。听力减退逐渐发生，进行性加重。大约 60% 的患者有高频性耳鸣，少数患者可以有眩晕。退行性变可以发生在螺旋器的毛细胞神经节、听神经、神经核、传导径路和大脑皮层听区。动脉硬化、噪音等可促使听觉器官退变。

1. 病因

老年性耳聋的病因尚不十分清楚。目前认为遗传因子、环境噪音、血管反应、代谢异常、饮食营养、生活条件、劳动强度、气候变化及精神紧张都可提前和加速老年性耳聋的发生。

（1）听觉器官的退化。听觉器官的退化是主要病因。

（2）噪声。有关资料提示，老年性耳聋的城市人口高于农村人口。因城市居民常遭噪声刺激，随着年龄的增长而对噪声损害的敏感性增加。

（3）疾病。患高血压、动脉硬化及高脂血症的患者的听力减退发生率明显高于无上述疾病的老年人。因高血脂症致脂代谢障碍，脂质沉积，血小板聚集且功能亢进，致内耳微循环血流减少甚至停滞，使内耳缺血、缺氧，造成血管纹萎缩和毛细胞损伤。

（4）耳毒性药物。老年人由于药代、药动学及药效学的变化，对耳毒性药物的敏感性增高，耐受性降低。

（5）吸烟。有关资料提示，烟草中的尼古丁会刺激神经系统引起血管痉挛，使内耳供血不足，引起感觉神经细胞的蜕变和萎缩。

2. 病理生理

中耳和内耳的听力结构均随年龄增长而发生相应老化。中耳表现为鼓膜增厚，弹力减退，听骨韧带松弛，听骨关节发生纤维化、钙化及僵硬。内耳的病理损伤基础是螺旋器感觉系统细胞变性，支持细胞萎缩，基膜增厚，钙沉积，僵硬度增加，血管纹萎缩变薄，细胞变性，蜗血管减少，血管纹部更明显；毛细血管壁增厚，玻璃样变性甚至闭塞；螺旋神经节细胞和神经纤维数减少，自底回开始向顶回发展，并有细胞皱缩和空泡变性。根据病变的不同，将老年性耳聋分为以下四型：

（1）感音性老年性耳聋。耳蜗底回末端螺旋器感觉上皮渐进性退变，产生陡降性高频听力减退。

（2）神经性老年性耳。螺旋神经节和蜗神经萎缩。显著的特征是语言识辨率下降；听力曲线平坦下降，以高频明显。

（3）血管纹性老年性耳聋。亦称代谢性老年性耳聋。耳蜗中回及顶回血管纹萎缩，表现为平坦型听力曲线，语言识辨率尚好。60～70 岁的老年人也不会发生高度耳聋，最适合佩戴助听器。

（4）耳蜗"传导"性老年性耳聋。亦称机械性老年性耳聋。其基膜增厚，弹性减低，呈现斜坡缓降型高频减退明显的听力曲线。常始于中年，发展缓慢。

3. 临床表现

（1）听力下降。60岁以上老年人出现原因不明的双侧对称性听力下降，以高频听力下降为主。

（2）语言识别率差。许多老年人常出现"打岔"现象。

（3）重听现象。即低音听不见，高音又感觉刺耳难受。

（4）常伴有耳鸣。开始为间歇性，渐渐发展成持续性；夜深人静时更明显，常影响老年人的睡眠。

4. 辅助检查

（1）耳鼻咽镜检查。鼓膜外观正常但浑浊者多见，也可有内陷和萎缩。

（2）语音试验。可以直观、粗略地判断听力情况。

（3）音叉试验。可以初步判断耳聋的性质和程度。

（4）纯音听力试验。双耳呈对称性下降，无气—骨导间距。

5. 治疗原则

（1）药物治疗。老年性耳聋属听觉系统老年性不可逆的退行性变，目前尚无有效疗法，但用某些药物可延缓其发展速度。如烟酸、倍他司汀、阿米三嗪—萝巴辛、复方丹参等血管扩张剂，激素类内分泌制剂，氯贝丁脂蛋白溶解剂，维生素A及大剂量的维生素E、维生素B等维生素类。

（2）助听器。听力严重下降者药物治疗无效时可考虑佩戴助听器。

（二）老年性耳聋病人的护理

1. 护理评估

询问老年人及家属老年人近期有无说话习惯的改变；是否倾向于大声说话或希望别人大声说话；是否经常要求交谈对象重复讲过的话；是否置身于人群中说话减少或不参与说话，显得忽视周围发生的一切；是否对别人告诉的事常常表示怀疑。询问老年人最近有无误解语言含义的情况，有无因说话内容猜测错误导致交谈失误，有无耳鸣、眩晕等不适。询问工作性质、生活习惯、饮食情况及健康状况；是否有脂质代谢异常、动脉硬化、糖尿病、高血压、甲状腺功能低下、中毒等病史；有无居住环境噪音、严重精神压力等；是否用过耳毒性药物等；有无明显影响患者与外界的正常交流、降低睡眠质量，导致老年人性情急躁、抑郁或与社会的隔绝感、孤独感等精神心理障碍。

2. 常见护理诊断及医护合作问题

（1）听力下降。与耳部供血减少、退行性病变有关。

（2）社交障碍。与因听觉障碍，不能正常进行社交活动有关。

（3）有受伤的危险。与听觉下降、丧失有关。

（4）知识缺乏。与缺乏信息、缺乏正确指导有关。

（5）焦虑。与担心听力继续下降有关。

3. 护理目标

患者听力提高或维持现有听力；能进行正常的社交活动；无受伤发生；了解所患疾病的病因、治疗等相关知识；焦虑减轻，情绪稳定。

4. 护理措施

指导老年人少食高盐、高脂、高糖食物，多食高蛋白、维生素及微量元素的食品；生活规律，避免劳累，戒烟酒；注意观察药物副作用，避免使用耳毒性药物；保持环境安静，对患者说话时语速减慢、语言简洁。

第四节　老年痴呆症的护理

案　例

患者，男，63 岁。患者 2 年前始出现丢三落四，记忆力下降，尤以近记忆明显；同时伴有语言减少、行动迟缓、情绪不稳定。常一个人静坐，对周围人和事物缺乏兴趣。做颅 CT 检查示轻度脑萎缩，以"老年抑郁症"进行抗抑郁治疗，但效果不佳。近期，上述症状加重，常出现迷路，不能自行穿衣，偶有小便失禁。

请思考：

1. 患者被诊断为老年抑郁症是否正确？抗抑郁治疗为什么无效？

2. 为明确患者的情况，还需进一步进行哪些方面的评估？

3. 目前，患者主要存在哪些护理诊断/问题？其依据是什么？该采取哪些护理干预措施？

一、疾病概述

老年期痴呆（dementiain the elderly）是指发生在老年期，由大脑退行性病变、脑血管性病变、脑外伤等各种病因所致的，以认知和记忆障碍为主要临床表现的一组疾病。主要包括阿尔茨海默病（Alzheimer disease，AD）、血管性痴呆（vascular dementia，

VD)、混合性痴呆和其他类型痴呆，如颅内感染、酒精依赖、外伤等引起的痴呆等。以 AD 和 VD 最常见。前者约占全部痴呆的 50%，后者占 15%~20%。

AD 也称老年性痴呆，是一种原发性致死性中枢神经系统退行性疾病。病因尚未明确。发病年龄多在 45 岁以上，且随年龄增长，发病率逐渐增高。在神经细胞之间形成大量以沉积的 β 淀粉样蛋白（β-amyloid，Aβ）为核心的老年斑（senile plaques，SP）和神经细胞内存在神经元纤维缠结（neurofibrillary tangles，NFT）是 AD 最显著的组织病理学特征。

VD 是指由各种脑血管病导致脑循环障碍后引发的脑功能降低所致的痴呆。多在 70 岁以后发病，男性、高血压和糖尿病病人、大量吸烟及饮酒者的发病率更高，常有急性脑卒中反复发作史。有效控制脑卒中的危险因素并预防其急性发作可减慢痴呆发展的速度。

老年期痴呆是老年人中危害甚大的疾病之一。在美国，AD 已成为仅次于心脏病、癌症和脑卒中的第四大导致死亡的疾病。我国流行病学调查表明，老年期痴呆的患病率在 65 岁以上人群当中平均为 6.6%；AD 患病率每 5 年约增长一倍，如 70~75 岁老年人的患病率约为 5.3%，75~80 岁为 11%，80 岁以上高达 22%。我国目前正面临着世界人口史上最大规模的老年人口增长。最新研究显示，我国 2005 年的 AD 患者为 598 万，到 2020 年将达 1020 万，2040 年达 2250 万。老年期痴呆给老年人及家庭带来痛苦和不幸，极大增加社会负担，已引起广泛关注。特别是 AD 和 VD，已成为目前研究的热点。

知识链接

智力（intelligence）是指生物一般性的精神能力，指人认识、理解客观事物并运用知识、经验等解决问题的能力，包括记忆、观察、想象、思考、判断等。美国研究人员发现，人的智力并不取决于大脑某个区域功能的强弱，也与大脑体积无关，而由大脑特定部位之间的连接决定。研究人员对 241 名大脑受损者进行测试，先绘出大脑受损位置，再测试患者智商。找出与测试表现不佳相关的区域，意味着这些区域对一般智力而言具有重要意义。研究论文主笔、加州理工学院人文社会学博士后让·格拉斯谢尔说，一般智力事实上取决于大脑内部的一个特殊网络，这个网络由灰质和白质组成。灰质是神经元的细胞体；而白质由神经元的神经纤维构成，是大脑各个功能区域之间的"连接线"。一般智力由大脑额叶和顶叶的连接决定。大脑不同部位之间的良好联系对一般智力而言非常重要。

（一）病因及发病机制

1. 阿尔茨海默病。发病因素复杂，为多种因素共同作用的结果。可能的致病因素如下：（1）遗传。部分 AD 呈家族性分布，已有证据表明某些基因或基因突变与 AD 相关。如 65%~75% 的散发 AD 及晚发家族性 AD（FAD）与第 19 号染色体 ApoEε4（载脂蛋白 ε4）基因有关，而早发 FAD 与第 1、14、21 号染色体存在基因异常有关。（2）中枢胆碱能损伤。胆碱能神经递质是脑组织中的重要化学物质。发生 AD 病时，基底前脑区的胆碱能神经元减少，导致乙酰胆碱（ACh）合成、储存和释放减少，进而引起以记忆和识别功能障碍为主的一系列临床表现。改变已被组织学所证实，但缺乏特异性。（3）兴奋性氨基酸毒性学说。谷氨酸及受体参与了神经元的兴奋性突触传递，调节多种形式的学习和记忆过程。兴奋性氨基酸尤其是谷氨酸的兴奋性神经毒性作用可通过一系列的过程导致神经元死亡，在 AD 发生中的作用越来越受到关注。（4）炎症及免疫机制。老年斑中的淀粉样蛋白原纤维中发现有免疫球蛋白存在，其引起的炎症反应可能是 AD 的发病机制之一。（5）其他可能的因素。有慢性病毒感染、铝的蓄积、高龄、文化程度低等。

2. 血管性痴呆。在高血压、糖尿病、高血脂、吸烟、高龄等基础疾病和危险因素的基础上，出现脑血管病变、脑高级功能受损。

3. 混合性痴呆。为上述两种痴呆的混合表现。

4. 其他原因引起的痴呆。如大脑炎症、血管病、肿瘤、内分泌、外伤等原因引起的痴呆。

（二）组织病理

对于不同原因引起的痴呆，其脑组织病理学的改变不同。其中，AD 的主要改变如下：

1. 肉眼观察。AD 脑标本肉眼观察变异很大，可呈弥漫性或局限性、对称性或非对称性、明显或不明显的大脑萎缩。以额叶和颞叶更为明显，表现为脑回变小、脑沟变宽、侧脑室及第三脑室对称性扩大。

2. 组织病理。AD 的神经组织学改变为复合性表现。镜下可见皮质神经元广泛脱失，基底节和海马最明显；残存神经元树突减少，胶质细胞增生及继发性脱髓鞘。发生在额叶、颞叶、海马、杏仁核的老年斑和神经元纤维缠结被认为是金指标。其特征性的病理改变如下：（1）老年斑：散在于大脑皮质的病变部位，以神经轴突纤维围绕着淀粉样蛋白为核心所组成，其数目与痴呆的程度呈正比。（2）神经元纤维缠结：可见于病变部位的神经元细胞浆内，为粗的索状银染色物质，呈环状、盘状和缠结状。电镜下由双股盘绕的细丝组成。（3）神经元颗粒空泡变性：神经元颗粒空泡变性在大脑两侧对称性分布，常见于海马锥体细胞层。（4）血管淀粉样变性：部分患者可见用刚果红染色的血管壁有淀粉样蛋白沉积。

（三）临床表现

各种原因引起的老年期痴呆在临床上均有构成痴呆的记忆障碍和精神症状的表现，但不同原因引起的痴呆又各有自身的特点。VD 的临床表现除了构成痴呆的记忆障碍及精神症状外，还有脑损害的局灶性神经精神症状，如偏瘫、感觉丧失、视野缺损等，并且 VD 的这些临床表现与病损部位、大小及发作次数关系密切。

AD 则根据病情演变，一般分为三期：

第一期、遗忘期，早期。首发症状为记忆减退，尤其是近期记忆，不能学习和保留新信息；语言能力下降，找不出合适的词汇表达思维内容甚至出现孤立性失语；空间定向不良，易于迷路；抽象思维和恰当判断能力受损；情绪不稳，情感可较幼稚或呈儿童样欣快，情绪易激惹，出现偏执、急躁、缺乏耐心、易怒等；人格改变，如主动性减少、活动减少、孤僻、自私、对周围环境的兴趣减少、对人缺乏热情、敏感多疑。病程可持续 1～3 年。

第二期，混乱期，中期。完全不能学习和回忆新信息，远时记忆力受损但未完全丧失；注意力不集中；定向力进一步丧失，常去向不明或迷路，并出现失语、失用、失认、失写、失计算；日常生活能力下降，如洗漱、梳头、进食、穿衣及大小便等需别人协助；人格进一步改变，如兴趣更加狭窄，对人冷漠，甚至对亲人漠不关心，言语粗俗，无故打骂家人，缺乏羞耻感和伦理感，行为不顾社会规范，不修边幅，不知整洁，将他人之物据为己有，孩童般地争吃抢喝，随地大小便，甚至出现本能活动亢进，当众裸体；行为紊乱，如精神恍惚，无目的地翻箱倒柜，爱藏废物，将废物视做珍宝，怕被盗窃，无目的地徘徊，出现攻击行为等，也有动作日渐减少、端坐一隅、呆若木鸡者。本期是本病护理照管中最困难的时期，该期多在起病后的 2～10 年。

第三期，极度痴呆期，晚期。生活完全不能自理，两便失禁；智能趋于丧失；无自主运动，缄默不语，成为植物人状态。常因吸入性肺炎等并发症而死亡。该期多在发病后的 8～12 年。

AD 与 VD 的区别要点见表 7-1-1。

表 7-1-1　AD 与 VD 的鉴别

	AD	VD
起病	隐袭	起病迅速
病程	缓慢持续进展，不可逆	呈阶梯式（stepwise）进展
认知功能	可出现全面障碍	有一定的自知力
人格	常有改变	保持良好
神经系统体征	发生在部分病人中，多在疾病后期发生	在痴呆的早期就有明显的脑损害的局灶性症状体征

（四）辅助检查

1. CT 和 MRI。对于 AD 病人，CT 或 MRI 显示有脑萎缩，且进行性加重；MRI 更清晰、更敏感，且能测量整个颞叶或海马、杏仁核等结构的体积对，对 AD 的早期诊断有意义。对于 VD 病人，CT 或 MRI 检查发现有多发性脑梗死或多发性腔隙性脑梗死，多位于丘脑及额颞叶，或有皮质下动脉硬化性脑病表现。

2. 核医学。SPECT 和 PET 可检测脑血流灌注量和葡萄糖利用率，对诊断神经细胞坏死、变性有较大的价值，可用于痴呆的诊断。

3. 脑电图。可表现正常或呈非特异性的弥漫性慢波；α 波节律变慢、波幅降低，严重时甚至消失。其变化的程度与病人智能的损害程度之间具有相关关系。

4. 量表测验。MMSE、长谷川痴呆量表可用于筛查痴呆，韦氏记忆量表和临床记忆量表可测查记忆，韦氏成人智力量表可进行智力测查。采用 Hachinski 缺血量表（表 7 - 1 - 2）可对 AD 和 VD 进行鉴别。

表 7 - 1 - 2　Hachinski 缺血量表

临床表现	分数	临床表现	分数
1. 突然起病	2	8. 情感脆弱	1
2. 病情逐步恶化	1	9. 高血压病史	1
3. 病程有波动	2	10. 卒中发作史	2
4. 夜间意识模糊明显	1	11. 合并动脉硬化	2
5. 人格相对保存完整	1	12. 神经系统局灶症状	2
6. 情绪低落	1	13. 神经系统局灶性体征	2
7. 躯体性不适的主诉	1		

评定标准：满分为 18 分，≤4 分为 AD，≥7 分为 VD。

（五）治疗

重在预防，早期发现，早期诊治，积极治疗已知的血管病变和防止卒中危险因素，防止并发症。药物治疗原则为治疗行为异常，控制基本症状，缓解痴呆进展速度，延缓 AD 的发生。

1. 一般治疗。（1）积极控制 VD 的危险因素，预防和治疗脑卒中，包括戒烟控酒、严格控制血压和血糖以及适度的体育锻炼等；（2）摄入富含卵磷脂、维生素 A、维生素 E、锌、硒等微量元素的食物，限制铝的摄入。

2. 药物治疗。（1）与神经递质有关的药物：胆碱能药物。中枢神经系统内，乙酰胆碱是促进学习记忆的神经递质。胆碱酯酶抑制剂可阻断乙酰胆碱的降解，间接提高乙酰胆碱的浓度，改善记忆力；是此类药物中应用最多的药物。常用的有他克林、安理申、哈伯因、加兰他敏等，N－甲基－D－天冬氨酸（NMDA）受体拮抗剂。AD 的发生与该受体的激活有关。美金刚是一种中度亲和性、非竞争性 NMDA 受体拮抗剂，具有抗谷氨酸诱导的神经毒性作用。（2）脑细胞代谢激活剂：该类药物可通过增强神经传导、调节离子流、影响载体介导的离子转运等机制改善脑细胞的代谢，增强其功能。常用的药物有吡拉西坦、脑活素等。（3）脑血循环促进剂：VD 由脑血液循环障碍引起，AD 的发生与发展与脑血液循环障碍相关。此类药物通过减少血流阻力，提高血氧浓度等方式发挥作用。常用的有麦角碱类和都可喜等。（4）其他药物：钙离子拮抗剂、神经营养因子、抗氧化剂、雌激素、某些中药等也可能有一定的作用。

3. 其他治疗。（1）3R 智力激发。1R：往事回忆——用过去事件和相关物体通过回忆激发记忆。2R：实物定位——激发老年痴呆者对于其有关的时间、地点、人物、环境的记忆。3R：再激发——通过讨论思考和推论激发病人的智力和认知能力。（2）球体涂色法。直径 20cm 的圆球被曲波线划成 6 个区，涂红、黄、蓝三种颜色；不能相邻的两个或几个区均涂成一种颜色。不限时间。（3）血管弱激光照射法。He－Ne 激光（$\lambda = 632.8nm$）输出 $\leq 5mV$，通常 $1.0 \sim 2.5mV$，可改善由衰老所致的多系统失调，使神经递质、生物胺类及受体功能得以恢复。

二、痴呆老年人的护理

（一）护理评估

1. 健康史。询问老年人有无脑外伤、冠心病、糖尿病、高血压以及脑卒中病史；有无吸烟、饮酒等不良嗜好和文化程度；有无 FAD 病史，特别是早发性 FAD 病史。可使用表 7－1－1 和表 7－1－2 鉴别痴呆病因。

2. 症状评估。包括认知功能、日常生活功能、精神行为等症状评估。

3. 心理方面。老年期痴呆病人大多数时间限制在家里，常感到孤独、寂寞、羞愧、抑郁，甚至有自杀行为。

4. 社会方面。由于痴呆病人患病时间长，具有自理缺陷、人格障碍，需家人付出大量时间和精力进行照顾，常给家庭带来很大的烦恼，也给社会添加了负担。尤其是付出与效果不成正比时，有些家属会失去信心，甚至冷落、嫌弃老年人。

（二）常见护理诊断及医护合作问题

1. 记忆受损。与记忆进行性减退有关。

2. 自理缺陷。与认知行为障碍有关。

3. 语言沟通障碍。与思维障碍有关。

4. 照顾者角色紧张。与老年人病情严重和病程的不可预测及照顾者照料知识欠缺、身心疲惫有关。

（三）护理目标

病人能最大限度地保持记忆力；提高日常生活自理能力，能较好地发挥残存功能，生活质量得以提高；能用简短文字或其他方式有效地表达基本需要，保持沟通能力；家庭能应对照顾痴呆老年人。

（四）护理措施

1. 日常生活护理

充分考虑病人的自理能力。对于轻、中度痴呆病人，应尽可能给予自我照顾的机会，并进行生活技能训练，鼓励并赞扬其尽量自理的行为。病人完全不能自理时应专人护理，注意翻身和营养的补充，防止感染等并发症的发生。养成良好的睡眠习惯，轻声安慰、适当陪伴有助于病人入睡。定时进食，最好是与其他人一起进食；如果病人不停地想吃东西，可以把用过的餐具放入洗涤盆，以提醒病人在不久前才进餐完毕；病人如果偏食，注意是否有足够的营养；允许病人用手拿取食物，进餐前协助清洁双手，亦可使用一些特别设计的碗筷，以减低病人使用的困难；给病人逐一解释进食的步骤并做示范，必要时予以喂食；食物要简单、软滑，最好切成小块；进食时，将固体和液体食物分开，以免病人不加咀嚼就把食物吞下而可能导致窒息；假牙必须安装正确并每天清洗；每天安排数次喝水时间，并注意水不可过热。

2. 安全护理

（1）居家护理：提供较为固定的生活环境，尽可能避免搬家。应将老年人的日常生活用品放在其看得见、找得着的地方，减少室内物品位置的变动。地面应防滑，以防跌伤骨折。病人洗澡、喝水时，注意水温不能太高。热水瓶应放在不易碰撞之处，以防烫伤。不要让病人单独承担家务，以免发生煤气中毒或因缺乏应急能力而导致烧伤、火灾等意外。有毒、有害物品应放入加锁的柜中，以免误服误伤。

（2）外出管理：病人外出时，最好有人陪同或佩戴写有病人姓名和电话的卡片或手镯，以助于迷路时被人送回。尽量减少病人的单独行动。当病人要到一个新地方时，最好能有他人陪同，直至病人熟悉了新的环境和路途。

3. 病情观察及护理

本病的早期表现特征性不强。注意询问或观察早期常出现的不典型的症状，比如轻度记忆减退、偶尔的迷路、情绪和人格的改变等，从而早发现、早治疗。老年期痴呆的治疗常常用到一些药物，并以口服为主。照料老年痴呆病人服药时应注意以下几点：

（1）痴呆老年人常忘记吃药、吃错药、重复吃药或拒绝吃药，所以老年人服药时必须有人在旁陪伴，耐心解释说服病人，帮助病人将药全部服下。采用适当的方式服药。如对于吞咽困难的病人，最好研碎后溶于水中服用；对于昏迷的病人，由胃管注入药物。要细心观察病人有何不良反应，及时报告医生，调整给药方案。

（2）对于伴有抑郁症、幻觉和自杀倾向的痴呆老年人，应做好药品管理。

4. 心理护理

关心开导老年人，使用简单、直接、形象的语言；多鼓励、赞赏、肯定病人，维护老年人的自尊。

5. 照顾者的支持指导

让病人家属明白 AD 是一种慢性进展性疾病，现有的治疗措施均不能逆转其发展；只有坚持应用药物及综合护理治疗措施，才能达到最佳效果。同时注意教会照顾者和家属自我放松的方法，合理休息，学会寻找社会资源的支持以减轻自身压力。

思考与练习题

一、名词解释

1. 骨质疏松症

2. 高尿酸血症

3. 围绝经期综合征

二、填空题

1. 骨质疏松的治疗原则为_____、_____、_____、_____。

2. 痛风的特征性损害为_____。

3. 阿尔茨海默病镜下所见中，发生在额叶、颞叶、海马、杏仁核的_____和_____被认为是金指标。

4. 震颤麻痹的典型病理特点是_____和_____含黑色素多巴胺（DA）能神经元进行性大量丧失，残留的黑质 DA 能神经元胞浆内出现_____。

5. 前列腺增生症的发病机制认为可能和_____有关。发生肥大的部分主要是_____，增大的腺体使尿道_____。最早期以_____为主要症状，_____是前列腺增生症最重要的症状，梗阻严重时发生_____。

6. 围绝经期是妇女从性成熟期进入老年期所必须经过的_____。它包括_____、_____和_____几个阶段。其中，_____是这一时期中的一个重要标志，提示卵巢功能衰退、生殖能力终止。

7. 老年性阴道炎是_____的妇女，因卵巢功能退化，_____水平降低，阴道壁萎缩，黏膜变薄，上皮细胞内糖原含量减少，阴道内 pH 值_____，局部抵抗力降低，致病菌容易入侵繁殖引起的非特异性炎症。

三、选择题

A1 型题

1. 老年男性良性前列腺增生最早出现的症状是(　　)。

    A. 尿急　　　　　　　　　　B. 急迫性尿失禁

    C. 尿频　　　　　　　　　　D. 进行性排尿困难

    E. 少尿

2. 围绝经期综合征的主要发病原因是(　　)。

    A. 卵巢功能衰退　　　　　　B. 卵巢肿瘤

    C. 子宫萎缩　　　　　　　　D. 垂体功能衰退

    E. 垂体萎缩

3. 激素替代治疗适合于下面哪位病人？(　　)。

    A. 女性，60 岁，冠心病患者　　　　B. 女性，50 岁，乳腺癌患者

    C. 女性，55 岁，霉菌性阴道炎患者　　D. 女性，65 岁，脑血栓患者

    E. 女性，55 岁，原因不明的子宫出血患者

4. 围绝经期综合征最常见也最需要干预的情绪状态是(　　)。

    A. 焦虑和自我形象紊乱　　　B. 害怕和紧张

    C. 拒绝和孤独　　　　　　　D. 失望和消极

    E. 孤独和消极

5. 阿尔茨海默病的首发症状是(　　)。

    A. 记忆障碍　　B. 人格障碍　　C. 睡眠障碍　　D. 思维障碍

    E. 情感障碍

A2 型题

6. 李某，男，75 岁。最近家人发现其记忆力明显下降，常忘记刚说过的话、做过的事，丢三落四；性格也变得古怪，对人缺乏热情，以自我为中心、固执、多疑，甚至与小孙子争东西。该患者可能患有(　　)。

    A. 老年性痴呆　　　　　　　B. 老年性抑郁症

    C. 老年期疑病症　　　　　　D. 老年期焦虑症

    E. 老年期谵妄

7. 患者，男，65 岁。三年前出现骑自行车速度减慢，加速困难，偶尔出现无法转弯。近半年症状加重，颈肩部出现强直，合并静止性震颤；同时身体油脂分泌增多，唾液增多，流涎，未见口角歪斜。该患者还有可能出现的症状是(　　)。

    A. 视野偏盲　　B. 自知力缺陷　　C. 表情减少　　D. 偏瘫

    E. 腰腿疼痛，感觉障碍

A3/A4 型题

(8~10题共用题干)

白某，男，71岁。家人反映老年人近期说话习惯明显变化，倾向于大声说话，经常要求家人重复讲过的话。

8. 老年人最可能的疾病诊断是(　　)。

    A. 老年性痴呆　　　　　　　　　　B. 老年期抑郁

    C. 老年脑衰弱综合征　　　　　　　D. 老年性耳聋

    E. 空巢综合征

9. 老年人主要的护理问题是(　　)。

    A. 听力下降、社交障碍、知识缺乏、焦虑

    B. 记忆受损、有受伤的危险、自我照顾能力受损、语言沟通障碍

    C. 听力下降、记忆受损、有受伤的危险、自我照顾能力受损

    D. 社交障碍、记忆受损、有受伤的危险、自我照顾能力受损

    E. 听力下降、社交障碍、知识缺乏、记忆受损

10. 根据上述护理诊断，合理的护理措施是(　　)。

    A. 日常生活补偿性护理，加强认知训练，设立提醒标志，辅助药物治疗

    B. 日常生活补偿性护理，加强认知训练，辅助药物治疗，观察患者的反应

    C. 日常生活替代性护理，辅助药物治疗，对老年人实行保护性约束

    D. 日常生活替代性护理，加强认知训练，必要时佩戴助听器

    E. 对患者说话语速减慢，语言简洁，必要时佩戴助听器

(11~14题共用题干)

患者，女，68岁。右眼渐进性视力减退5年；期间无明显眼痛、眼胀，无头痛。早期常有固定不飘动的眼前黑点，现仅能看清眼前手指晃动。

11. 老年人最可能的疾病诊断是(　　)。

    A. 老年性高血压　　　　　　　　　B. 老年性脑血管病变

    C. 老年脑衰弱综合征　　　　　　　D. 老年性白内障

    E. 老年期抑郁

12. 老年人主要的护理问题是(　　)。

    A. 视力下降、社交障碍、自理缺陷、有受伤的危险、焦虑

    B. 记忆受损、有受伤的危险、自理缺陷、语言沟通障碍

    C. 视力下降、记忆受损、有受伤的危险、自理缺陷

    D. 社交障碍、记忆受损、有受伤的危险、自理缺陷

    E. 视力下降、社交障碍、知识缺乏、记忆受损

13. 老年人可能的心理问题是(　　)。

A. 抑郁　　　　B. 孤独　　　　C. 恐惧　　　　D. 猜疑

E. 空虚

14. 根据上述护理诊断，予以手术治疗。术后对患者和家属的教育是(　　)。

　　A. 术后卧于健侧　　　　　　　　B. 用消毒棉签和温开水清洁眼睛

　　C. 术后戴眼罩　　　　　　　　　D. 近期内避免眼内压升高的动作

　　E. 以上都对思考与练习题答案

(15~18 题共用题干)

张某，男，78 岁，2 年前出现记忆力减退。最初表现为对近期发生的事容易遗忘，如刚告诉过的电话号码就忘了。最近，还出现过几次出门后迷路的现象。最严重时不记得自己的老伴的名字。生活自理能力明显下降，不能自己进餐、洗漱等。脑 CT 检查可见轻度脑萎缩、脑室扩大。

15. 该患者最可能的疾病诊断是(　　)。

　　A. 老年期抑郁症　　　　　　　　B. 老年期焦虑症

　　C. 阿尔茨海默氏症　　　　　　　D. 老年脑衰弱综合征

　　E. 老年空巢综合征

16. 该患者目前主要的护理诊断有(　　)。

　　A. 记忆受损、抑郁、自我照顾能力受损

　　B. 记忆受损、焦虑、自我照顾能力受损

　　C. 记忆受损、活动无耐力、自我照顾能力受损

　　D. 记忆受损、有受伤的危险、自我照顾能力受损

　　E. 记忆受损、睡眠形态紊乱、自我照顾能力受损

17. 根据上述护理诊断，合理的护理措施是(　　)。

　　A. 日常生活补偿性护理，加强认知训练，设立提醒标志，辅助药物治疗

　　B. 日常生活替代性护理，辅助药物治疗，对老年人实行保护性约束

　　C. 日常生活补偿性护理，加强认知训练，对老年人实行保护性约束

　　D. 日常生活替代性护理，加强认知训练，辅助药物治疗，观察患者的反应

　　E. 日常生活替代性护理，加强认知训练，设立提醒标志，实行保护性约束

18. 护理中，在与该老年人进行沟通时应注意(　　)。

　　A. 与老年人保持礼貌距离，不要触摸老年人，耐心倾听，面部表情平和

　　B. 与老年人保持礼貌距离，避免老年人碰触到自己，耐心倾听，面部表情平和

　　C. 适当触摸老年人但不要让老年人碰触自己，耐心倾听，适当夸大面部表情

　　D. 适当触摸老年人，允许老年人适当触摸自己，耐心倾听，适当夸大面部表情

E. 以上都不正确

（19~21题共用题干）

老年女性，90岁，文盲，日常生活不能自理，记忆力下降，不知道自己住在哪里；注意力不集中，答非所问；不认识自己的儿女，有时对人漠不关心，有时大吵大闹。

19. 老年人最可能的疾病诊断是（　　）。

A. 老年期抑郁症　　　　　　　　B. 老年期焦虑症

C. 老年期痴呆症　　　　　　　　D. 老年脑衰弱综合征

E. 老年空巢综合征

20. 老年人主要的护理问题是（　　）。

A. 记忆受损、有受伤的危险、自我照顾能力受损、语言沟通障碍

B. 记忆受损、活动无耐力、自我照顾能力受损、语言沟通障碍

C. 记忆受损、焦虑、自我照顾能力受损、语言沟通障碍

D. 记忆受损、抑郁、自我照顾能力受损、语言沟通障碍

E. 记忆受损、睡眠形态紊乱、自我照顾能力受损、语言沟通障碍

21. 根据患者的情况，合理的护理措施是（　　）。

A. 日常生活补偿性护理，加强认知训练，对老年人实行保护性约束

B. 日常生活替代性护理，加强认知训练，对老年人实行保护性约束

C. 日常生活补偿性护理，加强认知训练，辅助药物治疗，观察患者的反应

D. 日常生活替代性护理，加强认知训练，辅助药物治疗，观察患者的反应

E. 日常生活替代性护理，加强认知训练，设立提醒标志，唤起病人记忆

思考与练习题答案

一、名词解释

1. 一种以骨量低下，骨微细结构被破坏，导致骨质脆性增加，易发生骨折为特征的全身性骨病。疼痛、脊柱变形和脆性骨折是骨质疏松症的典型临床表现。

2. 男性大于0.42mmol/L，女性大于0.36mmol/L时。

3. 是指以由于卵巢功能衰退、雌激素分泌减少而出现一系列自主神经功能失调和内分泌功能减退为主的症候群。

二、填空题

1. 补充钙制剂　抑制骨转换　刺激骨形成　其他

2. 痛风石

3. 老年斑　神经元纤维缠结

4. 黑质　蓝斑核　嗜酸性包涵体。

5. 体内性激素平衡失调　围绕后尿道的腺体　弯曲、伸长、受压而发生机械性梗阻
尿频　慢性尿潴留

6. 过渡阶段　绝经前期　绝经期　绝经后期　绝经

7. 绝经期后　雌激素　上升

三、选择题

A1 型题　1. C　2. A　3. C　4. A　5. A

A2 型题　6. A　7. C

A3/A4 型题　8. D　9. A　10. E　11. D　12. A　13. C　14. E

15. C　16. D　17. A　18. D　19. C　20. A　21. C

（李玲　杨光远）

第八章

临终老年人的护理
DI BA ZHANG

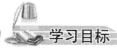学习目标

1. 掌握临终老年人的心理特征和护理、常见症状和护理。
2. 熟悉临终关怀的相关概念、现状，临终护理的概念、模式。
3. 了解老年人死亡教育的方法、形式。

第一节 概 述

案 例

　　一位老年人在关怀医院去世后，他的四个女儿在写给医院的信中说道："当我们在父亲身边看到他安详地闭上双眼，心里真是说不出的感激。我们爱父亲，但工作又繁忙。你们的工作不仅关怀了父亲，也关怀了我们，但愿有更多的人能在这里幸福地走完人生。"

　　请思考：

　　1. 什么是临终关怀？

　　2. 临终关怀的意义主要体现在哪些方面？

　　人都要经历由生到死的过程，死亡是每个个体都无法逃脱的命运。莎士比亚曾说，人在临终的时候总比他们以往要引人注目，正如夕阳的余晖、终了的乐曲、杯底的美酒一样，留给人的记忆最温馨、最甜蜜也最久远。伴随社会的不断发展，人们愈发追求生活质量的提升。当然，越来越多的人对死亡质量也有了更高层次的期待。如同翻

开人生历程的第一页、迎接新生命一样，合上人生历程的最后一页，送走即将逝去的生命也需要画上圆满的句号。

一、相关概念

（一）临终

即濒死阶段或死程。是指患者接受治疗性和姑息性治疗后，虽然意识清晰，但病情加速恶化，各种迹象显示生命即将终结。它是生命活动的最后阶段。临终具有可逆性，所以严格来讲并不属于死亡，但在死亡阶段中占有重要的地位，也一直是医务机构和临终关怀机构关注和研究的重点。

不同国家对临终的时限标准有不同的规定。美国规定以无治疗意义，估计只能存活6个月以内为临终患者；日本规定以2~6个月的存活时间为终末阶段；我国规定以2~3个月的预计寿命为临终状态。

（二）死亡

1. 传统死亡概念

传统的死亡被认为是生命活动的不可逆终止。美国《布拉克法律辞典》将其定义为"生命的永息，生存的灭失，血液循环的停止，呼吸、脉搏等机体重要生命活动的终止"。死亡不是骤然发生的。它是一个逐渐进展的过程，主要分为三个阶段。

（1）濒死期。又称临终状态。主要特点是脑干以上的神经中枢功能深度抑制或丧失，机体各系统的功能发生严重障碍，导致意识、血压、脉搏、呼吸和代谢等方面的紊乱。此期，生命处于紊乱阶段。若能得到有效的抢救，生命可复苏；反之，进入临床死亡期。

（2）临床死亡期。又称个体死亡或躯体死亡。主要特点是中枢神经系统的抑制过程已经由大脑皮质扩散到皮质下部位，延髓处于极度抑制和功能丧失阶段。临床死亡期一般持续5~6分钟。超过此时间，大脑将发生不可逆的变化。但在低温条件，尤其头部降温时，此期可延长至1小时或更长。因为这一时期机体重要器官的代谢尚未停止，所以如果采取有效积极的措施，患者仍有复苏可能；否则，就进入生物学死亡期。

（3）生物学死亡期。又称全脑死亡、细胞死亡或分子死亡。主要特点是整个中枢神经系统及机体各器官的代谢活动相继终止，并出现不可逆的变化。它是死亡的最后阶段。此期相继会出现尸体现象（尸冷、尸斑、尸僵）和晚期尸体现象（尸体腐败）。

2. 现代死亡

随着医学科学技术的发展，已经停止心跳、呼吸的人只要保持大脑功能的完整性，一切生命活动都有恢复的可能。现代医学已表明，心跳停止时，人的大脑、肾脏、肝脏并没有死亡。因此，传统的死亡标准已经不再对人的整体死亡构成威胁。医学界人士提出新的比较客观的标准，即脑死亡标准。脑死亡又称全脑死亡，包括大脑、中脑、小脑和脑干的不可逆死亡。1968 年，美国哈佛医学院在世界第 22 次医学大会上提出脑死亡的标准：（1）对刺激无感受性和反应性；（2）无运动、无呼吸；（3）无反射；（4）脑电波平坦。上述标准要求在 24 小时内反复复查无改变，并排除体温过低及中枢神经系统抑制药的影响。20 世纪 90 年代，中华医学会认为脑死亡一般是指枕骨大孔以上全脑的死亡，应该符合以下标准：（1）自主呼吸停止，需要不停地进行人工呼吸；（2）不可逆深昏迷；（3）脑干神经反射消失；（4）脑电图成平直线；（5）脑血液循环完全停止；（6）脑死亡的诊断标准必须持续 12 小时以上。

（二）临终关怀（hospice care）

hospice 源自法语，起源于拉丁语 hospitium，意指"客栈"、"济贫院"、"小旅馆"。它们是设立在修道院附近为朝圣者及旅行者提供休息和获得给养的场所。当这些人身患重病或濒死期时，来到此地就会得到教士和修女的照顾和治疗，而且死后也会被妥善处置。随着社会文明的进步、现代意义上的临终关怀学的兴起，hospice 的词义也有了深一步延伸，美国国立图书馆出版的医学主题词表将它解释为"对临终患者和家属提供缓和性和支持性的医护措施"。当然，hospice 有很多译法，如中国大陆称"临终关怀"，香港称"善终服务"、"宁养服务"，台湾称"安宁照护"。所谓临终关怀，是指为当前医疗条件下尚无治愈希望的临终患者及其家属提供生理、心理、社会等方面的照料，以使临终患者缓解极端的病痛，维护临终患者的尊严，使患者能舒适、安详、无痛苦地度过人生最后时刻，并为家属的身心健康提供支持。

二、老年人临终关怀的现状

自从地球上有生命开始，特别是作为高级生命的人类诞生以来，已有 800 亿人以生老病死的规律一代一代地更替，一代一代地繁衍，不断推动着整个人类的进步和社会文明的发展。人一生中有三件事总是逃不过，即出生、生活、死亡。提起死亡，很多人脑海中呈现的是痛苦和挣扎，所以患者若能平静离去则被认为是一种别样的"幸福"。借助这种思想潮流的指导，临终关怀应运而生。现代临终关怀兴起于 1967 年 7 月，标志是英国桑德斯博士在伦敦创建的第一所临终关怀院——圣克里斯多弗临终关怀院。这被誉为"点燃了世界临终关怀运动的灯塔"。至此，这项顺应人类需求的举措就如雨后春笋般相继在 70 多个国家得到开展并逐渐发展。多数国家还设立了专业性期刊，如美国《死亡杂志》、日本《临终与临床》等。

我国于 20 世纪 80 年代也陆续在理论和实践两方面着手起步。1988 年，美籍华人黄天中博士访华期间，与天津医科大学崔以泰教授谈到合作开展 hospice 课题研究的意向；同年 7 月，临终关怀研究中心在天津成立。这标志着中国大陆临终关怀事业的起步。美国临终关怀专家乔治·赖尔博士认为"从研究起步是中国大陆临终关怀事业发展的特色",所以中国第一所临终关怀研究中心的建立标志着中国跻身于世界临终关怀事业的行列。随后,北京、上海等大城市相继建立了一些临终关怀机构,比较著名的有北京松堂关怀医院、上海南汇护理院等。其中,松堂关怀医院的院训是"爱心、诚心、精心、耐心"。医院自建院起就率先实施以患者为中心的全方位治疗方案,包括临终治疗医生和心理医生相结合的全方位治疗方案、护士护理和24小时生活护理相结合的全方位护理方案。通过近10年对8000多位临终患者实践总结得出的"社会沃母"理论是松堂关怀院对临终关怀学理论探索的新尝试。该学说认为,人的临终期与围产期相呼应,也与围产期有许多相似之处。人的生命的诞生必须在母体子宫经过10个月围产期的母体呵护。当生命即将终结时,也同样需要在社会子宫内经过10个月围终期的社会关怀。此外,1998年,李嘉诚先生出于对临终患者的关爱,李嘉诚基金会在汕头创建了国内首家免费宁养院。自2001年起,基金会秉承"造福患者,造福社会"的理念,在国内20家重点医院启动实施了"全国宁养医疗服务计划",每年斥资2千万为1万多名贫困的晚期癌症患者提供居家临终关怀服务。它们也被誉为"生命尽头宁静的港湾"。中国香港自20世纪80年代开始提供"善终服务"。1992年成立白普理宁养中心,其服务的宗旨是"天为生命定寿元,人为生命赋意义"。香港现有12家医院提供宁养服务,病床共约252张。中国台湾也于1990年在台北淡水马偕医院成立第一个安宁照顾病室,至今已形成了较为完善的照护体系。

随着我国人口老龄化进程的加速,老年人的临终关怀问题也受到政府的高度重视。2005年,中国老龄事业发展基金会启动了以关注老年人养老问题、建立和完善老年人临终关怀为目标的服务机制。2006年,全国老龄委办公室在《关于加快发展养老服务业的意见》里明确提出支持发展老年护理、临终关怀服务业务,并给予政策扶持。目前,大、中专及本科教学中增添了有关临终护理的教学内容。

临终关怀进入国内仅仅20年稍多点的时间。该项事业对百姓甚至相当一部分医务工作者来说还是一个比较陌生的概念,很多人尚不能正确理解临终关怀的真正意义。虽然说上述临终关怀机构接受各种疾病的晚期患者,并为其提供日常生活照顾、缓解病痛等,都在较大程度上体现了人文关怀,然而放眼望去,临终关怀事业整体上的发展速度是比较缓慢的。粗略估计,国内各种类型的临终关怀机构不足100余所,仅有两三千张床位,而且都集中在拥有百万人口以上的大城市。这与现实的需求存在较大差异,而且不少临终服务机构的服务内容有限,服务范围狭窄,专业从业人员数量少,服务水准尚存在相当差距,再加上机构本身对社会的宣传力度不充分,使得人们缺乏正确的认识。所以,对我们护理人员而言,通过不断努力,加快推进中国特色的临终关怀事业,并造福服务人群任重道远。

三、 老年人临终关怀的意义

临终关怀的本质并非延长临终患者的生命，而是提高临终期患者的生命质量，消除患者和家属对死亡的恐惧，使患者有尊严地死去。它特别强调三个理念，即接纳死亡的理念、生命质量重于生命数量的理念和尊重晚期患者生命、权利和尊严的理念。所谓接纳死亡，是指承认死亡是人类生命的自然组成部分，承认所有的生命都存在死亡的必然性。所以，就此而言，医学具有有限性，即只能救人于生，而不能救人于死。临终患者的死亡并非是医疗的失败，而是由生命发展的客观必然性质所决定的。也就是说，接纳死亡是人们对自身生命的新认识。所谓生命质量重于生命数量，是指活得好要比活得长好得多。活得好就是让人们活得健康、幸福、快乐。所谓尊重晚期患者生命、权利和尊严，是指将临终患者的生命视为同健康人一样拥有权利和尊严的生命。现代临终关怀学认为，临终患者理性的、不伤害他人利益的行动选择理应得到尊重和支持。如果他认为某种死亡对他更有尊严，他就有权力选择那种死亡方式。因此，临终关怀可以提高老年人临终的生活质量，减轻家属和照顾者的身心负担，节约医疗卫生资源。

第二节　老年人临终护理

案例

　　此时，我记起了小时候奶奶曾说过的"人死后会到另一个世界去"，但我却无论如何也想象不出另一个世界是什么样子。很长时间，我总也摆脱不了对死亡的恐惧。我有些害怕，怕孤独，总希望有人守候在我身旁。这种感觉像小时候发高烧，希望依偎在妈妈的怀抱；希望有人抚摸我的皮肤，紧握我的手一样。我又像在做梦，我想找洗手间，但周围总有人看着我，膀胱胀得鼓鼓的，但尊严使我极力回避着人群。我突然醒了。—— 一位临终患者的话

　　请思考：

　　1. 什么是临终护理？

　　2. 如何做好临终老年人的心理护理？

一、 临终护理的概念及模式

（一） 临终护理的概念

临终护理，又称安宁护理、姑息护理；是指向临终患者及其家属提供包括生理、

心理、社会等方面的全面的照料，使临终患者的生命得到尊重，症状得到控制，家属身心健康得到维护和增强；使患者在临终时能够无痛苦、安宁、舒适地走完人生的最后旅程。它是临终关怀的重要组成部分，核心是关怀和照顾。

（二）临终护理的模式

临终护理事业经过近 50 年的发展，在现代医学模式的基础上形成了多学科—整体性—姑息照护模式。多学科指由多学科专业人员、患者家属、志愿者组成的团队协作；整体性体现在全方位呵护，全程陪伴；姑息照护意味着重视生命，视死亡为正常过程，不加速死亡，不延缓死亡，提供解除痛苦、促进舒适的照护。选择适合我国国情的临终护理模式不仅能够加快我国临终护理事业的进程，而且能够避免最大程度地资源浪费，从而有效地满足我国人口老龄化发展的需要。目前，国外最具有代表性的临终护理模式是利物浦临终患者护理模式（the Liverpool care pathway for the dying patient, LCP），而我国比较公认的模式是李义庭的 PDS 模式和施榕的施氏模式。

1. 利物浦临终患者护理模式

利物浦临终患者护理模式是对濒死患者实施身心护理，帮助老年人有尊严地死去，并为其家属和照顾者提供心理支持的整体护理模式。具体内容包括三个方面：（1）初步评估和护理临终患者。通过评估患者，确定患者进入濒死阶段的时间，确保对濒死阶段的护理提供依据和指导。（2）对濒死期患者实施护理。护理人员应该至少每隔 4 小时观察一次症状控制的情况，特别要注意患者的呼吸道分泌物、疼痛、烦躁和排尿情况等问题。（3）患者死亡后要安慰亲属和照顾者。确定患者死亡是至关重要的，并在患者死亡后对其家属和照顾者予以安慰，提供哀伤处理的相关信息说明。

2. PDS 模式（one point three direction nine subject）

李义庭将临终关怀模式概括为"一个中心，三个方位，九个结合"。"一个中心"指以解除患者的病痛为中心；"三个方位"分别指服务层面、服务主体和服务费用；"九个结合"则依托"三个方位"而存在，即在服务层面上，坚持临终关怀医院、社区临终关怀服务与家庭临终关怀病房相结合；在服务主体上，坚持国家、集体、民营相结合；在服务费用上，坚持国家、集体和社会投入相结合。但是，大部分学者普遍认为，目前的 PDS 模式是趋于理想化的模式，因为一种真正适合社会的临终关怀形式要以满足人们的需求为标准。虽然 PDS 模式旨在为临终患者创造一个类似家庭的临终环境，但现有的家庭临终关怀形式主要以家庭经济支付能力为其存在的衡量标准。另外，目前，PDS 模式主要为家庭条件较差、本人不愿意住院的本市临终患者由专业护士定期到其家中评估病情并制订护理措施，每月至少 2 次到患者家中提供药物和心理咨询。当患者遇到紧急情况时，可以随时进行电话咨询。很显然，这种模式存在着的收治对象标准不合理、护理工作程序未系统化、护理目标不确定、护理工作内容单一等缺陷，而且大多仅仅局限于对疾病症状的控制。另外，李义庭通过对大量临终关怀服务对象的调查显示，仅有5.3%的患者接受过志愿者的帮助。这显著阻碍了PDS模式获得社会支持的有效性。

3. 施氏模式

以社区居民为服务对象，在建立家庭病床的基础上，为临终患者及其家属提供全面的身心治疗、护理与支持，从而使其安然地度过人生最后阶段，使家属内心得到安慰。社区家庭临终关怀小组由社区医生、护士、志愿者等组成，同时制定组内人员的岗位职责，对患者及家属落实约定的规范、治疗、护理规定和收费标准等。具体服务内容包括临终关怀医务人员对临终患者定期的巡诊，进行生理、心理、疾病的全方位治疗护理，志愿者给予的生活照料等。中国人的传统观念认为父母临终时子女是否亲自服侍左右直至送终是评价孝敬与否的标准，所以家庭病床是目前临终关怀模式中受欢迎的模式。目前公认的是由施榕创建的施氏模式，其主要着眼点在乡村，核心是家庭临终关怀照护。但随着空巢家庭数目的上升，以及家庭医生、护士的缺乏，家庭临终照护正面临着严峻的考验。

国外关于长期护理保险的建立和时间储蓄的做法，值得我国提倡。

二、 临终老年人的心理特征和护理

老年临终患者在生命最后路途中的心理感受是非常复杂的、多变的，其主要受到个人人格特点、文化水平、受教育程度、宗教信仰等的影响。因此，做好临终老年人的心理护理，帮助他们重建新的心理平衡，减少死亡带来的悲痛感，是护理工作者义不容辞的责任。

（一）临终老年人的心理特征

瑞士出生的心理学家库布勒·罗斯博士通过对200多例临终患者深入、系统的访谈和细致的观察发现临终患者的心理发展大致经历五个阶段。

1. 否认阶段

当患者得知自己的疾病已经进入晚期阶段时，最初的反应往往是否认的态度。例如，当被诊断为癌症时，他们常会说"不，这不是我的诊断，这一切不会是真的"；认为自己获知的消息有误，是其他患者的诊断报告上写上了自己的名字。即使经过复查依然证明初诊的准确性，他们仍希望找到更有力的证据去否定、去拒绝。这一时期的持续时间较短暂。随着时间的推移，这种心理反应会被逐渐削弱，进入到下一阶段。其实，否认是一种暂时的心理防御机制，是个人对内心冲突的有效缓冲和自我屏蔽。

2. 愤怒阶段

当患者对有关疾病的消息被证实，求生的欲望无法得到满足，美好的憧憬顷刻化为乌有时，取而代之的则是气愤、暴怒、烦恼。他们往往想不通为什么是自己而不是别人得这种绝症，因此对外易采用攻击的态度，甚至迁怒于医务人员或其家属，同时拒绝配合治疗。

3. 协议阶段

这一阶段又称为讨价还价阶段。持续的时间一般很短，而且不如上两个阶段明显。患者可能与上帝、自己甚至医护人员讨价还价，乞求菩萨保佑自己早日康复，乞求命运之神给自己一个好运气或者医务人员给自己用"好药"，请专家给自己治疗，以使自己完成未竟的事业。事实上，这一阶段的心理反应是患者想最大程度地延缓死亡，是人生存欲望本能的体现，是一种自然的心理发展过程。

4. 抑郁阶段

经历了前三个阶段后，患者的病情趋于严重，身体状态每况愈下。这时，患者往往会有巨大的失落感，也就是说"被疾病折磨得已经没有了脾气"。这一阶段，患者主要表现为对周围事物的淡漠，反应迟钝；有的选择自杀。抑郁心理有利于临床患者平静地离去，因为只有经历过内心剧痛的人，才能达到接纳死亡的境地。

5. 接受阶段

按照弗洛伊德的"死亡本能"学说，接纳死亡或多或少地存在于个体的生命过程中。经历过上述阶段后，患者失去了希望和挣扎的力量，感到一切努力都不能改变生命即将终结的事实后，于是不得不接受事实，做完自己该做的事情。这一阶段的患者往往表现出惊人的坦然。他们不再抱怨命运，不显示淡漠的情绪，静静等待死亡的来临。

（二）临终老年人的心理护理

对临终患者的心理护理主要应该根据患者的心理发展阶段，给予不同的心理关怀策略，因受到诸多方面因素的影响，患者的心理状态是多变的，但是心理护理还应该有一个总体的、一般的方法。对此，我们可以从以下几个方面考虑：

1. 保持舒适

帮助患者做好生活方面的照顾和指导，因为只有解除患者的躯体症状，才能为做好心理护理打好基础。例如，当晚期癌症患者的剧烈疼痛没有得到有效控制时，再多好听的话语都是于事无补的。另外，保持病室干净、整洁、温湿度适宜。为使临终老年人能够体会到温暖、舒适、安全的感觉，护理人员可以在病室摆放患者的家庭福照片、绿叶常青植物，按需播放老年人喜欢的戏曲等。

2. 重视心灵沟通

美国学者卡顿堡顿对临终老年人精神生活的研究结果表明，接近死亡的人的精神和智力状态并不都是混乱的，49%的老年人直到死亡前一直是很清醒的。因此，护理人员应对临终老年人耐心倾听和诚恳交谈，及时了解他们的真实想法和心愿，尽量照顾他们的自尊心，尊重他们的权利，减轻他们的焦虑、抑郁和恐惧心理。针对无法语言沟通的患者，我们可以通过运用表情、眼神、手势等技巧进行交流，并以熟练的护理技术操作取得老年人的信赖和配合。

3. 触摸护理

触摸是多数临终患者愿意接受的方法。这就要求护士在护理过程中，针对不同情况，采取不同的抚触方法，以使患者减轻对死亡的孤独感和恐惧感。

4. 鼓励家属陪伴和社会支持

家是生命的摇篮，承载着爱、希望、责任。中国人对家有着深厚的眷恋之情，"落叶归根"已化作华夏子孙根深蒂固的思想。对老年人来说，家是漫漫人生过程中一路走来的最熟悉不过的地方，它饱含着对自己的青春、子女甚至父母的多重记忆，家人是临终患者最重要的精神支撑。因此，临终护理应该允许家属陪护。这样可使彼此获得心理慰藉，增强安全感。

5. 适时有度地宣传优死意义

根据老年人的职业特点、性格特征、教育背景等，护理人员应该选择适当的时机、谨言慎语地与老年人及家属共同探讨生与死的意义，以帮助老年人正确认识、对待生命和疾病，从对死亡的恐惧与不安中解脱出来，以平静的心情面对即将到来的死亡。作为家属，应该对老年人的各种表现予以理解，并积极配合，陪伴他们走完人生最后的旅程。

总之，临终老年人的心理变化过程复杂多变，彼此之间并无明显的界限，但各个过程都包含了求生的希望。他们真正需要的是脱离痛苦和恐惧，以及精神上的舒适和放松。因此，及时了解临终老年人的心理状态，满足他们的身心需要，使其在安静舒适的环境中以平静的心情告别人生，是临终心理护理的关键。

三、临终老年人常见症状的护理

大多数临终患者都是因身体逐渐衰竭而死亡的，所以在此期间通常会有相应的临床表现。此外，患者的家属常常希望医护人员能够根据这些症状估计患者的死亡时间。所以，医护人员应该熟悉并预先解释临终的常见症状，并能够做出合适地处置，帮助患者舒适安宁地离开。临终的常见症状包括疼痛、睡眠障碍、呼吸异常、体温异常、排便异常、排尿异常、谵妄躁动等。当然，并非所有的临终患者都会同时出现这些症状，也不是所有的症状都会出现。现主要介绍临终前的疼痛、睡眠障碍和呼吸困难。

（一）疼痛

国际疼痛研究学会（International Association for the Study of Pain，IASP）疼痛术语

分类委员会（SCTPT）将疼痛定义为"疼痛是与实际的或潜在的组织损伤有关的一种不良感受和情感体验，是发生和引起各种组织损伤及持续组织损伤的特殊表现。疼痛具有主观性"。疼痛是晚期患者最常见的症状之一，是最痛苦的感受。疼痛能否得到有效的控制直接关系到晚期患者的生命质量，也对晚期患者的家属有着重要的影响。因此，国际临终关怀专家主张将疼痛作为晚期患者的第五生命体征。亦即护理人员应该像每天测量体温、脉搏、呼吸、血压一样充分评估晚期患者的疼痛，提供相应止痛的措施并做出尽量详细的记录。

1. 疼痛的评估原则

（1）倾听患者的主诉，教会患者及家属有关疼痛的评估方法。

（2）全面、详细收集疼痛史，包括疼痛的发生时间、部位、程度、性质、病程、治疗史、疼痛对患者和家属的影响等。对于止痛剂成瘾的患者，还需向家属核实患者主诉的真实性。

（3）心理及社会因素。注意患者的精神状态及分析有关心理社会因素。

2. 常见的疼痛评估工具

（1）疼痛文字描述评分量表（VDS）。将一直线平均分成5份，在每个点用文字注明不同的疼痛程度；由患者根据自己的疼痛感受，选择合适的描述标准。

（2）数字评分量表（NRS）。将一直线平均分成10份，在每个点上用数字0~10依次表示疼痛加重的程度；患者做主为自己打分。

（3）视觉模拟评分表（VAS）。在一条直线的两端分别用文字注明不痛和剧痛；让患者根据自身痛觉，在线上标记出疼痛的程度。

（4）Wong-Banker面部表情量表。提供6种面部表情简图，分别代表疼痛的不同程度，从微笑到哭泣依次为不痛、有点痛、轻微疼痛、疼痛明显、疼痛严重、剧痛；由患者选择代表自己当前疼痛水平的面部表情简图。

3. 疼痛的护理

（1）遵医嘱给予镇痛药，密切观察用药效果（以癌性疼痛为例）。国内外的研究实践证明，严格按照三阶梯疗法原则实施规范化治疗，90%的癌痛患者都会得到有效缓解，75%以上的晚期癌症患者的疼痛得以解除。所谓三阶梯疗法，是指根据轻、中、重不同程度的疼痛，单独和（或）联合用药。其方法如下：

第一阶段：主要针对轻度疼痛的患者。选用非麻醉类（非阿片类）药物、解热镇痛药、抗炎药，如阿司匹林、布洛芬、对乙酰氨基酚等。WHO推荐的代表药物是阿司匹林。

第二阶段：主要适用于中度疼痛的患者。可选用弱麻醉类（弱阿片类）药物，如可待因、曲马朵等。WHO推荐的代表药物是可待因。可待因在体内转变为吗啡，作用于吗啡受体而发挥镇痛作用。镇痛效能为吗啡的1/6，持续时间和吗啡相似，欣快感及成瘾性较吗啡弱，对呼吸中枢的抑制轻微，无明显便秘、尿潴留及体位性低血压等副作用。

第三阶段：主要用于剧烈和重度疼痛的患者。可选用强麻醉性镇痛类（如强阿片类）药物，如吗啡、哌替啶、美沙酮等。WHO 推荐的代表药物为吗啡。吗啡作用于中枢阿片受体，具有较强的镇痛、镇静和镇咳作用。

（2）心理护理。晚期患者大多存在不同程度的恐惧、焦虑、悲观、失望等负性心理，个别患者甚至还会产生轻生的念头。这些不良情绪会降低其疼痛耐力。因此，护理人员应该了解、理解患者的心态，在适当的时候陪伴患者，认真倾听患者的想法，保持良好的护患关系；同时为患者创造舒适、安全的环境，减少患者的精神负担，有意识地教会患者处理疼痛的方法。例如，可采用打呵欠、换气的方法缓解短暂性的疼痛，采取屈髋屈膝、闭目养神、倾听喜欢的音乐、深呼吸放松等动作缓解持续性的疼痛，尽量帮助消除他们的不良情绪。

（3）加强基础护理。晚期患者本身因高龄因素机体的防御能力下降，再加上患病后药物尤其是化疗药物的应用，使得身体逐渐趋于衰弱状态，乃至出现全身脏器功能的衰竭。这使得大多数患者丧失自理能力。因此，护理人员应该加强各项基础护理，注意患者皮肤、呼吸道、口腔、泌尿生殖道的管理，防止各种并发症的发生。尽量满足患者的生活需求，为其提供一个安静、舒适、无痛苦的环境，从而提高患者对疼痛的耐受性。

（4）做好家属的指导。患者的疼痛会使家属产生焦虑、烦躁等情绪。而这些状态又与患者密切相关，使患者的心理受到不同程度的影响。因此，护理人员应该与家属积极沟通，向其介绍病情并提出指导性建议，以稳定家属的心理状态，使其能够与护理人员共同合作做好患者的心理护理，减轻患者的心理压力。

（二）睡眠障碍

睡眠障碍是指睡眠质及量的异常，或在睡眠时发生某些临床症状，也包括影响入睡或保持正常睡眠能力的障碍，以及异常的睡眠相关行为；是睡眠和觉醒正常节律性交替紊乱的表现。可由多种因素引起，常与躯体疾病有关。其中，在老年人中最常见的是失眠症。所谓失眠，是指患者对睡眠的时间和（或）质量不满足并且影响白天社会功能的一种体验。睡眠质量的下降直接影响机体的活动状况，可以增加疲劳感，降低工作效率，减弱抵抗能力，加速机体迈向衰老。

1. 原因

影响晚期患者睡眠的主要因素包括很多方面，比如年龄、内分泌失调、焦虑等心理因素、环境因素、疼痛等。

2. 护理措施

（1）创造良好的休息环境。保持病室环境安静、干净，根据患者习惯调节病室的温度、湿度以及光线，保持床单清洁、干燥、无异味，棉被厚薄适宜，衣物松紧适宜；进行各项操作和夜间巡视时，坚持做到"四轻"。

（2）尊重患者的睡眠习惯。护理人员应尊重患者的睡眠习惯，并尽可能为患者的需求提供方便。做好晚间护理，协助患者处于舒适卧位，可适当给予背部按摩，促进肌肉放松。同时注意检查身体各部位引流管、牵引物、包扎敷料的状况。对于疼痛患者，应根据医嘱酌情给予镇痛药物，帮助患者做好睡眠前的准备工作。

（3）心理支持。根据不同情况，采用针对性的心理支持和疏导，安慰患者情绪，消除焦虑感。

（4）遵医嘱合理用药。上述方法无效时，在医生指导下选择合适的药物。理想药物应该具备迅速催眠、维持充足睡眠时间、提高睡眠质量、无成瘾性和宿醉反应等特点。对于晚期患者，常使用的药物是短效苯二氮䓬类和唑吡坦类药物。药物治疗应遵循短期用药（一般来讲，不超过1个月）、间断用药（每周2~4次）、小剂量用药（常采用成人剂量的1/3~1/2）、缓慢停药、尽量避免同服同类药物的原则。同时注意监测药物的不良反应，发现异常时及时通知医生并协助处理。

（5）健康教育。与患者讨论有关休息与睡眠的知识，让其了解睡眠的重要性。鼓励患者建立规律的日常生活方式，白天不要睡太多；鼓励患者进行适当的体育锻炼和参加力所能及的日常活动和体力劳动，坚持规律锻炼；睡前不饮咖啡、不过量饮水、不抽烟饮酒等，以放松身心，利于睡眠。

（三）呼吸困难

对临终的老年人来说，呼吸困难是最常见的症状之一。70%的晚期肿瘤患者在死亡前几周出现呼吸困难，25%的肿瘤患者在临终前一周可出现严重的呼吸困难。具体表现为呼吸频率由快变慢，呼吸深度由深变浅，甚至出现潮式呼吸、张口呼吸、点头呼吸等。呼吸困难是不可逆转的。临终前，若为老年人气管插管来改善呼吸困难，只能增加患者的痛苦和家属的经济负担，对提高老年人的生命质量毫无意义。因此，我们要采取措施控制呼吸困难，缓解与呼吸困难相关的痛苦，使患者及家属感到舒适。

1. 药物干预

针对不同病因选择合适的药物，缓解呼吸困难。例如，支气管扩张剂对可逆性气流受限有帮助；阿片类药物通过降低机体对高碳酸血症、低氧血症、运动的通气需要量，减少呼吸费力和呼吸困难；皮质类固醇类激素能降低肺组织的炎性过程，使支气管扩张，缓解呼吸困难。

2. 氧疗

根据患病的不同情况调整吸氧的浓度。例如，对于由COPD和各种原因引起的伴有高碳酸血症的呼吸衰竭患者，吸氧流量为 $1\sim2L/min$，吸氧浓度为 $25\%\sim29\%$。

四、 对丧偶老年人的关怀

丧偶是生活中最震撼心灵的事件，对老年人来说更是沉重的打击。一旦遭遇老伴亡故，常会悲痛欲绝、不知所措，继而会引发包括抑郁症在内的各种精神疾患，加重原有的躯体疾病，甚至导致死亡。有资料报道，在近期内失去配偶的老年人因心理失衡而导致死亡的人数是一般老人死亡的 7 倍。

（一）丧偶老年人的心理反应

老年人丧偶后，一般要经过四个阶段：

1. 承认阶段

很多老年人在得知老伴亡故的消息后，都会表现得麻木不仁、呆若木鸡。这种麻木不仁并不意味情感淡漠，而是情感休克的表现。麻木不仁可以看做是对噩耗的排斥，也是对自己无力驾驭的强烈情感的制服。这个阶段可能持续几个小时至一星期。

2. 内疚阶段

在接受了老伴亡故的消息后，很多老年人就会出现内疚、自责的现象。总觉得自己对不起逝者，有时甚至认为自己要为对方的死负主要责任。内疚在所有居丧者中或多或少都存在。只要不太强烈，这一阶段最终会度过的。

3. 怀念阶段

居丧的老年人在强烈的悲哀之情稍稍平息后，又会产生对死者的深深怀念。这时候，在他们的头脑中会反复出现老伴的身影，时而感到失去他（她）之后，自己是多么的孤独。这种状态可能持续几个星期甚至几年。

4. 恢复阶段

当老年人逐渐认识到生、老、病、死是无法抗拒的自然规律，对老伴最好的寄托和思念是保重身体、更好地生活下去时，理智最终战胜了感情，身心也就会逐渐恢复常态。

（二）护理措施

1. 陪伴和聆听

或许丧偶老年人通常最需要的是一位能够理解他们的听众。泰国语中"理解"释为"进入内心"。可以说，理解是能给他人的最珍贵的礼物。因此，周围人应该在丧偶者居丧照护过程中成为一名好的听众，而不是成为一名好的劝导者。

2. 协助办理丧事

（1）帮助丧偶老年人接受"逝者已逝"的事实；（2）为使老年人尽快地从悲痛氛

围中解脱出来，可以让老年人用诗文、书信或日记等形式表达眷恋怀念之情并作为永久的纪念；（3）将亲朋好友聚集在一起，提供社会支持和帮助。

3. 协助表达内心的悲痛感

释放悲痛最常用的方式往往是哭泣，哭泣是一种缓解内心伤痛情绪的有效方式，但从心理学角度来看，无休止的悲伤必然会造成人为的精神损耗。所以，一段时间之后，要设法转移老人的注意力，鼓励他们多接触外面的世界，多参加有益的文体活动。以此逐渐淡化精神上的痛苦，必要时寻求心理医生的帮助。

4. 协助处理实际问题

特别是空巢丧偶老年人的日常生活会面临更多困难。因此，护理人员应深入了解老年人的情况，与其子女一起商讨日后的养老问题，安排好长期或不定期的养老服务，确保老年人老有所养、老有所依，让老年人体会到生活的安全。

5. 促进适应新生活

人只有穿越失去生活意义的绝望，在时光流逝中经历一次蜕变，才可领悟到自己失去所爱的人时，并未失去爱的能力。然而，个人的力量是有限的，他人的援助可以使个体的潜能无限增长。所以，要让丧偶老年人学会寻求和利用家庭、社会支持系统，重建人际关系，参加社会活动，积极投入新的生活。

第三节　老年人死亡教育

案　例

死亡的声音在我耳边回响。"活下去。"他说，"我正向你走来。"

——维吉尔

对待死亡最勇敢、最自然的做法，便是面对死亡不仅不惊不恐，而且毫不在乎，像加图那样，依然悠然地读书、坦然地入睡。　　——蒙田

青春已逝，失去的就只有记忆了。我们怀念过去而无悔，展望未来而无惧。然后，静静地等待夜晚的降临。那时，我们就可以歇息，可以结束自己的一生了。

——乔治·麦克唐纳

请思考：

1. 什么是死亡教育？

2. 老年人对待死亡的类型主要包括哪些方面？

随着人们生存质量的不断提高，临终关怀服务也日益得到人们的认可，目前已成为提高临终患者的生命质量、维护其生命尊严、为家属提供支持和帮助的重要方式。同样与临终关怀密切相关的死亡教育也逐渐受到社会的关注和重视。加强死亡教育，能够帮助人们走出死亡的心理误区，提高传统伦理环境对临终关怀的积极作用。

一、死亡教育概述

死亡教育是教育人们如何认识和对待死亡，将死亡知识社会化、大众化的过程。死亡教育是开展临终护理的基础，是在死亡学的基础上发展而来的。1903年，在《人类的本质》一书中，俄国科学家艾列梅尼可夫首先提出"死亡学"。对死亡学深入系统的研究是在20世纪50年代，标志是美国心理学家赫尔曼出版的《死亡的意义》。该书成为世界上第一部系统论述和研究死亡学的权威著作，并引发了世界范围内对死亡问题研究的兴趣。

以死亡学理论为指导，死亡教育也逐渐受到重视。它帮助人们了解死亡，了解生命，因此被称为"全人教育"、"生命教育"。在1977年创刊的《死亡教育》杂志上，著名学者列温顿在首期刊登了一篇文章，将死亡教育定义为"向社会大众传达适当的死亡相关知识，并因此造成人们在态度和行为上有所转变的一种持续过程"。此后，不同学者对死亡教育进行了不同的阐述。例如，摩根认为"死亡教育不仅关系到死亡本身问题，而且还涉及人对自己、对大自然及对宇宙的感情。死亡教育必须与我们自身的价值观念、与他人的关系以及构建世界的方式相结合"。沃斯则认为"狭义的死亡教育是指把教授死亡课程作为正式的教学活动，包括课程目标、课程内容、教学方法以及教学评价的教育体系和完整的教育实施过程。广义的死亡教育除了正式教学以外，还涵盖着非正式的、自然的、偶发的、定期的、不定期的和非直接的与死亡相关的教学活动"。另有学者还认为"死亡教育是借着死亡课题的探讨，使学习者更加珍惜生命，欣赏生命，并将这种态度反映在日常生活中"，"死亡教育是一种预防性教学，目的是增进人们对死亡的认识，旨在减少各种因死亡而引起的问题并进一步促进人们对生命欣赏"等。

综合各家所言，死亡教育指将有关死亡与濒死及其与生命相关的知识传递给个体及社会的教育过程。宗旨是使人们掌握健康的生命观，认识生命的脆弱，从而关爱生命，珍惜生命，感悟生命的价值和意义。

二、老年人对待死亡的类型

受到身体功能的不断老化、目睹亲朋好友的离去等因素的影响，老年人会经常思考死亡的相关问题，在缓慢接近死亡的进程中往往存在不同类型的态度和表现。

（一）理智、积极应对型

这类老年人多数受过良好教育，心理成熟度较高。当意识到死亡即将来临时，能够积极同病魔斗争，同时尽量安排好自己的工作、家庭及身后事后也会从容接受死亡。

（二）淡漠、无所谓型

这类老年人把死亡看做是一件十分平常的事，是每个人早晚都会经历的事情；往往只求当前的快乐、幸福，不会考虑死亡的痛苦。

（三）恐惧、焦虑型

这类老年人一般拥有较高的社会地位、良好的经济条件或者和睦的家庭关系，常常不惜一切代价治疗疾病、延缓死亡，害怕死亡会让其失去所拥有的一切。

（四）解脱型

这类老年人多数性格内向、不善交流，往往因生理、心理、社会适应力受损所造成的痛苦而丧失生活的信心，因此对人世没有多少留恋，只希望通过死亡获得解脱。

三、对老年人的死亡教育

死亡教育是临终教育的最重要部分。其目的在于帮助老年人克服恐惧，学习"准备死亡，面对死亡，接受死亡"。其内容包括以下几个方面：

（一）树立正确的人生观

每个人每时每刻都在选择和创造着自己的人生，同时也在消费着自己的生命。日本茶道用语"一期一会"提醒人们要珍惜瞬间的机缘，因为每个人都是自己生活的导演，都要为自己的角色付出全心的投入；因为人生本无常，盛衰何可待，生命随时都会卡壳。生死如影相随，善生方能善终。生命本身就具有极限性。死亡是整个生命的一部分，是人类不可抗拒的自然规律。只要自己在漫漫长途中对自己的人生怀抱负责的态度，实现了自身价值，那么就会死得其所，死而无憾。

（二）树立正确的死亡观

死亡是人生发展的最后阶段，可以帮助人们迅速提升对爱、信仰的感悟，使心灵更净化、更美好。虽然人哭着来到世间，但人却可以笑着离开。其实，花开花落终有时，一切都只不过是和时间赛跑。假如人在临终时刻来临时，能够由衷地对一路披荆斩棘走来的自己说句"辛苦"，对一直不离不弃地守候自己的亲人所爱道声"谢谢"，那么人生未尝不是一场圆满的谢幕。

四、死亡教育的主要形式

(一) 小组讨论

尽管生老病死只能自己体验，但是却可以从他人的经验中获得启发。可为老年人搭建一个各抒己见、畅所欲言的平台，让他们围绕一些关于死亡的主题如善终、安乐死、器官捐献、丧葬仪式等展开讨论。这样不仅可以宣泄情绪，缓解恐惧感，还可以分享彼此的看法和感受，加深对死亡的理解。

(二) 群体授课

正如班级授课制一样，向群体分发集成的小册子，内容可涉及死亡、死亡教育的知识以及典型的死亡主题的文学、影视等作品，增强老年人对死亡的认识，使其正确对待死亡。

(三) 个别辅导

主要针对临终期的个别老年人，以满足他们的独特需要。

思考与练习题

一、名词解释

1. 濒死

2. 临终关怀

3. 死亡教育

二、填空题

1. _____年，_____博士在英国创办_____临终关怀院，被誉为"点燃了世界临终关怀运动的灯塔。"

2. 临终患者的呼吸改变表现为呼吸频率_____、呼吸深度_____，出现_____呼吸、_____呼吸和_____呼吸。

3. 老年人丧偶一般历经四阶段，即_____、_____、_____和_____。

4. 临终护理的模式有_____、_____和_____。

5. _____基金会在国内创办首家免费宁养院，被称为"生命尽头宁静的港湾"。

三、选择题

A1

1. 死亡的三阶段是指(　　)。

　　A. 昏迷期、呼吸停止期、心跳停止期

　　B. 濒死、临床死亡期、生物学死亡期

　　C. 肌张力减退期、肌张力消失期、神经反射消失期

　　D. 意识模糊期、昏迷期、意识障碍期

　　E. 呼吸停止期、心跳停止期、角膜反射消失期

2. 目前，医学界判断死亡的标准是(　　)。

　　A. 呼吸停止　　　　　　　　　　B. 心跳停止

　　C. 各种反射消失　　　　　　　　D. 脑死亡

　　E. 呼吸心跳停止

3. 生物学死亡期不会出现的是(　　)。

　　A. 尸冷　　　　B. 呼吸停止　　　　C. 尸僵　　　　D. 尸斑

　　E. 尸体腐败

4. 临终患者最早出现的心理反应期是(　　)。

　　A. 否认期　　　　B. 愤怒期　　　　C. 协议期　　　　D. 忧郁期

　　E. 接受期

5. 患者，男，53岁，肺癌晚期伴大面积转移，经常对主管医生、护士及家人大发雷霆。该患者的心理反应处于(　　)。

　　A. 忧郁期　　　　B. 协议期　　　　C. 愤怒期　　　　D. 否认期

　　E. 接受期

6. 临终患者的不正确护理措施有(　　)。

　　A. 理解患者，倾听患者诉说　　　　B. 注意语言和非语言交流沟通方法

　　C. 理解患者的某些攻击行为　　　　D. 纠正处于否定期患者的行为

　　E. 满足患者的合理意愿

7. 疼痛被认为是(　　)生命体征。

　　A. 第一　　　　B. 第二　　　　C. 第三　　　　D. 第四

　　E. 第五

A3/A4

(8~9题共用题干)

赵爷爷，61岁，目前退休在家，患肝硬化近10年，嗜烟酒。因食欲缺乏、进行性消瘦、肝区持续性疼痛、皮肤瘙痒、黄疸近1月，在家属陪同下到某医院就诊。经过近1周检查，确诊为肝癌晚期。患者获知病情后不能接受这种结果，认为别人对他的

照顾都是违心的，是装出来的，所以不让任何人接近，否则就会又打又骂。

8. 赵爷爷出现的心理反应属于哪一时期？（　　）

    A. 否认期　　　　B. 愤怒期　　　　C. 协议期　　　　D. 忧郁期

    E. 接受期

9. 如何对这位老年人提供心理指导？（　　）

    A. 耐心倾听，允许老年人表达悲伤的情绪

    B. 引导老年人正确对待死亡，减轻恐惧和焦虑

    C. 提供适宜的环境，维护生命的尊严

    D. 鼓励家属陪伴，减轻老年人的孤独

    E. 以上都是

（10～11题共用题干）

刘奶奶，86岁，居住在北京十方缘老年人心灵呵护中心。近日因梦到死去的老伴在召唤她，就开始经常莫名地哭泣，觉得自己马上就要离开人世。当护理义工去看她的时候，她说："方老师，你快点帮帮我，我想活，我不想这么快离开。"

10. 这位老年人对死亡是什么态度？（　　）

    A. 理智、积极应对型　　　　　　B. 淡漠，无所谓型

    C. 解脱型　　　　　　　　　　　D. 恐惧、焦虑型

    E. 接受型

11. 如何对这位老年人进行教育？（　　）

    A. 正确的人生观、死亡观教育　　B. 睡眠教育

    C. 配合医生积极治疗　　　　　　D. 保健知识教育

    E. 出院教育

思考与练习题答案

一、名词解释

1. 是指患者接受治疗性和姑息性治疗后，虽然意识清晰，但病情加速恶化，各种迹象显示生命即将终结的过程；是生命活动的最后阶段。

2. 指为当前医疗条件下尚无治愈希望的临终患者及其家属提供生理、心理、社会等方面的照料，以使临终患者缓解极端的病痛，维护临终患者的尊严，使患者能舒适、安详、无痛苦地度过人生最后时刻，并为家属的身心健康提供支持。

3. 指将有关死亡与濒死及其与生命相关的知识传递给个体及社会的教育过程。

二、填空题

1. 1967　桑德斯　圣克里斯多弗

2. 由快变慢　由深变浅　潮式　张口　点头

3. 承认期　内疚期　怀念期　恢复期

4. 利物浦临终患者护理模式　PDS 模式　施氏模式

5. 李嘉诚

三、选择题

A1 型题　1. B　2. D　3. B　4. A　5. C　6. D　7. E

A3 型题　8. B　9. E

A4 型题　10. D　11. A

（龙纳）

量 表

量表1 Lawton日常生活能力量表 （ADL）

	项目	评分			
		完全自理	有些困难	需要帮助	完全不能
1	定时上厕所	1	2	3	4
2	穿衣	1	2	3	4
3	行走	1	2	3	4
4	梳头、刷牙等	1	2	3	4
5	洗澡	1	2	3	4
6	吃饭	1	2	3	4
7	做饭菜	1	2	3	4
8	做家务	1	2	3	4
9	洗衣	1	2	3	4
10	服药	1	2	3	4
11	购物	1	2	3	4
12	使用公共车辆	1	2	3	4
13	打电话	1	2	3	4
14	处理自己的钱财	1	2	3	4

解释：评定结果可按总分和单项分进行分析。总分低于16分为完全正常，大于16分有不同程度的功能下降，最高64分。单项分1分为正常，2~4分为功能下降。凡有2项或2项以上≥3，或总分≥22，为功能有明显障碍。

量表 2　Barthel 指数记分法

	填表说明	项目	评分			
			0	5	10	15
1	指一周内情况，偶尔＝1 次/周	大便	失禁	偶尔失禁	能控制	
2	指 24～48 小时情况	小便	失禁	偶尔失禁（指＜1 次/天）	能控制（插尿管的病人完全独立管理也可）	
3	指 24～48 小时情况，由看护者提供工具也给 5 分	修饰	需帮助	独立完成		
4	病人应能自己到厕所及离开	用厕	依赖别人	需部分帮助	自理	
5	应能吃任何正常饮食，食物可由他人做或端来	吃饭	依赖	需部分帮助	全面自理	
6	指从床到椅子，然后回来	移动	完全依赖，不能坐	需大量帮助（2 人），能坐	需少量帮助（1 人）或指导	自理
7	指在院内、屋内活动，可以借助辅助工具	活动（步行）	不能移动	在轮椅上独立活动	需 1 人帮助步行（体力或语言指导）	独自步行（可用辅助工具）
8	应能穿任何衣服	穿衣	依赖	需部分帮助（系扣、拉链等）	自理	
9	独立上楼，可借助工具	上楼梯	不能	需部分帮助（体力或语言指导）	自理	
10	不需帮助或监督，独立完成	洗澡	依赖	自理		

　　解释：根据 Barthel 指数记分，将日常生活活动能力分为良、中、差三级：＞60 分为良，提示有轻度功能障碍，能独立完成部分日常活动，需要部分帮助；60～41 分为中，提示需要极大帮助方能完成日常生活活动；＜40 分为差，提示有重度功能障碍，大部分日常生活活动不能完成或需他人服侍。得分越高，依赖性越好。

量表 3 Pfeffer 的功能活动调查表 （FAQ）

	项目	评定结果			
1	使用各种票证（正确使用，不过期）	0	1	2	9
2	按时支付各种票据（房租、水电费等）	0	1	2	9
3	自己购物（衣服、食物及家庭用品）	0	1	2	9
4	参加需技巧性的游戏或活动（下棋、打麻将、绘画、摄影）	0	1	2	9
5	使用炉子（包括生炉子、熄灭炉子）	0	1	2	9
6	准备和烧一顿饭（有饭、菜、汤）	0	1	2	9
7	关心和了解新鲜事物（国家大事或邻居中发生的重要事情）	0	1	2	9
8	持续 1 小时以上注意力集中地看电视或小说，或听收音机，并能理解、评论或讨论其内容	0	1	2	9
9	记得重要的决定（如领退休金、朋友约会、接送幼儿等）	0	1	2	9
10	独自外出活动或走亲访友（指较远距离，如相当于 3 站公共汽车的距离）	0	1	2	9

　　填表说明：0 = 没有任何困难，能独立完成，不需要他人指导或帮助；1 = 有些困难，需要他人指导或帮助；2 = 本人无法完成，完全或几乎完全由他人代替完成。若项目不适用，如老年人一向不从事这项活动，记作 9，不计入总分。

　　解释：总分 0 ~ 20 分和单项 0 ~ 2 分。临界值：FAQ 总分 ≥ 25，或有 2 个或 2 个以上单项功能丧失（2 分）或 1 项功能丧失，2 项以上有功能缺损（1 分）。FAQ ≥ 5 分，提示社会功能有问题。

量表 4 汉密顿焦虑量表

序号	项目及主要表现	评分
1	焦虑心境：担心、担忧，感到最坏的事情将要发生，容易激惹	
2	紧张：紧张感、易疲劳、不能放松，情绪反应，易哭、颤抖、感到不安	
3	害怕：害怕黑暗、陌生人、一人独处、动物、乘车或旅游、公共场合	
4	失眠：难以入睡、易醒、睡眠浅、多梦、夜惊、醒后感觉疲倦	
5	认知功能：注意力不能集中、注意障碍、记忆力差	
6	抑郁心境：丧失兴趣、抑郁、对以往爱好缺乏快感	
7	躯体性焦虑（肌肉系统）：肌肉酸痛、活动不灵活、肌肉和肢体抽动、牙齿打战、声音发抖	
8	躯体性焦虑（感觉系统）：视物模糊、发冷发热、软弱无力感、浑身刺痛	

（续表）

序号	项目及主要表现	评分
9	心血管系统症状：心动过速、心悸、胸痛、血管跳动感、昏倒感、心搏脱漏	
10	呼吸系统症状：胸闷、窒息感、叹息、呼吸困难	
11	胃肠道症状：吞咽困难、嗳气、消化不良（进食后腹痛、腹胀、恶心、胃部饱感）、肠动感、肠鸣、腹泻、体重减轻、便秘	
12	生殖泌尿系统症状：尿频、尿急、停经、性冷淡、早泄、阳痿	
13	自主神经系统症状：口干、潮红、苍白、易出汗、紧张性头痛、毛发竖起	
14	会谈时的行为表现：（1）一般表现为紧张、不能松弛、忐忑不安、咬手指、紧握拳、面肌动、手发抖、皱眉、表情僵硬、肌张力高、叹息样呼吸、面色苍白。（2）生理表现为吞咽、打呃、安静时心率快、呼吸快、腱反射亢进、震颤、瞳孔放大、眼睑跳动、易出汗、眼球突出	
总分		

说明：用0~4分的5级评分法评分，各级评分标准如下：0＝无症状；1＝轻度；2＝中等，有肯定的症状，但不影响生活与劳动；3＝重度，症状重，需进行处理或已影响生活和劳动；4＝极重，症状极重，严重影响生活。

量表5　汉密顿抑郁量表

项目	评分标准	评分
1. 抑郁心境	0. 未出现 1. 只在问到时才诉述 2. 在访谈中自发地描述 3. 不用言语也可以从表情、姿势、声音或欲哭中流露出这种情绪 4. 病人的自发言语和非语言表达（表情、动作）几乎完全表现为这种情绪	
2. 罪恶感	0. 未出现 1. 责备自己，感到自己已连累他人 2. 认为自己犯了罪，或反复思考以往的过失和错误 3. 认为目前的疾病是对自己错误的惩罚，或有罪恶妄想 4. 罪恶妄想伴有指责或威胁性幻想	
3. 自杀	0. 未出现 1. 觉得活着没有意义 2. 希望自己已经死去，或常想与死亡有关的事 3. 消极观念（自杀念头） 4. 有严重自杀行为	
4. 早期失眠	0. 入睡无困难 1. 偶尔有入睡困难，即超过半小时 2. 主诉每晚均有入睡困难	

（续表）

项目	评分标准	评分
5. 中期失眠	0. 未出现 1. 诉说在夜晚不安稳和有干扰 2. 半夜（晚12点钟以前）曾醒来（不包括上厕所）	
6. 晚期失眠	0. 未出现 1. 有早醒，比平时早醒1小时，但能重新入睡 2. 早醒后无法重新入睡	
7. 工作和活动	0. 未出现 1. 提问时才诉说 2. 自发地直接或间接表达对活动、工作或学习失去兴趣。如感到没精打采、犹豫不决，不能坚持或需强迫自己去工作或劳动 3. 病室劳动或娱乐不满3小时 4. 因目前的疾病而停止工作，住院病者不参加任何活动或者没有他人帮助便不能完成病室日常事务	
8. 迟缓	指思维和言语迟缓，注意力难以集中，主动性减退 0. 思维和语言正常 1. 精神检查中发现轻度迟缓 2. 精神检查中发现明显迟缓 3. 精神检查进行困难 4. 完全不能回答问题（木僵）	
9. 激越	0. 未出现异常 1. 检查时有些心神不定 2. 明显心神不定或小动作多 3. 不能静坐，检查中曾起立 4. 搓手、咬手指、头发、咬嘴唇	
10. 精神焦虑	0. 无异常 1. 问及时诉说 2. 自发地表达 3. 表情和言谈流露出明显忧虑 4. 明显惊恐	
11. 躯体性焦虑	指焦虑的生理症状，包括口干、腹胀、腹泻、打呃、腹绞痛、心悸、头痛、过度换气和叹息，以及尿频和出汗等 0. 未出现 1. 轻度 2. 中度，有肯定的上述症状 3. 重度，上述症状严重，影响生活或需要处理 4. 严重影响生活和活动	
12. 胃肠道症状	0. 未出现 1. 食欲减退，但不需他人鼓励便自行进食 2. 进食需他人催促或请求和需要应用泻药或助消化药	

（续表）

项目	评分标准	评分
13. 全身症状	0. 未出现 1. 四肢、背部或颈部有沉重感，背痛、头痛、肌肉疼痛，全身乏力或疲倦 2. 症状明显	
14. 性症状	指性欲减退、月经紊乱等 0. 无异常 1. 轻度 2. 重度 不能肯定，或该项对被评者不适合（不计入总分）	
15. 疑病	0. 未出现 1. 对身体过分关注 2. 反复考虑健康问题 3. 有疑病妄想，并常因疑病而去就诊 4. 伴幻觉的疑病妄想	
16. 自知力	0. 承认有抑郁和有病，或者现在没有抑郁 1. 承认有病，但归咎于食物不好气候、工作过度、病毒感染、需要休息 2. 根本否认有病	
17. 体重减轻	按病史评定 0. 不减轻 1. 也许有与现在的病变有关的体重减轻 2. 肯定体重减轻（根据病人的报告）	
18. 昼夜变化型（昼重夜轻）	0. 无 1. 轻度 2. 严重	
19. 现实解体和人格解体	0. 不存在 1. 远离的感觉 2. 感觉周围的事物不真实 3. 感觉自己不真实 4. 感觉自己不是作为一个人活在世上	
20. 类偏执狂症状	0. 没有 1. 猜测或有疑心 2. 猜测他人要伤害他/她 3. 妄想他人要伤害他/她并正试图这样做 4. 幻想他人正试图伤害他/她	
21. 强迫症	0. 不存在 1. 承认有这些症状 2. 感觉周围的事物不真实 3. 承认本人认为的正确想法与正常的观点和感觉相反	
总分		

量表6 中文版简易智力状态检查 （MMSE）

	正确	错误
1. 今年是哪一年?	1	5
2. 现在是什么季节?	1	5
3. 今天是几号?	1	5
4. 今天是星期几?	1	5
5. 现在是几月份?	1	5
6. 你能告诉我现在我们在哪里?	1	5
7. 你住在什么区（县）?	1	5
8. 你住在什么街道?	1	5
9. 我们现在在几楼?	1	5
10. 这里是什么地方?	1	5

11. 现在我要说三种物品的名称。在我讲完之后，请你复述一遍（请仔细说清楚，每一种物品一秒钟）："皮球、国旗、树木"请你把这三种物品说一遍。（以第一次答案计分）

	正确	错误	拒绝回答
皮球	1	5	9
国旗	1	5	9
树木	1	5	9

12. 现在请你从100减去7，然后将所得的数目再减去7。如此一直计算，把每个答案告诉我，直到我说"停"为止（若错了，但下一个答案都是对的，只记一次错误）

	正确	错误	说不会做	其他原因
93	1	5	7	9
96	1	5	7	9
79	1	5	7	9
72	1	5	7	9
65	1	5	7	9
停止				

13. 现在请你告诉我，刚才我让你记住的三种物品是什么?

	正确	错误	说不会做	拒绝回答
皮球	1	5	7	9

	正确	错误	说不会做	拒绝回答	
国旗	1	5	7	9	
树木	1	5	7	9	

14. 请问这是什么？（评估者手指手表）

			正确	错误	拒绝回答
手表			1	5	9

请问这是什么？（评估者手指铅笔）

			正确	错误	拒绝回答
铅笔			1	5	9

15. 现在我说句话，请你清楚地复述一遍："四十四只石狮子"。（只说一遍，咬字清楚记1分）

		正确	错误	说不会做	拒绝回答
四十四只石狮子		1	5	7	9

16. 请按照卡片上的要求做。（评估者把写有"闭上您的眼睛"的卡片交给被评估者）

	正确	错误	说不会做	拒绝回答	文盲
闭眼睛	1	5	7	9	8

17. 请右手拿纸，再用双手把纸对折，然后把纸放在大腿上

	正确	错误	说不会做	拒绝回答
用右手拿纸	1	5	7	9
把纸对折	1	5	7	9
放在大腿上	1	5	7	9

18. 请你说一句完整的有意义的句子。（句子必须有主语、动词）

记录所述句子的全文	
句子合乎标准	1
句子不合乎标准	5
不会做	7
拒绝	9

19. 照这张图把它画出来。（对：两个五边形的图案，交叉处形成一个小四边形）

正确	1
错误	5
说不会做	7
拒绝	9

量表7 艾森克人格问卷 （EPQ）（成人）

请回答下列问题。回答"是"时，就在"是"上打"√"；回答"否"时，就在"否"上打"√"。每个答案无所谓正确与错误。这里没有对你不利的题目。请尽快回答，不要在每道题目上太多思索。回答时不要考虑应该怎样，只回答你平时是怎样的。每题都要回答。

1．你是否有许多不同的业余爱好？

2．你是否在做任何事情以前都要停下来仔细思考？

3．你的心境是否常有起伏？

4．你曾有过明知是别人的功劳而你去接受奖励的事吗？

5．你是否健谈？

6．欠债会使你不安吗？

7．你曾无缘无故觉得真是难受吗？

8．你曾贪图过分外之物吗？

9．你是否在晚上小心翼翼地关好门窗？

10. 你是否比较活跃？

11. 你在见到一小孩或一动物受折磨时是否会感到非常难过？

12. 你是否常常为自己不该做而做了的事、不该说而说了的话而紧张吗？

13. 你喜欢跳降落伞吗？

14. 通常，你能在热闹的联欢会中尽情地玩吗？

15. 你容易激动吗？

16. 你曾经将自己的过错推给别人吗？

17. 你喜欢会见陌生人吗？

18. 你是否相信保险制度是一种好办法？

19. 你是一个容易伤感情的人吗？

20. 你所有的习惯都是好的吗？

21. 在社交场合，你是否总不愿露头角？

22. 你会服用有奇异或危险作用的药物吗？

23. 你常有厌倦之感吗？

24. 你曾拿过别人的东西吗（哪怕一针一线）？

25. 你是否常爱外出？

26. 你是否因伤害你所宠爱的人而感到乐趣？

27. 你常为有罪恶之感所苦恼吗？

28. 你在谈论中是否有时不懂装懂？

29. 你是否宁愿去看书而不愿去多见人？

30. 你有要伤害你的仇人吗？

31. 你觉得自己是一个神经过敏的人吗？

32. 对人有所失礼时，你是否经常要表示歉意？

33. 你有许多朋友吗？

34. 你是否喜爱讲些有时确能伤害人的笑话？

35. 你是一个多忧多虑的人吗？

36. 你在童年时是否按照吩咐要做什么便做什么，毫无怨言？

37. 你认为你是一个乐天派吗？

38. 你很讲究礼貌和整洁吗？

39. 你是否总在担心会发生可怕的事情？

40. 你曾损坏或遗失过别人的东西吗？

41. 交新朋友时，一般是你采取主动吗？

42. 当别人向你诉苦时，你是否容易理解他们的苦哀？

43. 你认为自己很紧张，如同拉紧的弦一样吗？

44. 在没有废纸篓时，你是否将废纸扔在地板上？

45. 当你与别人在一起时，你是否言语很少？

46. 你是否认为结婚制度是过时了，应该废止？

47. 你是否有时感到自己可怜？

48. 你是否有时有点自夸？

49. 你是否很容易将一个沉寂的集会搞得活跃起来？

50. 你是否讨厌那种小心翼翼地开车的人？

51. 你为你的健康担忧吗？

52. 你曾讲过什么人的坏话吗？

53. 你是否喜欢对朋友讲笑话和有趣的故事？

54. 你小时候曾对父母粗暴无礼吗？

55. 你是否喜欢与人混在一起？

56. 知道自己工作有错误，会使你感到难过吗？

57. 你患失眠吗？

58. 你吃饭前必定洗手吗？

59. 你常无缘无故感到无精打采和倦怠吗？

60. 和别人玩游戏时，你有过欺骗行为吗？

61. 你是否喜欢从事一些动作迅速的工作？

62. 你的母亲是一位善良的妇人吗？

63. 你是否常常觉得人生非常无味？

64. 你曾利用过某人为自己取得好处吗？

65. 你是否常常参加许多活动，超过你的时间所允许的范围？

66. 是否有几个人总在躲避你？

67. 你是否为你的容貌而非常烦恼？

68. 你是否觉得人们为了未来有保障而办理储蓄和保险所花的时间太多？

69. 你曾有过不如死了为好的愿望吗？

70. 如果有把握永远不会被别人发现，你会逃税吗？

71. 你能使一个集会顺利进行吗？

72. 你能克制自己不对人无礼吗？

73. 遇到一次难堪的经历后，你是否在一段很长的时间内还感到难受？

74. 你患有神经过敏吗？

75. 你曾经故意说些什么来伤害别人的感情吗？

76. 你与别人的友谊是否容易破裂，虽然不是你的过错？

77. 你常感到孤单吗？

78. 当人家寻你的差错，找你工作中的缺点时，你是否容易在精神上受挫伤？

79. 你赴约会或上班曾迟到过吗？

80. 你喜欢忙忙碌碌地过日子吗？

81. 你愿意别人怕你吗？

82. 你是否觉得有时浑身是劲，而有时又是懒洋洋的？

83. 你有时把今天应做的事拖到明天去做吗？

84. 别人认为你是生气勃勃的吗？

85. 别人是否对你说了许多谎话？

86. 你是否容易对某些事物冒火？

87. 当你犯了错误时，你是否常常愿意承认它？

88. 你会为一动物因落入圈套被捉拿而感到很难过吗？

量表解释：艾森克人格问卷包括精神质（P）、内外向（E）、神经质（N）、和说谎（L）四个分量表。

EPQ 记分方式

分量表	题号
P (23)	-2, -6, -9, -11, -18, 22, 26, 30, 34, -38, -42, 46, 50, -56, -62, 66, 68, -72, 75, 76, 81, 85, -88
E (21)	1, 5, 10, 13, 14, 17, -21, 25, -29, 33, 37, 41, -45, 49, 53, 55, 61, 65, 71, 80, 84,
N (24)	3, 7, 12, 15, 19, 23, 27, 31, 35, 39, 43, 47, 51, 57, 59, 63, 67, 69, 73, 74, 77, 78, 82, 86
L (20)	-4, -8, -16, 20, -24, -28, 32, 36, -40, -44, -48, -52, -54, 58, -60, -64, -70, -79, -83, 87

注:"是"得1分,"否"得0分;负号题相反。

把被试的答案与评分标准对照进行记分;算出各量表原始分;根据常模换算出标准 T 分,平均分为50,标准差为10。

T 分在43.3~56.7 之间为中间型,在38.5~43.3 或56.7~61.5 之间为倾向型,在38.5 以下或61.5 以上为典型型。

量表8　生活事件量表　(LES)

下面是每个人都有可能遇到的一些日常生活事件,究竟是好事还是坏事,可根据个人情况自行判断。这些事件可能对个人有精神上的影响(体验为压力、兴奋或苦恼等),影响的轻重程度是各不相同的。影响持续的时间也不一样。一过性事件如失窃、流产要记录次数;长期性事件如夫妻分居等,不到半年记一次,超过半年记两次。请您根据自己的情况,实事求是地回答下列问题。我们会为您完全保密,请您放心。请在最合适的答案上打钩。(没有的注明:未经历)

生活事件名称	事件发生时间			性质		精神影响程度				影响持续时间				发生次数
	未发生	一年前	一年内	长期性	好事	坏事	无影响	轻度	中度	重度	极重度	三个月	六个月	一年	一年以上	发生次数
例:房屋拆迁			√			√	√						√			1
家庭有关问题																
1. 恋爱或订婚																
2. 恋爱失败、破裂																
3. 结婚																
4. 自己怀孕																
5. 自己流产																

（续表）

生活事件名称	事件发生时间				性质		精神影响程度					影响持续时间				发生次数
	未发生	一年前	一年内	长期性	好事	坏事	无影响	轻度	中度	重度	极重度	三个月	六个月	一年	一年以上	
6. 家庭增添新成员																
7. 与爱人、父母不和																
8. 夫妻感情不好																
9. 夫妻分居（因不和）																
10. 夫妻两地分居（工作需要）																
11. 性生活不满意或独身																
12. 配偶一方有外遇																
13. 夫妻重归于好																
14. 超指标生育																
15. 本人（爱人）做绝育手术																
16. 配偶死亡																
17. 离婚																
18. 子女升学（就业）失败																
19. 子女管教困难																
20. 子女长期离家																
21. 父母不和																
22. 家庭经济困难																
23. 欠债500元以上																
24. 经济情况显著改善																
25. 家庭成员重病、重伤																
26. 家庭成员死亡																
27. 本人重病或重伤																
28. 住房紧张																
工作学习中的问题																
29. 待业、无业																
30. 开始就业																
31. 高考失败																

（续表）

生活事件名称	事件发生时间				性质		精神影响程度					影响持续时间				发生次数
	未发生	一年前	一年内	长期性	好事	坏事	无影响	轻度	中度	重度	极重度	三个月	六个月	一年	一年以上	
32. 扣发奖金或罚款																
33. 突出的个人成就																
34. 晋升、提级																
35. 对现职工作不满意																
36. 工作、学习中压力大																
37. 与上级关系紧张																
38. 与同事、邻居不和																
39. 第一次远走他乡异国																
40. 生活规律有重大改变（饮食、睡眠）																
41. 本人退休、下岗，未安排具体工作																
社交与其他问题																
42. 好友重病或重伤																
43. 好友死亡																
44. 被人误会、错怪、诬告、议论																
45. 介入民事法律纠纷																
46. 被拘留、受审																
47. 失窃、财产损失																
48. 意外惊吓、发生事故、自然灾害																
如果您还经历过其他的重大生活事件，请继续填写																
49.																
50.																

量表 9　简易应对方式问卷

说明：以下列出的是当你在生活中经受挫折打击或遇到困难时可能采取的态度和做法。请你仔细阅读每一项，然后在右边选择答案。"不采取"为 0，"偶尔采取"为 1，"有时采取"为 2，"经常采取"为 3。请在最适合你本人情况的数字上打勾。

遇到挫折打击时可能采取的态度和方法	不采取	偶尔采取	有时采取	经常采取
1. 通过工作、学习或一些其他活动解脱	0	1	2	3
2. 与人交谈，倾诉内心烦恼	0	1	2	3
3. 尽量看到事物好的一面	0	1	2	3
4. 改变自己的想法，重新发现生活中什么重要	0	1	2	3
5. 不把问题看得太严重	0	1	2	3
6. 坚持自己的理想，为自己想得到的斗争	0	1	2	3
7. 找出几种不同的解决问题的方法	0	1	2	3
8. 向亲戚朋友或同学寻求建议	0	1	2	3
9. 改变原来的一些做法或自己的一些问题	0	1	2	3
10. 学习他人处理类似困难情景的方法	0	1	2	3
11. 寻求业余爱好，积极参加文体活动	0	1	2	3
12. 尽量克制自己的失望、悔恨、悲伤和愤怒	0	1	2	3
13. 试图休息或休假，暂时把问题（烦恼）抛开	0	1	2	3
14. 通过吸烟、喝酒、服药和吃东西来解除烦恼	0	1	2	3
15. 认为时间会改变现状，唯一要做的便是等待	0	1	2	3
16. 试图忘记整个事情	0	1	2	3
17. 依靠别人解决问题	0	1	2	3
18. 接受现实，因为没有其他办法	0	1	2	3
19. 幻想可能会发生某种奇迹来改变现状	0	1	2	3
20. 自己安慰自己				

量表 10　社会支持评定量表　（SSQ）

指导语：下面的问题用于反映您在社会中所获得的支持。请按各个问题的具体要求，根据您的实际情况写，谢谢您的合作。

1. 您有多少关系密切、可以得到支持和帮助的朋友？（只选一项）

（1）一个也没有　　（2）1~2个　　　（3）3~5个　　　（4）6个或6个以上

2. 近一年来，您：（只选一项）

（1）远离家人，且独居一室

（2）住处经常变动，多数时间和陌生人住在一起

（3）和同学、同事或朋友住在一起

（4）和家人住在一起

3. 您和邻居：（只选一项）

（1）相互之间从不关心，只是点头之交　　（2）遇到困难时可能稍微关心

（3）有些邻居很关心您　　　　　　　　　　（4）大多数邻居都很关心您

4. 您和同事：（只选一项）

（1）相互之间从不关心，只是点头之交　　（2）遇到困难时可能稍微关心

（3）有些同事很关心您　　　　　　　　　　（4）大多数同事都很关心您

5. 从家庭成员得到的支持和照顾：（在合适的框内划"√"）

	无	极少	一般	全力支持
A. 夫妻（恋人）				
B. 父母				
C. 儿女				
D. 兄弟姐妹				
E. 其他成员（如嫂子）				

6. 过去，在您遇到急难情况时，曾经得到的经济支持和解决实际问题的帮助的来源有：

（1）无任何来源

（2）下列来源（可选多项）

A. 配偶；B. 其他家人；C. 亲戚；D. 同事；E. 工作单位；F. 党团工会等官方或半官方组织；G. 宗教、社会团体等非官方组织；H. 其他（请列出）

7. 过去，在您遇到急难情况时，曾经得到的安慰和关心的来源有：

（1）无任何来源

（2）下列来源（可选多项）

A. 配偶；B. 其他家人；C. 亲戚；D. 同事；E. 工作单位；F. 党团工会等官方或半官方组织；G. 宗教、社会团体等非官方组织；H. 其他（请列出）

8. 您遇到烦恼时的倾诉方式：（只选一项）

（1）从不向任何人倾诉

（2）只向关系极为密切的1~2人倾诉

（3）如果朋友主动询问，您会说出来

（4）主动倾诉自己的烦恼，以获得支持和理解

9. 您遇到烦恼时的求助方式：（只选一项）

（1）只靠自己，不接受别人的帮助

（2）很少请求别人帮助

（3）有时请求别人帮助

（4）有困难时经常向家人、亲友、组织求援

10. 对于团体（如党组织、宗教组织、工会、学生会等）组织活动，您：（只选一项）

(1) 从不参加　　　　　　　　　(2) 偶尔参加

(3) 经常参加　　　　　　　　　(4) 主动参加并积极活动

注一，计分方法：1. 第1~4、8~10条，每条只选一项，选择1、2、3、4项分别计1、2、3、4分。

2. 第5条分A、B、C、D四项计总分，每项从无到全力支持分别计1~4分。

3. 第6、7条如回答"无任何来源"计0分；回答"下列来源"者，有几个来源就计几分。

注二，分析方法：1. 总分：即十个条目计分之和。

2. 客观支持分：2、6、7条评分之和。

3. 主观支持分：1、3、4、5条评分之和。

4. 对支持的利用度：第8、9、10条。

量表 11　生活满意度指数 A

指导语：下面的一些陈述涉及人们对生活的不同感受。请阅读下列每一个问题的陈述。如果你同意该观点，请在"同意"下面画"√"；如果你不同意该观点，请在"不同意"下面画"√"；如果无法肯定是否同意，请在"？"下面画"√"。请务必回答所有问题。

序号	项　目	同意	不同意	？
1	当我老了以后，发现事情似乎要比原来想象的好			
2	与我所认识的多数人相比，我更好地把握了生活的机遇			
3	现在是我一生中最沉闷的时期			
*4	我现在和年轻时一样幸福			
5	我的生活原本应该更好些			
*6	现在是我一生中最美好的时光			
7	我所做的事多半是令人厌烦和单调乏味的			
8	我估计最近能遇到一些有趣的和令人愉快的事			
*9	我现在做的事和以前做的事一样有趣			
10	我感到老了，有些累			
11	我感到自己确实上了年纪，但并不为此烦恼			

（续表）

序号	项　目	同意	不同意	?
12	回首往事，我相当满足			
* 13	即使能改变自己的过去，我也不愿有所改变			
14	与其他同龄人相比，我曾做出较多愚蠢的决定			
15	与其他同龄人相比，我的外表较年轻			
* 16	我已经为一个月甚至一年后该做的事制定了计划			
* 17	回首往事，我有许多想得到的东西未得到			
18	与其他人相比，我惨遭失败的次数太多了			
* 19	我在生活中得到了相当多我所期望的东西			
20	不管人们怎样说，许多普通人是越过越糟			

注：1. "同意"得2分，"?"得1分，"不同意"得0分。

2. 有"*"为反序计分项目。

量表12　纽芬兰纪念大学幸福度量表　（MUNSH）

指导语：我们想问一些关于你的日子过得怎样的问题。如果符合你的情况，请回答"是"；如果不符合你的情况，答"否"。最近几个月里，你感到：

项　目	是	否	不知道	备注
1. 满意到极点?				PA
2. 情绪很好?				PA
3. 对你的生活特别满意?				PA
4. 很幸运?				PA
5. 烦恼?				NA
6. 非常孤独或与人疏远?				NA
7. 忧虑或非常不愉快?				NA
8. 担心，因为不知道将来会发生什么情况?				NA
9. 感到你的生活处境变得艰苦?				NA
10. 一般说来，生活处境变得使你感到满意?				PA
11. 这是你一生中最难受的时期?				NE
12. 你像年轻时一样高兴?				PE
13. 你所做的大多数事情都令人厌烦或单调?				NE

项　　目	是	否	不知道	备注
14. 你所做的事像以前一样使你感兴趣？				PE
15. 当你回顾你的一生时，你感到相当满意？				PE
16. 随着年龄的增加，一切事情更加糟糕？				NE
17. 你感到孤独的程度如何？				NE
18. 今年一些事情使你烦恼？				NE
19. 如果你能到你想住的地方去，你愿意到那儿去住吗？				PE
20. 有时你感到活着没意思？				NE
21. 你现在像你年轻时一样高兴？				PE
22. 大多数时候，你感到生活是艰苦的？				NE
23. 你对你当前的生活满意吗？				PE
24. 你的健康情况和你的同龄人比，与他们相同甚至还好些？				PE

注：1. PA：正性情感。NA：负性情感。PE：一般正性体验。NE：一般负性体验。

2. 回答"是"记2分，"不知道"记1分，"否"记0分。第19项答"现在住地"记2分，"别的住地"记0分。第23项答"满意"记2分，"不满意"记0分。

3. 总分 = PA − NA + PE − NE，得分范围为 − 24 ～ + 24。

量表 13　老年人生活质量评定表

项　　目	得分
身体健康：	
1. 疾病症状	
（1）无明显病痛	（3分）
（2）间或有病痛	（2分）
（3）经常有病痛	（1分）
2. 慢性疾病	
（1）无重要慢性病	（3分）
（2）有，但不影响生活	（2分）
（3）有，影响生活功能	（1分）
3. 畸形残疾	
（1）无	（3分）
（2）有（轻、中度驼背），但不影响生活	（2分）
（3）畸形或因病致残，部分丧失生活能力	（1分）

（续表）

项　　目	得分
4．日常生活功能	
（1）能适当劳动、爬山、参加体育活动，生活完全自理	（3分）
（2）做饭、管理钱财、料理家务、上楼、外出坐车等有时需人帮助	（2分）
（3）丧失独立生活能力	（1分）
本项共计得分：	（　　　）
心理健康：	
5．情绪、性格	
（1）情绪稳定、性格开朗、生活满足	（3分）
（2）有时易激动、紧张、忧郁	（2分）
（3）经常忧郁、焦虑、压抑、情绪消沉	（1分）
6．智力	
（1）思维能力、注意力、记忆力都较好	（3分）
（2）智力有些下降，注意力不集中，遇事易忘，但不影响生活	（2分）
（3）智力明显下降，说话无重点，思路不清晰，健忘、呆板	（1分）
7．生活满意度	
（1）夫妻、子女、生活条件、医疗保健、人际关系等都基本满意	（3分）
（2）某些方面不够满意	（2分）
（3）生活满意度差，到处看不惯，自感孤独苦闷	（1分）
本项共计得分：	（　　　）
社会适应：	
8．人际关系	
（1）夫妻、子女、亲戚朋友之间关系融洽	（3分）
（2）某些方面虽有矛盾，仍互相往来，相处尚可	（2分）
（3）家庭矛盾多，亲朋往来少，孤独	（1分）
9．社会活动	
（1）积极参加社会活动，在社团中任职，关心国家、集体大事	（3分）
（2）经常参加社会活动，有社会交往	（2分）
（3）不参加社会活动，生活孤独	（1分）
本项共计得分：	
环境适应：	
10．生活方式	

（续表）

项　目	得分
（1）生活方式合理，无烟、酒嗜好	（3分）
（2）生活方式基本合理，已戒烟，酒不过量	（2分）
（3）生活无规律，嗜烟、酗酒	（1分）
11. 环境条件	
（1）居住环境、经济收入、医疗保障较好，社会服务日臻完善	（3分）
（2）居住环境不尽如人意，有基本生活保障	（2分）
（3）住房、经济收入、医疗费用等造成生活困难	（1分）
本项共计得分：	（　　）

注：各项评分相加为总分。总评分为 30~33 分为良，22~29 分为中，11~21 分为差。

参考文献 CANKAOWENXIAN

1. 华前珍：《老年护理学》（第二版），人民卫生出版社 2007 年版。

2. 郑修霞：《妇产科护理学》（第三版），人民卫生出版社 2006 年版。

3. 邓一洁、王静：《老年护理学》（第一版），北京出版社 2010 年版。

4. 杨明武：《老年医学》（第一版），人民卫生出版社 2007 年版。

5. 王瑛、齐国华、赵福玉主编：《社区实用护理指导》（第一版），人民卫生出版社 2007 年版。

6. 黄金、姜冬九：《新编临床护理常规》，人民卫生出版社 2008 年版。

7. 张建、范利：《老年医学》（第一版），人民卫生出版社 2009 年版。

8. 孙建平：《老年护理学》（第二版），人民卫生出版社 2011 年版。

9. 叶仁高、陆再英：《内科学》（第六版），人民卫生出版社 2004 年版。

10. 夏晓萍：《老年护理学》（第一版），人民卫生出版社 2004 年版。

11. 张立力、尹安春：《老年护理学》（第二版），人民军医出版社 2012 年版。

12. 王晓明主编：《老年医学》（第一版），第四军医大学出版社 2011 年版。

13. 肖新丽、谢玉林主编：《老年护理学》（第一版），中国医药科技出版社 2009 年版。

14. 普林主编：《老年医学》（第一版），人民卫生出版社 2002 年版。

15. 胡秀英主编：《老年护理手册》，科学出版社 2011 年版。

16. 王世俊等：《老年护理学》（第四版），人民军医出版社 2007 年版。

17. 徐丰彦、张镜如：《人体生理学》（第二版），人民卫生出版社 1989 年版。

18. 孙建萍：《老年护理》（第二版），人民卫生出版社 2004 年版。

19. 钱信忠、邱保国、吕维善：《中国老年学》（第一版），河南科学技术出版社 1989 年版。

20. 陈晓露：《老年人心理卫生与保健》（第一版），中国社会出版社 2009 年版。

21. 肖健：《老年心理学》（第一版），中国社会出版社 2009 年版。

22. 赵慧敏：《老年心理学》（第一版），天津大学出版社 2010 年版。

23. 邵子明:《老年护理学》(第二版),高等教育出版社 2004 年版。

24. 薛宏伟:《健康评估》(第二版),人民卫生出版社 2011 年版。

25. 李贤华:《健康促进模式及其应用》,载《解放军护理杂志》2007 年第 24 期,第 4 页。

图书在版编目(CIP)数据

老年护理学/李玲,朱艳主编. —济南:山东人民出版社,2014.1(2015.7 重印)

ISBN 978 - 7 - 209 - 08142 - 9

Ⅰ.①老… Ⅱ.①李…②朱… Ⅲ.①老年医学 - 护理学 Ⅳ.①R473.5

中国版本图书馆 CIP 数据核字(2014)第 018550 号

老年护理学

李玲 朱艳 主编

山东出版传媒股份有限公司

山东人民出版社出版发行

社 址:济南市经九路胜利大街 39 号 邮 编:250001

网 址:http://www.sd - book.com.cn

发行部:(0531)82098027 82098028

新华书店经销

日照报业印刷有限公司印装

规 格 16 开 (184mm×260mm)

印 张 15

字 数 260 千字

版 次 2014 年 1 月第 1 版

印 次 2015 年 7 月第 2 次

ISBN 978 - 7 - 209 - 08142 - 9

定 价 30.00 元